AF369422

ÉTUDE MÉDICO-LÉGALE

SUR

LES ATTENTATS AUX MŒURS

OUVRAGES DE M. TARDIEU, CHEZ LES MÊMES ÉDITEURS.

Étude médico-légale sur la folie. Paris, 1872. In-8, avec fac-simile d'écriture d'aliénés.

Étude médico-légale et clinique sur l'empoisonnement, avec la collaboration de M. Z. ROUSSIN pour la partie de l'expertise médico-légale relative à la recherche chimique des poisons. Paris, 1867. In-8, 1072 pages,

Étude médico-légale sur l'avortement, suivie d'une note sur l'obligation de déclarer à l'état civil les fœtus mort-nés et d'observations et recherches pour servir à l'histoire médico-légale des grossesses fausses et simulées. 2e *édition* revue et augmentée. Paris, 1867, in-8.

Étude médico-légale sur l'infanticide. Paris, 1868, in-8, avec 3 planches coloriées.

Étude médico-légale sur la pendaison, la strangulation et la suffocation. Paris, 1870, in-8, 352 pages avec planches.

Mémoire sur les modifications que détermine dans certaines parties du corps l'exercice des diverses professions, pour servir a l'histoire médico-légale de l'identité. *Ann. d'hyg. publ. et de méd. lég.*, 1849, t. XLII, p. 388 ; t. XLIII, p. 311, et tirage à part.)

Relation médico légale de l'assassinat de la comtesse de Gœrlitz, accompagnée de notes et réflexions pour servir a l'histoire de la combustion humaine, spontanée, en collaboration avec le docteur X. ROTA. (*Ann. d'hyg. publ. et de méd. lég.*, 1850, t. XLIV, 191 et 362 ; t. XLV, p. 99.

Voirie et cimetières. Thèse présentée au concours pour la chaire d'hygiène. 1852, in 8.

Étude hygiénique sur la profession de mouleur en cuivre, pour servir à l'histoire des professions exposées aux poussières inorganiques. Paris, 1855, in-12.

Du tatouage considéré comme signe d'identité. *Ann. d'hyg. publ. et de méd. lég.*, 2e série, t. III, 1855, p. 371 et suiv.,

Étude hygiénique et médico légale sur la fabrication et l'emploi des allumettes chimiques. (*Ann. d'hyg. publ. et de méd. lég.*, 2e série, 1855, t. IV. p. 341 à 441.

Mémoire sur la mort par suffocation. *Ann. d'hyg. publ. et de méd. lég.*, 1856, t. VI. p. 5 à 54.)

Mémoire sur l'empoisonnement par la strychnine, contenant la relation médico-légale complète de l'affaire Palmer. *Ann. d'hyg. publ. et de méd. lég.*, 2e série, 1856. t. VI. p. 371 et tirage à part.)

Mémoire sur l'examen microscopique des taches formées par le méconium et l'enduit fœtal, pour servir a l'étude médico-légale de l'infanticide, en collaboration avec le professeur ROUX. (*Ann. d'hyg.*, 1857, t. VII. p. 350.)

Étude médico-légale sur les maladies accidentellement et involontairement produites par imprudence, négligence ou transmission contagieuse, comprenant l'histoire médico légale sur la syphilis et de ses diverses transformations. (*Ann. d'hyg.* 1861, t. XV, p. 93 ; t. XXI, 99 et 340, 1864, 132 p. et tirage à part.

Dictionnaire d'hygiène publique et de salubrité, ou répertoire de toutes les questions relatives a la santé publique considérées dans leurs rapports avec les substances, les épidémies, les professions, les établissements et institutions d'hygiène et de salubrité. Complété par le texte des lois, décrets, arrêtés, ordonnances et instructions qui s'y rattachent. 2e *édition* considérablement augmentée. Paris, 1862, 4 forts vol. in 8.

Nouvelles observations sur l'examen du squelette dans les recherches médico-légales concernant l'identité. (*Ann. d'hyg. publ. et de méd. lég.*, 1863, t. XX, p. 117.

Relation médico-légale de l'affaire Couty de la Pommerais, empoisonnement par la digitaline, en collaboration avec Z. ROUSSIN. (*Ann. d'hyg. publ. et de méd. lég.*, 1864, t. XXII, p. 80 et tirage à part.

Rapport fait au conseil municipal de Paris au sujet du projet de construction du nouvel Hôtel-Dieu. (*Ann. d'hyg. publ. et de méd. lég.*, 1865, t. XXIV, et tirage à part, in 8.

Étude médico-légale sur les assurances sur la vie, par A. S. TAYLOR et TARDIEU. *Ann. d'hyg. publ. et de méd. lég.* 1865, t. XXV, et tirage à part.

Empoisonnement par la strychnine, l'arsenic et les sels de cuivre, observations et recherches nouvelles en collaboration avec P. LORAIN et Z. ROUSSIN. *Ann. d'hyg. publ. et de méd. lég.*, 1865, t. XXIV, et tirage à part, in-8.

Mémoire sur la coralline et sur le danger que présente l'emploi de cette substance dans la teinture de certains vêtements, en collaboration avec Z. ROUSSIN. (*Ann. d'hyg. publ. et de méd. lég.*, 1869, t. XXXI.

Étude médico-légale sur les blessures par imprudence, l'homicide et les coups involontaires. (*Ann. d'hyg.*, 1871.

IMPRIMERIE L. TOINON ET Cie, A SAINT-GERMAIN.

ÉTUDE MÉDICO-LÉGALE

SUR LES

ATTENTATS AUX MŒURS

PAR

Ambroise TARDIEU

PROFESSEUR DE MÉDECINE LÉGALE A LA FACULTÉ DE MÉDECINE DE PARIS

SIXIÈME ÉDITION

ACCOMPAGNÉE DE QUATRE PLANCHES GRAVÉES

PARIS

LIBRAIRIE J.-B. BAILLIÈRE ET FILS

19, rue Hautefeuille, près du boulevard Saint-Germain

LONDRES | MADRID

BAILLIÈRE, TINDALL AND COX | CARLOS BAILLY-BAILLIÈRE

1873

Tous droits réservés

AVERTISSEMENT

Cette sixième édition de l'étude médico-légale sur
les attentats aux mœurs renferme un assez grand nombre de faits nouveaux pour qu'il me soit permis d'espérer
qu'elle ne restera pas au-dessous du succès inattendu
qu'ont obtenu celles qui l'ont précédée. Non-seulement,
en effet, de nombreux cas d'attentats à la pudeur et de
viol sont venus s'ajouter à mes premières observations
et m'affermir dans les déductions pratiques que j'avais
cru pouvoir en tirer ; mais encore des faits d'un ordre
tout nouveau, puisés dans des expertises récentes et
sans précédents, m'ont apporté une fois de plus la
preuve qu'en ces matières la limite du possible peut
sans cesse être reculée, et que l'imagination la plus
fertile ne saurait atteindre à la réalité lorsqu'il s'agit

de dépravations morales, de monstruosités physiques telles que celles qui forment le sujet de cette étude.

Je n'ai d'ailleurs rien trouvé d'essentiel à modifier ni même à ajouter au fond des choses, mais j'ai mis à profit les nombreuses observations qui chaque jour étendent mon expérience personnelle pour donner à mes recherches plus de précision encore et plus d'autorité.

Depuis la précédente édition j'ai publié de nouvelles études sur la Pendaison, la Strangulation et la Suffocation, sur l'Avortement, l'Infanticide, les Blessures par imprudence et sur la Folie.

Je poursuis ainsi et j'aurai bientôt rempli le dessein de donner à mes confrères et à mes élèves un exposé complet des notions nécessaires à l'expert sur les sujets les plus pratiques et les plus intéressants de la médecine légale.

Août 1872.

TABLE DES MATIÈRES

ÉTUDE MÉDICO-LÉGALE

LES ATTENTATS AUX MOEURS

Les faits qui forment le sujet de cette étude comprennent en trois groupes distincts : 1° les outrages publics à la pudeur ; 2° le viol et les attentats à la pudeur ; 3° la pédérastie et la sodomie.

A chacun de ces groupes se rattachent des détails d'observation si peu connus, des questions médico-légales si imprévues, enfin un si grand nombre de difficultés pratiques non résolues, qu'il m'a paru utile d'en reprendre l'examen en ne négligeant aucun de leurs aspects, en les considérant, non plus dans la confusion de l'ensemble, mais dans les plus minutieuses particularités et avec l'intention formelle de reproduire, aussi fidèlement que possible, dans toute leur vérité, dans toute leur rigoureuse exactitude, les observations multipliées qu'il m'a été donné de recueillir dans des expertises judiciaires, qui dépassent aujourd'hui le chiffre de huit cents pour les trois ordres de faits que je passerai successivement en revue sous le titre commun d'attentats aux moeurs.

Il ne faut pas chercher, dans cette étude, des citations et des développements empruntés aux auteurs qui l'ont tentée avant moi. La médecine légale comporte peu les recherches d'érudition d'abord parce que le passé a fort peu de chose à lui donner, et ensuite parce que les théories et les dissertations doctrinales ont trop souvent pris, dans cette partie de la médecine, la place qui doit appartenir exclusivement à l'observation pratique et à l'analyse raisonnée des faits. Casper fait remarquer que les auteurs ont reproduit, les uns après les autres, des erreurs mises une première fois en circulation par le vieux Zacchias, et que cette manière de faire est la conséquence de leur défaut d'expérience personnelle et d'esprit d'observation. Je partage complétement cette opinion, et je n'aurais pas écrit après tant d'autres si je n'avais cru pouvoir échapper à ce reproche mérité, en apportant à l'appui de mes paroles une masse de faits très-supérieurs en nombre à ceux qu'ont pu invoquer les auteurs qui m'ont précédé.

Je mentionnerai cependant encore comme très-remarquables, par le caractère essentiellement pratique et la sagacité qui les distinguent, quelques travaux récents, les *Mémoires sur les attentats à la pudeur et le viol*, de M. le professeur Toulmouche, de Rennes (1), fruit d'une longue expérience, auxquels il ne manque que des développements plus étendus, et la spirituelle et ingénieuse étude sur *l'intervention du médecin légiste dans les questions d'attentats aux mœurs*, par M. Louis Penard (2).

La nature du sujet exige des détails faits pour soulever tous les sentiments d'honnêteté et de pudeur, mais devant lesquels je n'ai pas cru devoir reculer. Aucune misère physique ou morale, aucune plaie, quelque corrompue qu'elle soit, ne doit effrayer celui qui s'est voué à la science de l'homme, et le ministère sacré du médecin, en l'obligeant à tout voir, à tout connaitre, lui permet aussi de tout dire.

(1) *Annales d'Hygiène publique et de Médecine légale*, 2ᵉ série, t. VI, p. 100 (1856); et t. XXII, p. 333 (1864).

(2) *Annales d'Hygiène et de Médecine légale*, 1860, t. XIV. p. 190, 343.

Je n'ai même pas cru devoir, sauf en un point, recourir aux voiles de la langue antique, qui ne se croyait elle-même en droit de braver l'honnêteté que quand elle parlait au nom de la science : et, suivant l'exemple du plus élégant, du plus pur des médecins latins, j'invoquerai en tête de cette étude ces paroles de Celse (1) : « Quæ ad partes obscœnas « pertinent apud Græcos vocabula et tolerabilius sese ha- « bent et accepta jam usu sunt, cum in omni fere medico- « rum volumine atque sermone jactentur ; apud nos fœdiora « verba, ne consuetudine quidem aliqua verecundius lo- « quentium commendata sunt : ut difficilis hæc explanatio « sit simul et pudorem et artis præcepta servantibus. Neque « tamen ea res a scribendo deterrere me debuit.... »

PREMIÈRE PARTIE.

OUTRAGES PUBLICS A LA PUDEUR.

Le premier groupe, bien qu'offrant une importance très-secondaire, ne doit pas moins trouver place dans cette étude ; et je n'imiterai pas le silence absolu des auteurs, qui tous ont négligé, dans les traités de médecine légale, les faits que la loi désigne sous le nom d'outrages publics à la pudeur dont tout le monde connaît la signification.

M. Devergie (2) se contente de cette courte mention, qui

1) Celse, *Medicina*, lib. VI, c. xviii.
2) Devergie, *Médecine légale*, 3e édit., Paris, 1852, t. I, p. 342.

explique sans le justifier le silence qu'il garde sur ce sujet.
« Il est rare que dans le cas de l'art. 330 (qui qualifie et
« punit le délit d'outrage public à la pudeur) des médecins
« soient consultés, car les actes se sont nécessairement
« passés en présence de témoins, et les preuves ressortent
« des témoignages mêmes. »

Ces cas sont rares sans doute eu égard surtout au nombre
considérable des individus inculpés de ce délit, qui a atteint
les chiffres de :

3,153 en 1858	3,222 en 1864
2,905 en 1859	3,248 en 1865
2,823 en 1860	3,050 en 1866
3,351 en 1861	2,763 en 1867
3,389 en 1862	3,084 en 1868
3,225 en 1863	3,019 en 1869

Mais comme le concours du médecin peut être invoqué
par la justice pour en éclairer certaines circonstances, il est
bon de faire connaître les conditions dans lesquelles peuvent
se présenter de semblables expertises, et à quel genre
de questions elles peuvent donner naissance.

Ce n'est pas pour fournir la preuve du fait ou pour en
confirmer le caractère que le médecin légiste sera consulté :
c'est pour apprécier les motifs qui peuvent expliquer l'acte
impudique, et les excuses qui pourraient le justifier. Ces
motifs et ces excuses, il y a quelquefois lieu de les chercher
dans l'état physique ou mental de l'inculpé ; et c'est à cet
examen que l'expert aura à procéder. Je vais faire connaître
dans quelles circonstances principales l'occasion s'en est
offerte.

Outrage à la pudeur. — Les individus poursuivis pour
outrage à la pudeur appartiennent, sinon toujours, du moins
dans l'immense majorité des cas, au sexe masculin. On
comprend combien de raisons matérielles et morales peuvent arrêter les femmes dans l'accomplissement public des

actes capables de blesser la décence. Ceux que j'ai eu l'occasion d'examiner étaient tous des vieillards presque septuagénaires, des rentiers, des commerçants retirés, des oisifs arrêtés dans des lieux publics au moment où ils se livraient à des exhibitions ou à des attouchements obscènes.

La première question à se poser dans des cas semblables, qui confondent à la fois le sentiment et la raison, c'est de savoir s'ils ne sont pas l'effet d'un dérangement des facultés intellectuelles et morales, de cet affaiblissement sénile qui transforme en une sorte de délire érotique les mouvements des sens et ne laisse survivre dans les esprits éteints que des passions libertines. La constatation d'un état confirmé de démence peut restituer à ces faits leur véritable caractère.

D'autres fois, c'est sous l'empire d'une excitation physique, en quelque sorte involontaire, que l'outrage a été commis, et l'inculpé ou ses proches savent invoquer, pour sa justification, quelque maladie cachée qui le porte, malgré lui, à des attouchements ou à des actes obscènes. Ce sera, le plus souvent, une affection cutanée, une dartre au pourtour de l'anus ou des parties sexuelles, y déterminant une démangeaison incommode, une chaleur insupportable, dont l'expert aura à apprécier la nature et les effets.

Enfin, dans certains cas non moins dignes d'attention, ces actes, qui ont paru outrageants pour la pudeur publique, ne sont, en réalité, que la conséquence d'une infirmité qu'il appartient au médecin de reconnaître et d'expliquer. Des vieillards, qu'un séjour prolongé en certains endroits de la voie publique, que certains attouchements en apparence impudiques avaient désignés à l'attention des agents de l'autorité, cédaient simplement aux nécessités d'une affection chronique des voies urinaires, unique cause de l'émission lente de l'urine et des mouvements propres à solliciter et à hâter la miction. De telles conditions physiques sont de nature, on le comprend, à enlever aux faits tout caractère de criminalité; et c'est le médecin qui peut seul arrêter les poursuites commencées.

Celui-ci ne devra jamais du reste négliger de rechercher s'il existe des traces d'habitude de pédérastie chez les individus inculpés d'outrages publics à la pudeur; il ne faut pas oublier, en effet, que cette qualification légale est presque la seule sous laquelle s'exerce, lorsqu'elle est possible, la répression de ce vice honteux.

Les femmes, ainsi que je l'ai dit plus haut, se rendent beaucoup plus rarement coupables que les hommes d'outrages publics à la pudeur. Et il y a lieu, lorsque de pareils faits sont soumis à l'expertise médico-légale, de rechercher si les actes imputés à la femme n'ont pas pour cause une perversion des facultés affectives et morales, une véritable nymphomanie.

Le cas suivant, que je dois à l'obligeante communication d'un avocat distingué du barreau de Nantes, M. Brilland Laujardière, fournit un exemple fort intéressant et instructif à plus d'un titre.

« La fille C..., âgée de 15 ans et demi, et le sieur H..., âgé de 52 ans, sont prévenus d'outrages publics à la pudeur.

« La fille C... est une fille de campagne, appartenant à une famille aisée de braves gens, considérés dans leur village. Cette fille est petite, semble bien constituée, son regard est au repos sans aucune expression, elle répond par monosyllabes le plus ordinairement. Visitée à la maison d'arrêt par son conseil, il ne peut obtenir de conversation suivie; seulement, lorsqu'il lui parle des faits nombreux d'outrages publics à la pudeur, des hommes qui l'ont *fréquentée*, ses yeux deviennent brillants, elle regarde en face, son regard est clair, elle semble prendre plaisir à causer des actes condamnables qui lui sont reprochés. La fille C... porte à la joue gauche et au front quelques pustules révélatrices d'une maladie vénérienne.

« La fille C... offre un exemple frappant de la *nymphomanie* ou *utéromanie*. Voici les faits relevés dans le dossier et à l'audience.

« Suivant les investigations auxquelles se sont livrés les gendarmes, la fille C... est *excessivement bête*, presque idiote (*sic*). elle recherche les jeunes garçons dans les champs, dans les chemins; quand elle en rencontre, elle se met nue devant eux, leur montre ses parties et leur propose de venir avec elle faire des *saletés* et *cochonneries* (*sic*). Alors elle se couche dans un fossé, fait monter le jeune garçon sur elle et satisfait sa passion. Les gendarmes citent une vingtaine de jeunes garçons qui ont été *victimes* (*sic*) de cette jeune fille, d'autres ont résisté et l'ont pourchassée à coups de pierre. Elle se plaignait beaucoup d'H.... son coprévenu, parce qu'il *l'avait trop.....* et qu'il lui faisait mal, aussi déclarait-elle préférer de beaucoup les jeunes garçons. A l'audience, tous ces faits attestés par les gendarmes sont confirmés.

« Les témoins l'ont vue se *relevant* si haut, qu'on lui voyait tout le corps, même les seins. elle ne pouvait voir un homme sans lui *montrer son c...* H... la poursuivait à travers champs ayant lui-même les parties nues et les lui montrant.

« Un jour, la fille C... va trouver un cantonnier travaillant à sa carrière, à 1 mètre en contre-bas de la route, là elle retrousse ses jupes, le cantonnier la blâme énergiquement. alors, pour toute réponse. cette fille écarte les cuisses. se met à satisfaire un besoin naturel, et comme le cantonnier blâme toujours. cette fille se couche le ventre à terre, se frotte avec violence en disant : *Ah ! que j'en ai envie.*

« La fille C... a une maladie vénérienne, H... est également malade. Quand le juge d'instruction lui demande si c'est H... qui lui a communiqué le mal. elle répond : Non, c'est un jeune homme que je ne connais pas qui m'a fait venir des boutons sur les cuisses.

« Poussée de questions, le magistrat instructeur n'en peut rien obtenir et renonce à prolonger un interrogatoire impossible. Interrogée à l'audience, elle pleure et n'avoue que partie des faits, bientôt elle ne répond plus.

« Le médecin de la prison avait délivré ce singulier certificat : « Je certifie que fille C... et H... sont atteints de syphilis. » Le tribunal, après avoir étudié l'ouvrage de M. Tardieu (*Attentat aux mœurs*) a compris combien ce certificat était insuffisant pour laisser croire à un mal communiqué par H..., puisque la nature du mal n'était pas spécifiée. Que d'autre part, H... maintenait avoir été *écorché* il y a vingt ans par un brin de foin sur les iles de la Loire, mais n'avoir aucun mal qu'une grande rougeur du gland. Le tribunal n'a pas cru à la communication du mal, et a pensé, comme la défense, qu'il fallait l'attribuer au contact de l'inconnu, suivi de boutons sur les cuisses.

« Je demandais la remise de la fille C... à ses parents qui la placeraient dans un asile d'aliénés pour y être traitée. Il était évident que cette fille était une nymphomane, ne pouvant résister à cette maladie de l'homme, que par suite elle demeurait irresponsable.

« En tout cas elle n'avait pas 16 ans, et le tribunal devait toujours l'acquitter comme ayant agi sans discernement : l'intelligence chez cette fille ne s'était pas développée et le curé avait été contraint de différer d'une année l'époque réglementaire pour lui faire faire sa première communion.

« Le tribunal acquitte la fille C... comme ayant agi sans discernement et la renvoie jusqu'à sa dix-huitième année dans une maison de correction, sa présence étant dangereuse pour la société. H... est condamné à trois mois de prison.

« Cette décision, ajoute M. Brillaud Laujardière, pour la jeune fille est déplorable; on renvoie en maison de correction l'enfant ayant besoin d'une surveillance spéciale, alors qu'elle n'a pas ses parents ou que ceux-ci n'offrent pas de garanties : ce n'était pas le cas. Il faut à la fille C... des soins spéciaux, puisqu'elle est atteinte de monomanie, et voilà qu'on l'expédie, avec son mal, dans une maison où des soins appropriés lui manqueront, où sa présence parmi des jeunes filles peut causer une véritable désorganisation. »

Les faits compris sous la dénomination d'outrages à la pudeur sont variés à l'infini et peuvent entraîner l'expertise médico-légale dans des voies tout à fait imprévues et absolument inexplorées.

Photographies obscènes. — C'est ainsi que j'ai eu récemment à m'occuper d'une de ces affaires qui se multiplient d'une manière si déplorable malgré l'activité de la répression ; je veux parler de la fabrication et de la vente de *photographies* obscènes. Certes, il était difficile de prévoir qu'un pareil objet pût jamais venir surprendre la médecine légale; mais, en raison même de la nouveauté du fait, on nous pardonnera de lui donner place dans cette étude, où nous avons à cœur de ne rien omettre de ce qui se rattache à notre sujet.

Dans le courant du mois d'août 1861, au milieu d'une masse vraiment innombrable de photographies obscènes, mises sous la main de la justice, s'en trouvait toute une série qui représentait des femmes dont le visage seul était caché. L'exhibition que faisaient les modèles des parties les plus secrètes avait paru compliquée d'un raffinement d'obscénité singulière ; l'œil pénétrait si loin, qu'il semblait que l'écartement fût maintenu à l'aide de quelque procédé artificiel. Cette circonstance, qui était de nature à aggraver la responsabilité du photographe, méritait d'être vérifiée, et, sur l'invitation du magistrat instructeur, je dus procéder à l'examen des images saisies. Ma mission avait pour objet de constater si la disposition reproduite par la photographie, pouvait être obtenue par une pose naturelle, ou si, au contraire, il y avait lieu de penser qu'un corps étranger eût été introduit pour maintenir béantes les parties offertes aux regards. Bien que la simple inspection m'eût suffi pour résoudre cette question, je n'ai pas cru devoir m'en tenir à cette première impression, et, en une matière naturellement si neuve, j'ai tenu à procéder, si je puis ainsi parler, expérimentalement. Je me suis rendu à Saint-Lazare, où M. le docteur Costilhes a bien voulu me faire assister à la visite d'un très-grand nombre de femmes placées exactement dans la position des modèles qui avaient servi au photographe. Le résultat de ces observations a pleinement confirmé l'idée que nous nous étions faite à première vue, et nous l'avons consignée avec toute certitude dans les conclusions suivantes de notre rapport.

Dans toutes les photographies qui nous ont été soumises, l'écartement des parties sexuelles résulte soit de la conformation naturelle des femmes, soit de la manière dont elles ont été posées. Cet écartement ne dépasse pas les limites naturelles qu'il peut atteindre chez certaines femmes, par le seul fait d'ouvrir les cuisses et de renverser les petites lèvres. Chez aucune il n'y a lieu de supposer l'emploi d'un moyen artificiel, et notamment l'introduction d'un corps étranger dans les parties sexuelles.

Bestialité. — La qualification d'outrage public à la pudeur s'applique aussi à ces faits de bestialité qui confondent la raison, mais qui méritent de trouver place dans cette étude.

Les cas que je vais citer ne paraitront certainement pas dénués d'intérêt.

I. — Le premier est relatif à un sieur E..., âgé de 35 ans, homme de peine, condamné le 11 janvier 1867, par la 8ᵉ chambre du tribunal correctionnel de la Seine, à trois mois de prison, pour outrage public à la pudeur.

Il a reconnu s'être livré à des actes de bestialité sur des poules.

Les faits se sont passés chez un logeur de la rue des Gravilliers. Ce logeur avait trouvé une de ses poules morte. Il a observé E.... un de ses locataires, et l'a surpris au moment où l'acte venait d'être consommé. La poule était blessée et E... portait sur ses vêtements des plumes et des traces de sang.

II. — Le second offre un exemple effrayant et à peine croyable non pas sans doute de bestialité voulue mais des violences qui peuvent accompagner les approches de certains animaux. Je rapporte textuellement et dans sa teneur naïve le procès-verbal du brigadier de gendarmerie qui constate le fait.

« Ce jourd'hui, 7 juin 1865, à huit heures du matin, Nous, soussignés, gendarmes à la résidence de C... (département du Jura), revêtus de notre uniforme et conformément aux ordres de nos chefs, étant à notre résidence, nous avons été informés que le nommé G..., âgé de 31 ans, cultivateur, est mort le 5 juin courant par suite de mauvais traitements exercés sur sa personne par un taureau âgé de 2 ans lui appartenant. Sur ce, nous nous sommes rendus près de la veuve du dénommé C.... et après lui avoir eu donné connaissance de notre visite, elle nous a fait la déclaration suivante :

« Dimanche, 4 du présent mois, vers les six heures du « soir, en rentrant chez moi, j'ai trouvé mon mari couché « et atteint de vomissements ; à cette surprise je lui ai fait « un verre d'eau sucrée et après l'avoir questionné sur la « cause de sa maladie, il m'a dit que vers les cinq heures « de l'après-midi de la même journée, étant à faire des « nécessités près de notre habitation, il avait entendu beugler un taureau dans l'écurie et que craignant du danger pour l'autre bétail, il était accouru sans prendre le temps

« de boutonner son pantalon, et qu'ayant pénétré dans
« l'étable il s'était approché du taureau qui était détaché,
« que cet animal l'avait fait tomber sur ses mains et se
« trouvant, les fesses en l'air, sa chemise retroussée et les
« jambes entravées avec son pantalon, le taureau lui avait
« introduit sa verge dans l'anus et qu'il éprouvait de grandes
« souffrances. Sur-le-champ, j'ai fait venir M. Pavy, mé-
« decin ici, et, malgré les soins empressés de ce docteur,
« mon mari a succombé huit heures après l'accident. »

   « M. Pavy, âgé de 76 ans, docteur en médecine au D...,
« nous a déclaré : Le 4 juin courant, à six heures et demie
« du soir, j'ai été appelé pour donner des soins au sieur G...,
« cultivateur en cette commune. Ayant trouvé ce malade alité,
« il m'a déclaré que vers les cinq heures de relevée de cette
« journée, étant à faire ses nécessités près de son habitation,
« un de ses taureaux était détaché dans son écurie, que,
« sans prendre le temps de boutonner son pantalon, il était
« accouru, et se trouvant dans l'étable, l'animal l'avait fait
« tomber sur ses mains et se trouvant les fesses en l'air et
« serré par les membres antérieurs du taureau, celui-ci
« lui avait introduit sa verge dans l'anus.

   « Après ces renseignements, j'ai visité le malade et ai
« reconnu que l'anus était sanguinolent et laissait échapper
« une matière gluante, ce qui m'a fait supposer que c'était
« le résultat de l'éjaculation de l'animal. Ce malade éprou-
« vait des douleurs atroces et est mort le 5 à une heure du
« matin. Je n'ai jamais vu de cas pareil, et mon opinion
« est que G... a eu le rectum perforé par le taureau. »

   « D'après les renseignements que nous avons recueillis,
le taureau précité n'est pas méchant, mais le 4, jour de
l'accident, il était agité par suite d'une vache qu'on lui
avait présentée ce même jour pour être saillie. »

   III. — Le troisième fait de bestialité qui a donné lieu à des
poursuites toutes récentes, a été l'occasion d'une expertise

médico-légale très-neuve dans son objet de la part d'un médecin-vétérinaire, dont je reproduirai la dernière consultation, mais je dois auparavant faire connaître les circonstances dans lesquelles le fait s'est produit et telles qu'elles résultent du procès-verbal suivant que je cite en son entier.

L'an 1872, le 28 avril, nous, commissaire de police, informé par la rumeur publique d'un outrage public à la pudeur, commis par le nommé N..., cantonnier chef, et que tous les renseignements sur cet acte odieux pourraient être fournis par le nommé L..., journalier, lequel nous avons fait comparaître devant nous et a déclaré ce qui suit :

« Le 17 présent mois, vers dix heures du matin, j'étais à travailler entre la route Lacroix et celle de Robert Joly. Le nommé L... était occupé à couper des harts dans la forêt et non loin de moi ; à cette heure j'éprouvai le désir de fumer une pipe, et je quittai mon travail pour aller demander une allumette à L...; après avoir parcouru 50 mètres environ, j'entendis dans le bois et sur ma gauche un frôlement, je m'arrêtai court ; ce bruit se perpétuant, je me détournai de ma direction primitive et je fis quelques pas en avant.

« Tout à coup j'aperçus un chien que je reconnus pour être celui de M. M...; j'avançai encore quelques pas, mais avec beaucoup de précaution, et j'aperçus ensuite le nommé N..., cantonnier chef, ayant mis son pantalon bas et ses parties sexuelles à nu, son corps courbé la face contre terre, ayant sa tête tournée presque de mon côté.

« Là je vis N... et le chien adossés l'un contre l'autre. N..., dans cette position, avait sa main droite derrière le dos, caressant le chien en agitant ses doigts contre les parties sexuelles de l'animal ; je restai ainsi en spectateur pendant plusieurs minutes ; l'acte consommé j'aperçus le membre viril du chien sortir du fondement de N...

« N... releva alors sa tête, m'aperçut et voulut lancer cette bête sur moi pour me faire mordre, disant à plusieurs reprises : « Mangez-le ! » Je fis observer à N... que le chien n'était pas plus méchant que lui, et que je ne le craignais pas.

« Je me retirai aussitôt, et à quelques pas de là, je rencontrai A. L... Je lui dis que si j'avais su qu'il fût aussi près de moi, je l'aurais appelé pour lui faire voir l'acte dont je venais d'être témoin, ce que je m'empressai de lui raconter.

« L. A..., âgé de seize ans, journalier, entendu également comme témoin dans l'affaire qui précède a déclaré ce qui suit : « Le 17 avril, j'étais à couper des harts dans la forêt de Rambouillet. Vers neuf heures et demie je vis le nommé N..., cantonnier chef, accompagné du chien de M. M..., je fis observer à N... qu'il était heureux que mon père ne se trouvât pas en ce moment ici, parce qu'il n'entrerait pas en forêt avec le chien, attendu que cela est expressément défendu ; à cela, il me fit un pied de nez, et il disparut avec son chien dans l'intérieur de la forêt. Vers dix heures un quart, j'entendis un chien aboyer, je quittai mon travail pour m'assurer si ce chien n'était pas en chasse. Arrivé dans l'allée des Chantillons, j'aperçus le nommé A... Arrivé près de lui, il me dit : « Si j'avais su que tu fusses aussi près de moi, je serais venu te chercher pour te faire voir quelque chose d'affreux dont je viens d'être le témoin. »

« Ici le témoin L... nous rapporte textuellement le récit tel qu'il est écrit ci-contre, à lui raconté par L..., immédiatement après l'acte consommé, et ajoute que depuis ce jour le chien ne peut quitter N...

« N..., âgé de 43 ans, cantonnier chef, interpellé sur les faits qui lui sont reprochés, a répondu ce qui suit : « Le 17 courant, vers dix heures du matin, en allant travailler dans une carrière de pierres située dans la forêt, j'étais accompagné du grand chien de M. M..., cultivateur. Arrivé dans le bois et dans un endroit assez épais, et là me croyant à l'abri de tout regard, je me déboutonnai et mis mon pantalon bas, je me courbai ensuite fortement, la face presque contre terre, ai présenté ainsi mon postérieur au chien pour me le faire lécher, ce qu'il fit. Ceci fut fait dans le but d'adoucir les souffrances causées par le frottement des cuisses dans les marches.

« Inutile d'insister davantage sur d'autres points, il est vrai que j'ai été vu dans le bois et dans la position que je viens de vous indiquer par le nommé L..., mais sa déclaration n'est qu'un pur mensonge. »

Le cantonnier N...., poursuivi sous l'inculpation d'outrage public à la pudeur, fut condamné à un an de prison. La cour d'appel de Paris, considérant qu'il n'était pas établi que la copulation entre l'homme et le chien eût eu lieu, mais que N... s'était livré en public à des manœuvres obscènes, réduisit la peine à trois mois de prison.

Au cours des débats, la pièce suivante fut produite. Elle mérite d'être citée.

Consultation médico-légale par M. Janet, vétérinaire à Rambouillet, du 14 mai 1872.

QUESTION : Un chien peut-il se livrer sur l'homme à la copulation anale ?

Non, je ne le pense pas, voici pourquoi : 1° parce que la verge du chien a une conformation toute spéciale qui n'est propre qu'à son espèce pour la génération.

2° Parce que sa verge très-pointue et affilée possède un os intérieur couvert d'un tissu érectile très-sensible qui, pendant l'accomplissement, se gonfle considérablement, forme bouchon en dedans du vagin et empêche le chien de la retirer immédiatement après, l'éjection de la sécrétion spermatique étant très-lente, ce qui explique pourquoi l'on voit souvent les chiens et les chiennes ne pouvoir se séparer et rester réunis tant que le tissu érectile de l'os n'est pas dégonflé et redevenu mou et flasque.

Dans cette situation pénible, ces pauvres bêtes sont très-fréquemment victimes de brutalités odieuses.

Quand les chiennes sont en chaleur, c'est-à-dire surexcitées par les désirs vénériens, l'ouverture vaginale se dilate très-facilement, les membranes muqueuses acquièrent une grande élasticité ; c'est alors que le chien peut y introduire sa verge et se livrer à la copulation, ce qui lui est extrêmement difficile quand la chienne est revenue à son état normal.

Comment donc le chien qui ne peut plus saillir la chienne quand elle est calmée, à cause du resserrement et de la résistance des membranes vaginales, réussirait-il à introduire sa verge dans le rectum d'un homme? Cela me paraît impossible par les motifs que je viens de décrire, et aussi pour les raisons physiologiques suivantes que je vais chercher à faire comprendre.

1o En voyant le derrière d'un homme, je ne pense pas qu'il soit dans la nature du chien d'éprouver des désirs vénériens aussi ardents qu'en voyant une chienne.

2o La constitution anatomique de son pénis qui est très-flexible à sa pointe ne lui donne pas assez de raideur pour l'introduire dans l'anus d'un homme et pouvoir vaincre la résistance très-grande du sphincter, muscle circulaire de l'anus, dont la contraction est excessivement puissante.

3o Les fesses de l'homme offrent aussi une surface assez grande pour éloigner davantage le chien et empêcher l'introduction de la verge, dont la longueur est d'autant plus diminuée que l'os interne qui fait bosse est plus rapproché de la pointe. Dans ce cas il n'y a de possible qu'un frottement de la verge sur la peau.

4o L'homme étant à genoux, ayant les deux mains appuyées sur le sol, facilitant par sa position la pédérastie du chien, n'arrivera jamais à son but si l'animal n'ayant pas une très-grande taille ne peut enserrer son corps avec ses deux pattes de devant pour avoir un point d'appui solide.

J'ai acquis la certitude de ce que j'avance en plaçant le chien sur un homme qui a bien voulu se prêter à l'expérimentation. Tel qu'il était posé, maintenu et exalté par moi, ce même chien (l'accusé du forfait), s'il avait été très-coutumier du fait, se serait empressé de chercher à satisfaire ses désirs génésiques, tandis qu'au contraire il manifestait de l'indifférence, ne comprenait rien à ce qu'on lui demandait et cherchait à s'en aller, il nous a donné la preuve évidente de son incurie et de son innocence.

Si, contre toute appréciation physiologique, le chien parvenait à vaincre tous les obstacles et à introduire complétement sa verge dans le rectum de l'homme, l'effet du tissu érectile de l'os se produirait immédiatement et déterminerait ce gonflement naturel énorme (comme dans le vagin des chiennes pendant la saillie) qui contraindrait les deux êtres à se maintenir collés pendant toute la durée de la contraction énergique du sphincter.

Vous voyez d'ici le tableau qui ne paraît pas des moins curieux : l'homme forcé de rester dans la position quadrupédale, de tirer de son côté et le chien du sien pour se débarrasser de ce lien d'attache ; l'homme, ne pouvant se redresser, se tenir debout sans enlever le chien de terre, lui causer des douleurs très-vives et s'exposer à des morsures très-dangereuses. Dans ce cas la monstruosité serait indéniable.

Je conclus donc que le fait de pédérastie du chien avec l'homme est impossible, d'après la conformation anatomique de l'anus de l'un et du pénis de l'autre.

J'ai fait des recherches nombreuses dans beaucoup d'ouvrages, je n'ai pas trouvé un seul cas semblable de bestialité.

Je n'aurais pas, je l'avoue, osé me prononcer aussi formellement pour la négative. Et sans vouloir entrer ici dans des détails inutiles, je me bornerai à rappeler que de trop nombreux exemples de bestialité ont été très-positivement constatés chez des femmes de mauvaise vie pour exonérer complétement l'espèce canine de faits semblables à celui qui vient d'être rapporté.

DEUXIÈME PARTIE.

VIOLS ET ATTENTATS A LA PUDEUR.

Je crois parfaitement inutile de définir le viol et l'attentat à la pudeur, et d'entrer, à cette occasion, à la suite de tous les auteurs de médecine légale, dans de longs commentaires de droit pénal et de jurisprudence. Je ne suis nullement tenté par les prétentions de criminaliste, et je m'efforcerai toujours, pour ma part, de rester dans mon rôle de médecin légiste, persuadé que la science n'a rien à gagner ni en considération ni en autorité en s'engageant dans une voie qui n'est pas la sienne, et où elle risque à chaque pas de se compromettre d'une manière toute gratuite. Ce qui importe au point de vue médico-légal, c'est moins de définir le viol et l'attentat à la pudeur, dont la signification vulgaire est connue de tous, que de les distinguer par quelque caractère précis et constant. Il suffira à cet égard d'admettre, entre les actes attentatoires à la pudeur commis avec ou sans violence, ce signe distinctif : l'intromission complète avec ou sans défloration caractérise le viol ; et la non-intromission est propre au simple attentat.

L'histoire que je vais tracer de ces deux ordres de faits a pour base l'analyse de 632 cas que j'ai eu à examiner en

qualité d'expert. Il m'a semblé que la marche la plus utile à
suivre dans cette étude était d'exposer en détail, et indépendamment de toute appréciation médico-légale, les faits
eux-mêmes, tels qu'ils se présentent à l'observation, en
leur conservant leur physionomie générale, et en les
décrivant suivant les procédés de la méthode nosographi-
que. Cet exposé analytique permettra d'examiner ensuite,
et de discuter en pleine connaissance de cause, les nombreuses questions médico-légales auxquelles peuvent donner naissance les poursuites judiciaires en matière *de viol
et d'attentat à la pudeur*. Je commencerai par donner un
aperçu statistique des conditions dans lesquelles se présentent ces deux crimes, et par présenter quelques considérations préliminaires sur la conformation des parties sexuelles
de la femme. Je ferai connaître ensuite les signes de l'attentat à la pudeur, ceux du viol, et quelques signes communs
à l'un et à l'autre. J'indiquerai les données que peut fournir
l'examen de l'inculpé dans les cas de cette nature. Enfin,
après avoir dit quelques mots sur les faits exceptionnels
d'attentats commis par des femmes sur de petits garçons, et .
par *des femmes sur des personnes de leur sexe*, je passerai en
revue, en les discutant avec soin, les questions très-diverses
auxquelles peut avoir à répondre le médecin légiste appelé
à éclairer la justice dans les accusations d'attentat à la pudeur et de viol. Rien ne manquera ainsi, je l'espère, au
développement de cette étude, que compléteront un certain
nombre d'exemples choisis parmi les nombreux rapports
que j'ai rédigés sur ces sortes d'affaires.

STATISTIQUE DU VIOL ET DE L'ATTENTAT A LA PUDEUR.

Il m'a paru intéressant de réunir ici quelques chiffres propres à faire connaître le degré de fréquence des crimes commis contre la pudeur, leur répartition suivant les localités,

les saisons, le sexe et l'âge. Aucun de ces détails n'est in
différent pour le médecin digne de ce nom, qui ne peut
rester étranger à ces sujets de morale et d'économie sociale.
que personne mieux que lui, pour les avoir observés sur la
nature, n'est à même de juger et de comprendre.

Fréquence des crimes d'attentat à la pudeur et de viol. — Si
l'on ouvre la statistique de la justice criminelle en France
pour la période de vingt-cinq années qui s'étend de 1826 à
1850 (1), on voit que les crimes contre les personnes, qui
ont éprouvé la plus forte augmentation pendant cet espace
de temps, sont les viols et les attentats à la pudeur avec ou
sans violence, notamment ceux qui ont eu pour victimes
des enfants de moins de seize ans.

En effet, le nombre des accusations de ce dernier crime,
qui n'était que de 136, année moyenne, de 1826 à 1830, a
été de 420 de 1846 à 1850. Le chiffre a plus que triplé. Les
accusations de semblables violences commises sur des adul
tes ne se sont accrues d'une période à l'autre que de 34
pour 100.

Depuis cette époque, dans les huit années qui ont suivi,
les chiffres des accusations de ce genre jugées contradictoirement ont suivi la même progression jusqu'en 1867, année
a partir de laquelle on constate un mouvement de décrois-
sance marqué et continu, ainsi que le montre le tableau
suivant :

	Viols ou attentats commis sur des adultes.	Viols ou attentats commis sur des enfants.	Total
1851	242	615	857
1852	228	611	839
1853	212	574	786
1854	174	581	755
A reporter	856	2,381	3,237

(1) *Rapport sur l'administration de la justice criminelle en France
de 1826 à 185).*

	Viols ou attentats commis sur des adultes.	Viols ou attentats commis sur des enfants.	Total.
Report.	856.	2,381.	3,237
1855.	160.	582.	742
1856.	181.	650.	831
1857.	188.	617.	805
1858.	238.	784.	1,022
1859.	226.	718.	944
1860.	180.	650.	830
1861.	217.	695.	912
1862.	213.	728.	941
1863.	171.	750.	921
1864.	176.	764.	940
1865.	178.	820.	998
1866.	160.	883.	1,043
1867.	124.	805.	929
1868.	178.	755.	933
1869.	163.	728.	891
	3,609.	13,310.	16,919

Les comptes généraux de l'administration de la justice
criminelle, pour ces dernières années, renferment à ce
sujet des remarques intéressantes. En 1858, on y lit les
lignes suivantes :

« Il est une espèce de crimes dont l'accroissement est extraordinaire. Je veux parler des attentats à la pudeur avec
ou sans violences sur les enfants. Il en a été jugé 784 en
1858, au lieu de 617 en 1857 et 650 en 1856. La moyenne
de 1851 à 1855 était de 592. (De 1826 à 1831, on en comptait seulement 136, et bien que les attentats commis sans
violences sur des enfants âgés de moins de 11 ans, qui
n'étaient pas punis avant 1832, comptent pour près de la
moitié dans le chiffre actuel, il reste néanmoins une augmentation très-considérable des attentats à la pudeur avec
violences.) L'augmentation extraordinaire de cette espèce
de crimes pendant une période de 33 ans est d'autant plus
affligeante, que la même période a vu diminuer presque
tous les autres crimes contre les personnes et les propriétés. »

En 1859 l'auteur du compte général reproduit la même pensée. « Cette année encore, le nombre des accusations de viol et d'attentat à la pudeur sur des adultes et sur des enfants mérite par son élévation, bien qu'il soit un peu moindre qu'en 1858, une attention sérieuse. Ces accusations ne formaient, de 1826 à 1840, que le cinquième (21 sur 100) du nombre total des accusations de crimes contre les personnes ; de 1841 à 1850, la proportion s'est élevée au tiers (33 sur 100). En 1859, elle dépasse la moitié (51 sur 100). Cette effrayante progression appelle toute la sollicitude de la magistrature et du jury. »

En 1860, en faisant la récapitulation de la période quinquennale qui précède, le compte rendu de la justice criminelle s'exprime ainsi :

« Les attentats à la pudeur sur des enfants appellent tous les ans l'attention par leur fréquence de plus en plus grande, au point que, pendant les cinq dernières années (1856 à 1860), les accusés de cette espèce de crimes forment le tiers du nombre total des accusés de crimes contre les personnes, au lieu du treizième qu'ils formaient de 1826 à 1830. Or ces crimes se commettent dans la vieillesse dans une bien plus grande proportion que les autres ; et c'est là une des causes principales, sinon la seule, de l'élévation du nombre proportionnel des accusés de crimes contre les personnes après 40 ans.

« Le nombre des accusations et des accusés de crimes contre les mœurs a continué de suivre la progression ascendante déjà signalée dans le rapport de 1850. Les accusations de cette nature forment, de 1856 à 1860, plus de la moitié (33 sur 100) du nombre total des accusations de crimes contre les personnes, tandis que, de 1826 à 1830, elles n'en formaient que le cinquième environ (23 sur 100).

« L'augmentation s'est produite principalement dans le nombre des attentats à la pudeur sur des enfants. De 1856 à

1860, il a été jugé, année moyenne, 684 accusations et 702 accusés de cette espèce de crimes, au lieu de :

592 et 608, de 1851 à 1855
420 et 431, de 1846 à 1850
317 et 359, de 1841 à 1845

De 1826 à 1830, le nombre moyen annuel des accusés de cette catégorie n'avait été que de 139, le cinquième du total de la dernière période quinquennale (1856 à 1860).

« Cet accroissement déplorable du nombre de crimes contre les mœurs, que nous verrons plus loin se produire également dans le nombre des délits de la même nature, est, sans nul doute, la conséquence des développements de notre industrie et de l'agglomération qu'elle amène, dans les ateliers, d'ouvriers des deux sexes et de tout âge en contact permanent.

« En 1859 et en 1860, le nombre des accusations d'attentat à la pudeur sur des enfants a diminué sensiblement, et la dernière année n'en compte que 650, tandis qu'il y en avait eu 784 en 1858. C'est un temps d'arrêt que je me plais à signaler, en exprimant le vœu qu'il soit le prélude d'une diminution soutenue. »

Enfin, en 1861, relevons encore les réflexions suivantes :

Les viols et attentats à la pudeur, après avoir atteint en 1858 des chiffres supérieurs à ceux de toutes les années précédentes, avaient subi une diminution sensible en 1859 et en 1860, et leur total en 1861 est encore, malgré l'augmentation qui vient d'être signalée, inférieur à ceux de 1859 et de 1858. »

Je suis disposé à croire que dans l'accroissement signalé dans les dernières années doit entrer pour une part la répression plus sérieuse et mieux assurée des crimes dont il s'agit.

Il convient en outre de faire remarquer que les trois dernières années que comprend la statistique criminelle accusent une diminution dans le chiffre des crimes de viols et d'atttentats aux mœurs, aussi bien sur les adultes que sur les enfants.

Répartition par localités. — C'est dans les départements qui ont pour chefs-lieux les plus grands centres de population que l'on trouve le plus de ces crimes. A Paris, Lyon, Versailles, Angers, Nantes, Bordeaux, Rennes, Rouen.

On remarque que les attentats sont plus fréquents sur les enfants dans les villes, et sur les adultes dans les campagnes. Ainsi, sur 1,000 accusés d'attentats sur les adultes, on trouve 742 habitants des campagnes et 258 habitants des villes : d'attentats sur les enfants, 625 habitants des villes et 375 habitants des campagnes.

Répartition par saisons. — Villermé, dont le nom se retrouve dans quelque sujet que l'on étudie touchant la statistique morale, a été amené (1) à rechercher dans quels mois il se commet le plus ou moins de viols ou autres attentats à la pudeur; et sur 808 cas, durant une période de trois années successives, il a obtenu les résultats suivants, que nous résumons dans l'ordre de leur plus grande fréquence :

Mai, juin, juillet	293
Août, septembre, octobre	205
Février, mars, avril	171
Novembre, décembre, janvier	139
	808

L'ordre n'a pas varié : dans la période la plus récente, nous trouvons sans aucun changement, pour les douze années, de 1858 à 1869 :

	1858	1859	1860	1861	1862	1863
Mai, juin, juillet	381	300	283	338	352	337
Août, septembre, octobre	276	259	268	258	236	240
Février, mars, avril	244	199	252	160	194	174
Novembre, décembre, janvier	186	182	146	124	173	156

(1) *De la distribution par mois des conceptions et des naissances de l'homme. (Ann. d'Hyg. et de Méd. lég.*, 1831, t. V, p. 83.)

	1864	1865	1866	1867	1868	1869
Mai, juin, juillet.	394	439	427	315	308	311
Août, septembre, octobre.	287	341	311	234	224	237
Février, mars, avril.	211	201	227	201	187	211
Novembre, décembre, janvier.	172	196	191	172	132	177

On voit que les mois de la belle saison, de la saison chaude, sont ceux qui fournissent le chiffre le plus élevé d'attentats, et la constance des résultats ajoute encore à l'intérêt de cette donnée.

Répartition suivant le sexe et l'âge. — Ces seuls mots de viols et d'attentats à la pudeur éveillent l'idée de violences exclusivement commises sur des personnes du sexe féminin; cependant nous aurons à citer des exemples, peu nombreux il est vrai, d'attentats commis par des femmes sur de petits garçons ; et par des femmes sur des personnes de leur sexe.

Quant à l'âge des victimes de ces sortes de crimes, je crois utile de consigner ici le relevé des 632 cas qui me sont propres, répartis suivant l'âge :

Au-dessous de 13 ans	435
De 13 à 15 ans	90
De 15 à 20 ans	84
Au-dessus de 20 ans	9
Non indiqué	14
	632

La statistique criminelle donne, ainsi qu'on l'a vu dans un des tableaux précédents : 3,549 adultes pour 13,310 enfants. On voit dans quelle proportion considérable, plus des deux tiers, les cas d'attentats commis sur les enfants l'emportent sur ceux qui concernent les adultes.

Je ne peux m'empêcher de consigner les deux cas extrêmes d'attentat consommé sur des petites filles que j'ai observés, l'un à deux ans, l'autre à dix-huit mois. Le docteur Brady, cité par Taylor, a rapporté un exemple de viol d'un enfant de onze mois.

Enfin il n'est pas sans intérêt de faire remarquer qu'une modification de la loi pénale du 13 mai 1863 a étendu jusqu'à la 13e année la protection spéciale accordée à l'enfance, envers laquelle la violence n'est pas nécessaire pour constituer le crime de son agresseur.

CONSIDÉRATIONS SUR LA CONFORMATION DES PARTIES SEXUELLES CHEZ LA FEMME.

Si l'on veut bien comprendre et juger sainement les cas d'attentat à la pudeur et de viol, il est indispensable de posséder une notion exacte de la conformation des parties sexuelles de la femme. Non qu'il importe d'entrer à cet égard dans des détails minutieux d'anatomie descriptive ; il suffit d'en connaître avec précision la disposition et l'apparence générale au point de vue spécial de la constatation de l'état de virginité. Tel sera le but de l'aperçu qui va suivre.

Les parties dont il importe de connaître la conformation au point de vue des questions médico-légales de viol et d'attentat à la pudeur, sont les grandes et les petites lèvres, le clitoris, la fourchette, la fosse naviculaire, l'hymen, les caroncules myrtiformes, l'urèthre et le bulbe, le vagin, et enfin le squelette qui supporte ces diverses parties. Mais, avant de les passer en revue, il ne sera pas inutile de consigner ici quelques observations préliminaires sur la constitution générale du système génital extérieur de la femme.

Une première remarque qu'il est bon de ne pas perdre de vue dans tout ce qui touche à ce sujet, c'est l'infinie variété des différences individuelles que présentent les parties sexuelles chez la femme, d'où résulte l'impossibilité de poser un type unique auquel leur conformation normale puisse être rapportée.

Chez les petites filles, l'aspect général des parties extérieures de la génération a été très-judicieusement signalé par M. Devergie (1), et j'ai bien des fois vérifié la justesse de ses observations, comme l'a fait de son côté M. Toulmouche. Des deux systèmes réunis dans les mêmes parties, le système urinaire et le système génital, le premier prédomine chez l'enfant, le second chez la femme, ou seulement chez la fille nubile. Aussi voit-on chez les petites filles la vulve entr'ouverte à la partie supérieure, de manière à laisser voir l'orifice de l'urèthre, et fermée au contraire à la partie inférieure. C'est l'inverse qui a lieu chez l'adulte, et l'on peut suivre les modifications que l'âge imprime à la disposition relative de ces appareils. J'ajoute que l'ouverture de la vulve chez les enfants est dirigée directement en avant et non obliquement de haut en bas.

Une autre observation très-importante et très-féconde pour le médecin légiste nous a été suggérée par des recherches anatomiques très-ingénieuses de M. le professeur Dolbeau. Les parties extérieures peuvent se diviser en deux sections, l'une vaginale, l'autre vulvaire, que limite et sépare dans l'état de virginité la membrane hymen. En avant de celle-ci se trouve une sorte de vestibule que M. Dolbeau décrit sous le nom de canal vulvaire et dans la composition duquel entrent d'avant en arrière les grandes et les petites lèvres, en haut le clitoris. le bulbe et les corps caverneux qui se prolongent sur les côtés, et en bas la fourchette et les fosses naviculaires. La longueur et la profondeur de ce canal varient suivant des circonstances diverses, et en particulier, pour ce qui touche nos études spéciales, c'est sur sa forme et sur ses dimensions que portent les modifications caractéristiques qu'amènent chez les petites filles les attentats à la pudeur anciens et répétés.

Grandes et petites lèvres. — C'est sur les grandes et les petites lèvres que portent principalement les différences in-

<hr>

(1) *Médecine légale.* 2e édit., t. I, p. 342.

dividuelles dont j'ai rappelé la fréquence. Leurs dimensions
et leur volume varient ; mais il est à remarquer que c'est
souvent sous l'influence de l'excitation sexuelle qu'elles
peuvent se développer d'une manière hâtive. Les petites
lèvres notamment subissent, par le fait d'attouchements et
de tiraillements répétés, un allongement tel, qu'elles dépassent de beaucoup les grandes lèvres.

Clitoris. — Le clitoris présente au même point de vue des
variations très-grandes, et, bien que l'on ne puisse en fixer
d'une manière absolue les dimensions normales, il est permis de regarder son développement exagéré comme une
présomption d'attouchements et d'habitudes vicieuses. Il
faut noter encore le plus ou moins de rougeur et de turgescence de cet organe, la mobilité et la laxité plus ou moins
grande du prépuce qui le recouvre.

Fourchette et fosse naviculaire. — La limite inférieure de
la vulve forme chez les filles vierges une bride plus ou moins
saillante, tendue au-devant du vagin, que l'on nomme la
fourchette, et derrière laquelle existe une sorte de cul-de-
sac plus ou moins profond qui, connu sous le nom de fosse
naviculaire, la sépare de la membrane hymen. Le degré de
résistance de cette bride varie ; mais elle finit par disparaître par suite de la défloration ou du travail de l'accouchement, et laisse, après qu'elle a été détruite, la vulve plus
largement ouverte en arrière et en bas.

Hymen. — La membrane hymen, qui peut être définie le
signe physique de la virginité, tient une trop grande place
dans l'appréciation médico-légale des cas de viol pour ne
pas être étudiée avec le plus grand soin dans toutes les
particularités de sa constitution et de sa disposition anatomiques.

On a peine à se rendre compte des singulières divergences
qui se sont produites, entre les anatomistes des deux derniers siècles, touchant l'existence même de cette partie des

organes sexuels de la femme. On se demande comment elle a pu être contestée, et même absolument niée, quand on considère les résultats constants de l'observation moderne à cet égard. Je crois superflu de reproduire ici la nomenclature tant de fois citée des auteurs qui ont prétendu nier l'existence de l'hymen : qu'il suffise de rappeler que Buffon était du nombre. Je préfère opposer à l'erreur des plus grands noms la réalité des faits, consacrée aujourd'hui par l'unanimité des auteurs. M. le docteur C. Devilliers, dans des recherches spéciales très-bien faites (1) et qui portent sur 150 cas, Orfila dans 200 observations (2), moi-même dans plus de 600, n'avons jamais manqué de trouver la membrane hymen ou ses débris. Les exceptions qui ont été rapportées sont trop nombreuses et trop peu certaines pour modifier la règle qui confirme l'existence de la membrane hymen.

Ce n'est pas sans étonnement que j'ai vu M. Toulmouche citer un cas d'absence de cette membrane, cas sur lequel, d'ailleurs, l'absence de détails précis permet de conserver des doutes. Il s'agit d'une jeune fille de quatorze ans non réglée : « L'orifice du vagin permettait facilement l'introduction du doigt, la membrane hymen n'existait pas, elle ne présentait aucune déchirure récente. » C'est à cette vague indication que se réduit le fait donné par M. Toulmouche comme un exemple d'absence de l'hymen. Que dire aussi d'un cas rapporté au même titre par M. le docteur Félix Roze (3), et dans lequel il cite « comme ne possédant pas d'hymen, » une fille de vingt-quatre ans, « ayant depuis quelque temps des rapports avec les hommes, » et qui, ajoute-t-il, n'aurait éprouvé, lors du premier coït, ni

(1) Nouvelles recherches sur la membrane hymen et les caroncules hymenales. (Revue médicale, 1840, t. Ier.)

(2) Traité de médecine légale, 4e édit. Paris, 1848, t. I, p. 135.

(3) De l'hymen. Thèse de Strasbourg, 1865.

douleur, ni écoulement de sang. » Ce ne sont pas là des preuves suffisantes pour faire admettre une anomalie dont l'excessive rareté est pour moi de jour en jour plus manifeste.

Cette membrane, qui n'est en réalité, d'après son mode de formation, que le prolongement et la terminaison du vagin dans le vestibule vulvaire, existe visible au moment même de la naissance. Mais sa situation varie suivant l'âge. Elle est très-profondément placée chez les petites filles, et ce n'est qu'en écartant fortement les cuisses et les lèvres qu'on la découvre à 6 ou 8 millimètres de l'entrée de la vulve. Elle devient plus tard plus superficielle et plus distincte.

Quant à sa forme, elle présente des différences individuelles assez nombreuses qui peuvent être néanmoins ramenées à cinq types fondamentaux que je vais faire connaître dans l'ordre de leur plus grande fréquence. Celui-ci n'a d'ailleurs, rien d'absolu, mais résulte pour moi, on le sait, d'un très-grand nombre d'observations.

1º La première forme de l'hymen, à peu près constante dans l'enfance, et qui se prolonge parfois jusqu'au delà de la puberté, consiste en une disposition labiale de la membrane, dont les bords, séparés par une ouverture verticale et affrontés l'un à l'autre, font saillie à l'entrée du vagin, qu'elle ferme, si l'on me permet de parler ainsi, en manière de cul de poule (pl. I, fig. 1).

2º Dans un second type, on voit l'hymen former un diaphragme irrégulièrement circulaire, interrompu vers le tiers supérieur par une ouverture plus ou moins large et plus ou moins haut placée ; sur une pièce trouvée par M. F. Roze au musée d'anatomie de Strasbourg, l'ouverture était située à la partie supérieure et latérale droite. Ce type est très-commun, et je le regarde comme plus fréquent que les suivants (pl. I, fig. 2).

3° La troisième consiste en un diaphragme exactement et régulièrement circulaire, percé d'un orifice central (pl. I, fig. 3).

4° Dans le quatrième type, que MM. Devilliers et Devergie paraissent avoir rencontré le plus souvent, l'hymen représente un diaphragme semi-lunaire en forme de croissant à bord concave supérieur plus ou moins échancré, et dont les extrémités vont se perdre en dedans des petites lèvres (pl. I, fig. 4).

5° Enfin la membrane hymen constitue quelquefois, à l'entrée du vagin, une simple bandelette circulaire ou semi-lunaire réunie à une sorte de repli ou de frange qui double les petites lèvres et dont la hauteur varie de 2 millimètres chez les petites filles, à 6 ou 8 chez les adultes (pl. I, fig. 5). Je l'ai vue former un simple rebord ou bourrelet annulaire faisant une légère saillie autour de l'entrée du vagin, et cette disposition aurait fort bien pu simuler l'absence de la membrane hymen. M. Toulmouche a fait la même remarque, et il insiste sur la disposition assez fréquente, suivant laquelle l'hymen est constitué par le plissement de la circonférence intérieure de l'anneau vaginal. « Un médecin légiste, dit-il justement, qui aurait eu peu d'expérience et qui n'aurait pas connu cette particularité, aurait très-probablement déclaré que la membrane hymen manquait. »

Il convient de mentionner certaines anomalies que peut présenter l'hymen en dehors des cinq types normaux qui viennent d'être décrits. Morgagni et M. le professeur J. Cloquet l'ont vu, par exemple, former une sorte de rideau placé au milieu du vagin et relevé de façon à laisser de chaque côté une ouverture latérale. M. F. Roze a figuré un hymen assez analogue, qu'il désigne sous le nom de biperforé, et qu'il a emprunté aux collections de la faculté de Strasbourg. Mais des cas de déchirure de l'hymen que je citerai plus loin permettent de douter que cette disposition doive être considérée, même à titre d'exception, comme naturelle. Fabrice de Hilden a décrit un diaphragme criblé de trous qui est comparable à ces cas où l'hymen est réduit à des filaments membraneux séparés, tendus d'un côté à l'autre de l'entrée du vagin. Enfin elle peut constituer une cloison complète sans ouverture, ou encore se composer d'un double diaphragme superposé.

Telles sont les formes principales que peut affecter la membrane hymen. Par les progrès de l'âge elle subit quelques modifications essentielles. A mesure que les parties se développent, la membrane s'élargit dans le sens transversal. Composée de deux feuillets muqueux, entre lesquels s'étendent quelques fibres musculaires et se ramifient de nombreux vaisseaux, elle peut subir un épaississement plus ou moins marqué. Je n'ai pas vu cependant que cet accroissement se fît par places, de manière à donner à l'hymen l'apparence d'un éventail et à former son bord libre des renflements réguliers, comme le dit M. Devergie. Le changement le plus remarquable consiste dans le relâchement du voile membraneux, qui, à mesure qu'il se développe et qu'il cède à l'effort menstruel, présente moins de résistance. Il est faux que, dans les cas où il persiste jusque dans la vieillesse, il acquière plus de résistance et de dureté. M. Devilliers l'a rencontré, chez des femmes d'un grand âge, très-souple et facile à déchirer. Il faut considérer comme des cas pathologiques, ces cas où elle est devenue fibreuse, cartilagineuse et presque osseuse, au témoignage d'A. Paré, et ceux où elle serait assez résistante pour que Diemerbroeck, cité par M. F. Roze, ait pu dire : « Adeoque firmam invenimus, ut cujuslibet arietantis viri impetum sine disruptione sustinere potuisset. »

Caroncules myrtiformes ou hyménales. — La nature et l'origine de ces parties ont été souvent mal appréciées ; et

l'erreur, qui au point de vue anatomique est sans importance, pourrait avoir, en médecine légale, de très-fâcheuses
conséquences.

Quelques auteurs ont voulu y voir les rudiments de l'hymen incomplétement développé, et par suite un signe réel,
quoique imparfait, de virginité; tandis que ce ne sont, en
réalité, que les débris irréguliers de l'hymen déchiré, les
restes de ses lambeaux rétractés affectant des formes qui
n'ont rien de fixe : végétations, tubercules, crêtes de coq,
languettes, excroissances polypiformes, et placés en nombre
variable sur divers points du pourtour de l'entrée du vagin.
C'est de cette façon qu'il convient d'envisager les caroncules ; et elles acquièrent alors d'autant plus d'importance,
qu'elles indiquent les changements survenus dans l'état de
l'hymen et le degré de rétraction qu'ont subi ses lambeaux
déchirés.

Urèthre et bulbe. — Il n'y a rien à dire de particulier sur
ces parties, si ce n'est que le bulbe érectile placé sous l'urèthre se prolonge souvent en avant et complète, à la partie
supérieure de la vulve, le cercle de l'hymen ; qu'il descend
en outre de chaque côté au-devant de cette membrane, et
contribue à donner plus de profondeur au vestibule ou canal
vulvaire au fond duquel elle est placée. Les belles recherches
de M. le professeur C. Rouget sur le système érectile des
organes de la femme montrent jusqu'où peut aller cet accroissement (1).

Vagin. — L'orifice du vagin laissé libre par l'ouverture
de la membrane hymen présente, ainsi que je l'ai déjà dit,
des dimensions très-variables, suivant le développement qu'a
pris l'hymen, suivant sa direction plus ou moins verticale,
et enfin suivant les habitudes. Chez l'enfant, à l'état normal
il admettra l'extrémité d'une plume; plus tard et vers la pu-

____

(1) Rouget, *Journal de la physiologie de l'homme.* Paris, 1858.

berté, à peine l'extrémité du petit doigt, rarement même, chez la femme adulte, plus du bout du doigt indicateur. C'est là, du reste, un point important à noter, et cette dilatation plus ou moins considérable de l'orifice du vagin peut fournir les renseignements les plus intéressants dans la recherche médico-légale de l'attentat à la pudeur.

Il en est de même des dimensions du vagin lui-même : l'étroitesse ou le relâchement de ce conduit, bien que naturellement variables, doivent néanmoins être pris en grande considération au point de vue de la constatation de la virginité. Il faut d'ailleurs faire la part de la contractilité plus ou moins énergique que donnent à ce canal les fibres musculaires qui s'entre-croisent dans toute la longueur de ses parois.

Squelette. — Toutes les parties que nous venons d'examiner sont soutenues par un squelette, dont la disposition influe d'une manière très-notable sur la possibilité des actes constitutifs de l'attentat ou du viol. Le faible écartement de l'arcade pubienne chez les jeunes enfants s'oppose plus encore que l'étroitesse des parties molles à l'intromission du membre viril. Le squelette forme ainsi une barrière infranchissable qui rend le plus souvent impossible la défloration complète chez les petites filles.

DES SIGNES DES ATTENTATS A LA PUDEUR

On doit entendre par attentat à la pudeur, d'une manière générale, tout acte attentatoire à la pudeur, quelle qu'en soit la nature, consommé ou tenté avec ou sans violence, sur une personne de l'un ou de l'autre sexe, mais sans défloration s'il s'agit d'une vierge ou sans intromission complète s'il s'agit d'une femme qui n'est plus vierge.

Cette distinction purement médicale, qui s'attache uniquement au fait matériel constitutif du viol, reproduit de plus assez exactement le sens de la définition légale. Elle est d'ailleurs d'une extrême importance, car elle seule peut permettre d'étudier avec fruit les cas les plus nombreux et les plus délicats que le médecin légiste rencontre dans la pratique. Et cependant, par une singulière et presque incroyable contradiction, elle est complétement négligée par les auteurs, qui la laissent à peine soupçonner.

Les chiffres pourront, mieux que tout ce que je pourrais dire, faire juger de la place qu'il convient de réserver dans cette étude aux attentats à la pudeur. Sur les 632 observations que je m'efforce d'analyser ici fidèlement, 425, c'est-à-dire un peu plus des deux tiers, étaient relatives à cet ordre de faits. Comment comprendre après cela qu'Orfila, pour ne parler que de lui, ne les mentionne qu'en ces termes restreints et incomplets (1) : « *Il n'est pas sans exemple que les tribunaux aient été saisis de plaintes portées par des jeunes filles, ou par leurs ayants cause, dans lesquelles un individu serait accusé d'avoir exercé des frottements à la surface des organes sexuels et des parties qui les avoisinent, sans qu'il y eût eu la moindre tentative d'introduction et sans que la plaignante présentât un délabrement des parties génitales, ni aucun signe de meurtrissure ; or, il est évident que, si les attouchements dont je parle n'ont point été consentis, il y a eu attentat à la pudeur. L'avis du médecin, dans les cas de ce genre, sera rarement utile pour éclairer la justice, les organes sexuels ayant conservé leur intégrité et la surface du corps n'offrant, dans beaucoup de circonstances, aucune trace de contusion ni de violence. Toutefois, si la plaignante accusait l'individu qui l'a approchée de lui avoir communiqué la maladie vénérienne, l'homme de l'art serait requis pour constater l'existence de la syphilis.* »

(1) Orfila, *loc. cit.*

Telle est bien aussi la pensée de A. Taylor, qui, dans son excellent traité (1), ne parle en réalité que du viol, en anglais *rape*, et n'insiste sur la nécessité de l'examen médical que pour ces cas.

Il me sera facile de démontrer que, contrairement à cette doctrine, qui est celle de la plupart des auteurs qui ont écrit sur la médecine légale, ces faits sont de ceux sur lesquels l'avis du médecin est le plus souvent réclamé par la justice et peut-être le plus utile, pourvu qu'il soit éclairé. Mais cette lumière nécessaire ne peut précisément s'acquérir que par l'étude scrupuleuse et approfondie des faits, dans toute leur vérité et dans la rigoureuse exactitude de leurs conditions et de leurs caractères les plus ordinaires.

M. Toulmouche, qui, sur ce point, a vu juste et a écrit en bon et fidèle observateur, remarque que, « de deux à treize ans, les organes sont trop peu développés pour qu'il y ait introduction ; il y a seulement frottement et pression sur la vulve. » Si l'on réduit un peu la limite, et qu'on la restreigne de deux à dix ans, on doit reconnaître la justesse de cette observation. Aussi, sont-ce surtout les enfants qui sont victimes des attentats à la pudeur dont nous allons nous efforcer de faire connaître aussi exactement que possible les signes caractéristiques.

Une distinction importante doit être établie entre les attentats, suivant qu'ils sont constitués par des *actes récents et isolés* ou par des *actes anciens* et *répétés*, qui donnent lieu en effet à des signes très-différents. De plus, la nature et la diversité des actes qui constituent les attentats à la pudeur sont souvent bornées à de simples attouchements ou à des pratiques obscènes que nous n'avons pas à décrire, de telle sorte que, dans un assez grand nombre de cas, lors même

____

(1) Taylor, *The principles and practice of medical jurisprudence*. London, 1865, p. 989 et suiv.

que les faits étaient parfaitement avoués, il n'existait sur
les personnes qui les avaient subis aucune trace appréciable. Dans ces circonstances, l'examen du médecin ne fournit que des *résultats négatifs*.

Mais le plus souvent, en raison même du jeune âge des
victimes, de l'extrême délicatesse des organes chez les
petites filles, et d'une autre part, de la brutalité des attouchements ou de la violence des frottements exercés par les
coupables, des *signes positifs* permettent de reconnaître et de
caractériser les traces matérielles de ces actes criminels,
ainsi que nous l'avons fait dans plus de 400 cas qui nous
serviront à en tracer la description suivante.

Irritation de la vulve. — Dans les cas les plus simples, une
irritation légère de la vulve, caractérisée par un peu de
rougeur et de chaleur des parties, est la seule conséquence
de pareils actes, et doit être signalée par l'expert, bien
qu'avec toutes réserves.

Inflammation vulvaire. — Mais plus souvent les désordres
ont un caractère plus sérieux et plus tranché. Une inflammation aiguë et plus ou moins violente se développe dans
les parties extérieures de la génération, chez les petites
filles surtout âgées de moins de onze ans.

Les grandes et les petites lèvres sont gonflées et contuses ;
leur face interne, ainsi que la membrane hymen et l'entrée
du vagin, sont le siége d'une rougeur très-vive et d'une
rougeur qui rend tout examen difficile et pénible, parfois
même absolument impossible. Sur le bord et en dedans des
lèvres grandes et petites, il n'est pas rare de rencontrer des
excoriations, des érosions superficielles, parfois de véritables ulcérations. On a voulu donner aussi, comme un caractère de cette inflammation vulvaire, la formation d'ecchymoses sur les grandes lèvres. Cette opinion se trouve exprimée dans un rapport médico-légal, cité par MM. Briand

et Chaudé (1), avec cette remarque que « l'ecchymose est très-fréquemment un résultat de l'inflammation dans les tissus excessivement vasculaires comme est celui de la vulve. » Je crois le fait et l'interprétation également erronés. L'extravasation sanguine, qui constitue essentiellement l'ecchymose, n'est pas le propre de l'inflammation ; et lorsque l'on rencontrera de semblables lésions sur les parties que l'on a lieu de supposer atteintes par les actes attentatoires, on devra les attribuer à des violences directes et non aux progrès de l'inflammation.

Le signe capital de celle-ci consiste en un écoulement purulent, d'un jaune verdâtre, assez abondant pour baigner toutes les parties extérieures et souiller la chemise de taches nombreuses, assez épais pour agglutiner en se desséchant les lèvres de la vulve. Nous l'avons constaté dans presque tous les cas d'attentat à la pudeur ayant laissé des traces.

La marche de cette inflammation vulvaire, caractéristique de l'attentat à la pudeur, est remarquable par l'extrême rapidité du début. Quelquefois, surtout chez les très-jeunes enfants, ou lorsque la violence a été considérable et prolongée, quelques heures suffisent pour qu'elle éclate avec une très-grande intensité. Mais souvent elle se fait attendre deux ou trois jours, rarement davantage. Elle s'annonce alors par une cuisson assez vive, une chaleur croissante, une douleur qui gêne la marche et provoque, de la part des petites filles, des attouchements qui, ainsi que les souillures de la chemise, ne tardent pas à révéler aux mères les moins attentives des actes jusque-là dissimulés par l'ignorance, ou, trop souvent, par le consentement tacite des enfants. Dans tous les cas, cette inflammation acquiert un degré d'excessive acuité, que présentent

(1) Briand et Chaudé, *Manuel complet de médecine légale.* Paris, 1869, 8e édit., p. 776.

bien rarement, dans le même temps, des inflammations
dues à une autre cause.

Ici, en effet, se présente une grave difficulté, dont je dois,
dès à présent, indiquer toute la portée en essayant de donner les moyens de la résoudre. Cette inflammation de la
vulve, fréquente chez les petites filles, soulève, en effet,
dans les cas d'attentats à la pudeur, une double question
relative à son origine et à sa nature. Les médecins qui ont
pratiqué ou observé dans les hôpitaux consacrés à l'enfance, sont très-disposés, je le sais, à considérer comme
très-ordinaire et très-naturelle l'affection dont je viens
d'esquisser les caractères. Mais je suis convaincu, pour
l'avoir souvent vérifié moi-même à l'occasion de missions
de justice que j'avais à accomplir dans les hôpitaux, que
ces faits d'inflammation vulvaire réputée spontanée sont
souvent, en réalité, consécutifs à des violences criminelles,
et qu'il en est des attentats à la pudeur comme de bien
d'autres crimes, l'avortement, par exemple, dont les suites
vont se perdre ignorées et inaperçues dans le nombre des
misères de toutes sortes qui peuplent les établissements
hospitaliers des grandes villes.

Cette remarque ne s'applique pas à l'un des hôpitaux spéciaux, l'hôpital de Lourcine, où une salle est consacrée aux
jeunes filles âgées de moins de quinze ans, et reçoit chaque
année une cinquantaine d'enfants atteintes de maladie vénérienne (1). « Pour celles-ci, toutes les fois que les organes
sexuels présentent des traces de violence, le chirurgien, au

(1) On trouvera sur ce sujet les plus précieux renseignements dans
l'admirable publication que l'hygiène publique doit à l'intelligente ini-
tiative de MM. J.-B. Baillière, et au savant concours de Trébuchet et de
M. Poirat-Duval. L'œuvre de Parent-Duchâtelet, *De la prostitution dans
la ville de Paris*, agrandie et complétée, renferme (t. II, p. 45) un chapitre rempli de faits nouveaux sur la prostitution dans les hôpitaux de vénériens et autres, rédigé avec autant de talent que d'exactitude par un
ancien administrateur de l'assistance publique à Paris, M. Battel.

moment de l'admission, est tenu de les constater par un certificat qui est adressé à M. le préfet de police et, par ce magistrat, à la justice, lorsqu'il pense qu'il y a lieu de poursuivre ou lorsque les familles fournissent des renseignements de nature à faire saisir les coupables. »

Cette prescription donne une garantie exceptionnelle à la précision des diagnostics portés dans cet établissement, qui a été de tout temps un champ d'études si fécond, d'où sont sorties les intéressantes recherches de MM. Cullerier, Huguier, Gosselin, Legendre, Bernutz, Lasègue, A. Guérin, et où j'ai puisé moi-même, dans de nombreuses missions de justice, une foule d'observations instructives.

Il n'en est pas moins vrai qu'il peut exister chez les petites filles, et qu'il existe assez fréquemment, des inflammations, ou, pour parler plus exactement, des écoulements de la vulve que l'on peut rapporter à quatre ordres de causes distinctes : 1° à une leucorrhée constitutionnelle ; 2° à une simple inflammation catarrhale ; 3° à une irritation locale due à des violences directes ; 4° enfin à une inflammation spécifique ou blennorrhagique, c'est-à-dire à une cause vénérienne.

C'est entre ces affections d'origine et de nature si diverses qu'il faut de toute nécessité établir des caractères différentiels, si l'on veut arriver à donner à celle qui est le résultat de violences criminelles la signification médico-légale qui lui appartient.

Ces caractères diagnostiques peuvent être tirés de plusieurs indications plus ou moins importantes, mais dont aucune, dans cette délicate matière, n'est à négliger, notamment de l'âge et de la constitution des personnes soumises à l'examen, de la marche et de la forme de l'inflammation, de la nature et du siége de l'écoulement, de la disposition et de l'apparence des ulcérations.

L'âge, je l'ai dit déjà, est une prédisposition marquée à

ce genre d'inflammation : et plus les parties seront sensibles, et faciles à offenser, comme cela existe chez les très-jeunes enfants, plus des attouchements, même peu violents, pourront produire de désordres : c'est là une considération dont il faudra tenir compte. Mais c'est aussi chez les petites filles que l'on observe cette leucorrhée, qui paraît liée à une constitution débile, détériorée par les privations, les mauvais traitements et la malpropreté, ou naturellement appauvrie par l'exagération du tempérament lymphatique et par la disposition scrofuleuse. Il convient de donner une attention particulière à ces conditions spéciales, sans oublier toutefois que cette leucorrhée constitutionnelle offre des caractères très-distincts de ceux de l'inflammation aiguë de la vulve déterminée par des violences directes. L'aspect blafard des parties, la matière ténue, séro-muqueuse de l'écoulement, le relâchement des tissus doivent suffire à la faire reconnaître et à la différencier des écoulements dus à toute autre cause.

La marche et la forme de l'inflammation vulvaire ne sont pas moins essentielles ; elles sont très-propres à fournir des signes diagnostiques très-importants, souvent même, je ne crains pas de le dire, vraiment décisifs entre l'inflammation catarrhale simple et l'inflammation que l'on peut appeler traumatique ou par cause directe. J'ai dit déjà que le début des accidents consécutifs à l'attentat est excessivement rapide, qu'ils éclatent parfois avec une soudaineté tout à fait en rapport avec la violence de l'irritation mécanique qui l'a produite. J'ajoute qu'il n'en est pas de même de l'inflammation simplement catarrhale, souvent liée à une fièvre éruptive ou autre, ou à une disposition générale que trahissent des affections simultanées des autres membranes muqueuses, ophthalmie, catarrhe nasal ou bronchique. Les prodromes fébriles, la marche lente et graduelle de la lésion locale, et enfin la forme moins franche de l'inflammation, sont des signes on ne peut plus précieux, et qui ne tromperont pas un médecin exercé. Ce n'est pas dans l'inflammation simple de la vulve que l'on trouve ordinairement ce gonflement, cette rougeur, cette extrême sensibilité des parties, marqués surtout à l'entrée du vagin et sur la membrane hymen, et enfin cet écoulement si abondant et si épais qui donne à l'inflammation par violence directe ce caractère essentiellement aigu sur lequel je ne saurais trop insister.

C'est entre cette dernière espèce d'inflammation et celle que l'on peut qualifier de spécifique que la distinction peut paraître le plus difficile ; mais je me hâte d'ajouter que c'est entre ces deux aussi qu'elle est le moins nécessaire, puisque l'une et l'autre sont également l'indice d'actes attentatoires à la pudeur, et que la seconde présenterait seulement cette complication aggravante d'une maladie communiquée par un contact impur.

Je n'hésite pas à dire que des attouchements, que des pressions ou des frottements exercés sur les parties sexuelles d'une petite fille par l'homme le plus parfaitement sain, le plus complétement exempt de toute affection communicable, peuvent produire une inflammation tout aussi aiguë et tout aussi violente, un écoulement tout aussi abondant et tout aussi épais, que l'approche d'un individu atteint d'un écoulement blennorrhagique ou de toute autre maladie contagieuse. Les tentatives faites pour trouver un signe différentiel, au moyen de l'examen microscopique, entre le pus non virulent et la matière blennorrhagique, sont restées sans succès jusqu'ici, malgré les recherches persévérantes d'un excellent observateur, M. le docteur Bernutz (1). Il est ce-

(1) Bernutz, *Mémoire sur les affections syphilitiques du col de l'utérus*, lu à la Société médicale des hôpitaux, mars 1855. Un extrait de ce mémoire a été publié dans *l'Union médicale*, 2 juin 1855. — *Clinique médicale des maladies des femmes*. Paris, 1862. — Voyez aussi *Traité pratique des maladies des femmes hors l'état de grossesse, pendant la grossesse et*

pendant quelques particularités qui méritent d'être signalées
et qui ont une valeur diagnostique réelle. L'une, que je n'ai
vue indiquée nulle part, mais qui m'a vivement frappé dans
un assez grand nombre de cas d'inflammation vulvaire dont
la nature blennorrhagique, confirmée par les aveux et l'état
de maladie de l'inculpé, ne pouvait me laisser le moindre
doute, c'est la turgescence extraordinaire des vaisseaux répandus à l'entrée de la vulve et du vagin ; ils offraient tout
à fait l'apparence que présentent si fréquemment les veines
de la verge gonflées et le prépuce turgescent chez les individus atteints d'une chaude-pisse très-aiguë. L'autre, beaucoup plus fréquente sans doute et plus caractéristique, est
relative au siége de l'écoulement. Dans la phlegmasie non
blennorrhagique, lorsque l'on presse sur le périnée, la matière de l'écoulement sort plus ou moins abondamment par
l'orifice du vagin, mais non par l'urèthre ; dans l'inflammation spécifique, au contraire, on voit constamment l'écoulement se faire à la fois par l'urèthre et par le vagin.

Cette observation que j'ai faite moi-même bien des fois,
je suis heureux de la voir confirmer par l'autorité si grande
de M. Ricord, qui, au point de vue même qui est le nôtre,
la consacrait dans un rapport médico-légal, à l'occasion
d'une grave accusation d'attentat à la pudeur (1) : « Il est
un signe, disait cet éminent observateur, qui, sans être incontestable, a une grande valeur pour prouver qu'un écoulement a été transmis : c'est lorsque l'écoulement a pour
siége l'urèthre. » Je le répète, je place avec confiance cette
opinion conforme à ce que j'ai vu moi-même, sous le pa-
tronage du savant syphiliographe dont je viens de citer les

après l'accouchement, par Fleetwood Churchill, traduit par Wieland et
Dubrisay. Paris, 1866, chap. IV.

(1) Consultation sur une accusation d'attentat à la pudeur, par les
docteurs Ricord et Baudry, d'Évreux. (Ann. d'Hyg. et de Méd. lég.,
1844, t. XXXII, p. 447.)

propres paroles. En résumé, il y a donc, sinon dans la forme de l'inflammation et dans les caractères de l'écoulement, du moins dans l'aspect des parties, dans leur turgescence, ainsi que dans le siége de l'écoulement par l'urèthre ou hors de ce canal, des moyens non pas absolument certains, mais d'une incontestable valeur, au moins chez les petites filles, de distinguer l'inflammation blennorrhagique de la vulve de celle qui est produite par une violence directe indépendante de toute contagion.

Il est encore d'autres lésions qui peuvent se présenter sur les parties enflammées par les violences constitutives de l'attentat à la pudeur, et dont il importe de préciser nettement l'origine : je veux parler des érosions et ulcérations dont les grandes et les petites lèvres peuvent être le siége. Sans vouloir insister sur ces faits, qui ne sont pas très-fréquents, il est bon de rappeler que, outre ces ulcérations produites par l'inflammation, d'autres ulcérations plus ou moins analogues peuvent se former sur les mêmes parties sous l'influence de causes différentes. MM. Huguier (1) et Legendre (2), dans des travaux déjà cités par M. Toulmouche, et où brillent toute la sagacité et le talent d'observation de ces excellents praticiens, ont tracé avec une grande netteté les caractères distinctifs des ulcérations de la vulve produites par l'herpès et l'inflammation des follicules de la vulve, et de celles qui sont de nature syphilitique. Les unes et les autres peuvent se ressembler par leur forme arrondie, leur fond grisâtre et leurs bords découpés. Mais la multiplicité et la disposition en groupes réguliers des ulcérations herpétiques et folliculeuses suffisent à les caractériser. Elles sont d'ailleurs, aussi bien que les ulcères syphilitiques, très-différentes des érosions que déterminent le plus ordinaire-

----

(1) Huguier, *Mémoire sur les maladies des appareils sécréteurs externes de la femme (Mémoire de l'Académie de médecine.* Paris, 1850, t. XV).

(2) Legendre. *Archives générales de médecine.* Août, 1853

ment l'inflammation de la vulve causée par l'irritation locale
et les violences directes de l'attentat à la pudeur.

M. Toulmouche, dans son dernier mémoire (1), rapporte
un fait observé par lui chez une petite fille âgée de cinq ans
et onze mois, chez laquelle on avait cru à un viol et à une
syphilis communiquée, alors qu'il ne s'agissait que d'un
ecthyma. Le cas est assez important pour que je croie
devoir citer textuellement la description qu'en donne notre
habile confrère. Dans une première visite « on remarquait un ecthyma aux grandes lèvres, qui étaient tuméfiées,
surtout la droite, et la même inflammation au pourtour de
l'anus. Il y avait un écoulement jaunâtre assez abondant. »
Onze jours plus tard : « Les pustules de l'ecthyma des
grandes lèvres encore tuméfiées étaient passées à l'état d'ulcérations plus ou moins superficielles ; plus étendues sur la
face externe de la grande lèvre droite, qui était plus gonflée
que la gauche, et sur laquelle ces érosions étaient aussi
moins larges. Les pustules et la phlegmasie observées lors
du premier examen au pourtour de l'anus étaient presque
guéries. L'état moins douloureux et la tuméfaction moindre
des parties génitales permettaient, ce que l'état contraire
avait empêché de constater à la première visite, de reconnaitre la présence et l'intégrité de la membrane hymen. Il
n'existait plus d'écoulement vulvaire. »

Je mentionnerai, pour l'avoir rencontrée une fois seulement, mais dans des circonstances très-significatives, la formation de petites végétations évidemment produites par
l'inflammation de la muqueuse. La membrane hymen existait sans déchirure. Mais sur sa face externe ainsi que sur
le bord interne des petites lèvres et à l'entrée même de
l'urèthre se trouvaient cinq petites excroissances ayant la

(1) Toulmouche, *Des attentats à la pudeur, des tentatives de viol sur
des enfants ou des filles à peine nubiles et chez des adultes*, 1864 (*Annales
d'Hygiène*, 2e série, t. XXII, p. 335).

forme de végétations granuleuses dont le volume variait
depuis celui d'un gros grain de millet jusqu'à celui d'une
petite lentille. Elles sont d'un rouge vif et formées aux dépens
de la membrane muqueuse, qui du reste n'est pas ulcérée et
n'est le signe d'aucun écoulement. Les ganglions de l'aine
sont le siége d'un engorgement peu considérable. On ne
voyait pas d'éruption spécifique sur les diverses parties
du corps, notamment autour des organes sexuels et de
l'anus. Cette lésion ne pouvait être attribuée à une maladie vénérienne communiquée, et était simplement le
produit d'une irritation locale très-vive, analogue à celle
que déterminent des frottements répétés, des attouchements violents et la tentative d'intromission du membre
viril.

J'ai eu récemment l'occasion d'examiner une petite fille
âgée de quinze mois, qui avait succombé à une gastro-enté-
rite, et chez laquelle une gangrène ultime de la vulve avait
été prise pour l'indice de violences criminelles. L'hymen
était intact, et les caractères locaux aussi bien que la marche
générale de la maladie ne permettaient pas d'attribuer la
lésion des organes génitaux à une autre cause qu'à une
affection spontanée qui n'est pas absolument rare chez les
enfants cachectiques.

Lésions de la bouche et de l'anus. — Les actes odieux qui
constituent ces attentats, impossibles à définir et à prévoir
dans leur diversité, ne laissent pas toujours et exclusivement
leurs traces sur les parties sexuelles. Il m'est arrivé douze
fois de rencontrer sur des petites filles de six ans, six ans et
demi et onze ans, des lésions de la bouche et de l'anus,
consistant en déchirures des lèvres et de la commissure en
forme de rhagade, et en excoriations et déformations de
l'anus. Dans l'un de ces cas, une ulcération syphilitique
parfaitement caractérisée occupait l'angle de la bouche. Ces
lésions, faites pour inspirer l'horreur, sont, on le voit, et

resteront sans doute exceptionnelles dans les cas de la nature de ceux qui nous occupent.

Déformation caractéristique de la vulve. — Les faits dont
j'ai parlé jusqu'ici ne se rapportent qu'à des actes violents,
mais isolés, dont les traces passagères constituent, si je
peux ainsi parler, la forme aiguë de l'attentat à la pudeur.
Mais il est un grand nombre de cas, dans lesquels la répétition plus ou moins fréquente des mêmes actes a déterminé
une déformation lente et graduelle des parties, et y a laissé
une empreinte tout à fait caractéristique.

Cette circonstance ne paraît pas avoir été soupçonnée
par les auteurs, et M. Toulmouche est le seul à qui l'observation attentive et pratique des faits semble l'avoir indiquée.

J'ai dit que je l'avais pour ma part constatée presque
exclusivement chez des petites filles : au-dessous de onze
ans, 59 fois ; de onze ans à quinze ans, 32 fois ; chez des
filles de quinze à vingt ans, 4 fois seulement ; et enfin,
par suite d'une circonstance exceptionnelle, 1 fois chez une
fille âgée de quarante et un ans. Ce nombre de cas me permet
de donner une description plus complète de ce genre particulier de déformation, qui a en réalité une si grande importance dans l'histoire médico-légale de l'attentat à la pudeur.

Un premier fait qui frappe chez les enfants ainsi livrés à
ces habitudes corruptrices, c'est le développement prématuré des parties sexuelles et l'excessive précocité, qui contraste d'une manière parfois si singulière avec l'âge, la
taille, la force et la constitution générale des petites filles.
J'en ai vu plusieurs qui, à dix et onze ans, présentaient des
signes de nubilité presque achevée. On trouve dans ces cas
les grandes lèvres épaissies, écartées à la partie inférieure, la
vulve largement ouverte, les petites lèvres allongées parfois
au point de dépasser les grandes, et comme si elles avaient
subi des tiraillements répétés. Le clitoris, augmenté de vo-

lume, peut avoir acquis des dimensions extraordinaires, comme il arrive souvent sous l'influence des habitudes d'onanisme. Il est souvent rouge, prompt à entrer en érection, et en partie découvert.

Ce n'est pas tout : l'étroitesse des parties et la résistance de l'arcade osseuse sous-pubienne, s'opposant à l'intromission complète du membre viril et à la destruction de la membrane hymen, ont en même temps pour conséquence, lorsque les tentatives de rapprochements sexuels se reproduisent, le refoulement de la membrane hymen et de toutes les parties qui composent la vulve. Il en résulte la formation aux dépens du canal vulvaire d'une sorte d'infundibulum plus ou moins large, plus ou moins profond, capable de recevoir l'extrémité du pénis et très-analogue à celui qui a été indiqué à l'anus comme caractéristique de la pédérastie. Je n'ai jamais observé que le périnée entrât dans la formation de cet infundibulum, ainsi que le dit M. Toulmouche d'après l'honorable chirurgien de la maison de Saint-Lazare, M. le docteur Boys de Loury. Mais la fourchette, très-déprimée, peut avoir disparu complétement.

La membrane hymen, qui occupe le fond de cet infundibulum, y forme parfois une sorte de bourrelet saillant percé au centre d'une ouverture à bords frangés. Plus souvent l'hymen est aminci, rétracté, réduit à une sorte d'anneau ou de repli circulaire qui laisse ouvert l'orifice dilaté du vagin. Ce n'est pas le plus ordinairement par suite d'une déchirure que l'hymen se trouve ainsi diminué, bien qu'il présente, dans quelques cas, sur son bord libre une déchirure incomplète; mais la membrane a subi une sorte d'usure et d'atrophie, résultant des pressions répétées qu'elle a éprouvées et de la résistance dont elle a, presque seule, supporté l'effort. Les caractères de cette déformation sont d'ailleurs variables suivant l'âge.

Si on la considère chez les jeunes filles qui approchent de

la puberté ou l'ont déjà atteinte, on trouve un évasement parfois très-considérable de la vulve, et l'on voit l'hymen, relâché, flotter en quelque sorte au-devant du vagin élargi, dont il ne défend plus l'entrée. Aussi peut-il arriver que, par suite d'efforts répétés, l'intromission ait eu lieu d'une manière complète, qu'elle soit même suivie d'une grossesse, bien que l'hymen n'ait pas été détruit. Je ne m'explique pas que M. Devergie ait pu demander avec une expression de surprise et de doute : « Sur quels faits s'appuie-t-on pour soutenir que certaines femmes aient pu admettre l'introduction du membre viril sans que la défloraison ait eu lieu ? » Ces faits sont loin d'être rares ; Casper, A. Taylor en citent ; moi-même j'en ai vu plus d'un exemple, parmi lesquels l'observation XVIII que j'ai citée plus loin est des plus caractéristiques ; et ils n'ont rien qui doive étonner, si l'on suit, comme j'ai pu le faire dans des observations nombreuses, les progrès de cette déformation qui s'accomplit à la longue sous l'influence d'attentats répétés. D'autres auteurs très-dignes de foi en ont cité d'incontestables. Marc (1) rapporte entre autres le cas d'une fille de douze ans, qui, à la suite de rapports avec un garçon presque de son âge, avait eu les parties assez dilatées pour admettre un adulte, sans que l'hymen, affaissé par ses rapports antérieurs, ait été détruit. C'est là l'effet de cet élargissement des parties qui, de degré en degré, peut aller chez les petites filles jusqu'au refoulement de la membrane hymen, chez les plus grandes jusqu'au relâchement de l'hymen qui laisse béante l'entrée du vagin.

Ces faits ne sont certainement pas de nature à provoquer l'étonnement autant que ceux qu'a rapportés le savant professeur de médecine légale de la Faculté de Strasbourg.

----

1 Marc, *Dictionnaire de médecine*, t. XXX, art. Viol.

M. G. Tourdes (1), et dans lesquels une dilatation graduelle et lente du méat urinaire avait été au point de permettre dans ce canal l'introduction du membre viril.

J'ajoute, pour terminer sur ce point, que certains vices
de conformation des organes sexuels favorisent, chez des
femmes qui ont depuis longtemps dépassé l'âge de puberté,
une déformation en tout semblable à celle que nous venons
d'indiquer comme appartenant surtout à la seconde enfance. C'est ainsi que j'ai vu une fille de quarante et un ans
(*observ.* XXI), forte et bien constituée, se disant vierge, et
présentant une étroitesse du vagin dont les parois contractées et rigides ne pouvaient recevoir le pénis le moins volumineux. La vulve était évasée en entonnoir par suite de rapports sexuels qu'elle finit par avouer, et l'hymen formait au
fond un bourrelet saillant percé au centre d'une ouverture à bords frangés qui n'admettait que l'extrémité du
petit doigt.

Tels sont, en resumé, les signes des attentats à la pudeur,
soit qu'ils constituent un acte de violence isolé et passager,
soit que, par leur répétition, ils amènent une déformation
caractéristique des organes sexuels des femmes ou des enfants qui les ont subis.

DES SIGNES DU VIOL.

Le viol, au point de vue de la médecine légale, est carac-
térisé chez une vierge par la défloration, c'est-à-dire par la
déchirure complète ou incomplète de la membrane hymen;
et chez une femme faite, par l'intromission complète et
forcée, c'est-à-dire par un rapprochement sexuel consommé et non consenti.

(1) G. Tourdes, *Des cas rares en médecine légale*, thèse de concours.
Strasbourg, 1840.

Des caractères de la défloration. — Sur les 632 cas dont je présente l'analyse dans cette étude, je compte 207 viols dans lesquels 160 fois la défloration était complète et 47 incomplète.

« Ce n'est guère, dit M. le professeur Toulmouche, que depuis treize à quatorze ans jusqu'à dix-huit ou vingt, que le viol est consommé. » Je ne trouve pas la limite inférieure bien posée ; il résulte des faits que j'ai recueillis qu'elle doit être reculée jusqu'à dix ans environ, je l'ai vue même descendre à six ans.

Voici d'ailleurs comment se répartissent mes observations de viols :

		Défloration complète.	Défloration incompl.
Au-dessous de 11 ans	39	14	25
De 11 à 15 ans	93	72	21
De 15 à 20 ans	63	76	4
Au-dessus de 20 ans	6	6	
Non indiqué	2	2	

Ce tableau met en relief, d'une manière très-frappante, l'influence de l'âge sur le fait de la défloration. On voit, en effet, que, si elle est possible chez les petites filles, elle est le plus souvent incomplète ; et qu'à mesure que l'on s'élève vers l'âge nubile, elle devient à la fois plus fréquente et plus facile.

Du siège et de la forme de la déchirure de l'hymen. — La déchirure de l'hymen peut varier pour le siège et pour la forme : elle résulte à peu près constamment d'un effort brusque dirigé dans le sens de l'axe du vagin et qui porte principalement sur le centre et sur le bord libre de la membrane hymen, c'est-à-dire dans les points où elle offre le moins de résistance. C'est là qu'elle cède en effet, et la déchirure s'opère ordinairement de haut en bas et au milieu de la membrane, de manière à laisser de chaque côté un lambeau vertical (pl. II, fig. 1). Plus rarement la division a lieu en deux points, et laisse, entre les deux fragments latéraux, un lambeau médian triangulaire (pl. II, fig. 2). Une troisième forme de déchirure est celle dans laquelle la membrane hymen est divisée en quatre lambeaux plus ou moins réguliers (pl. II, fig. 3).

Je n'ai jamais remarqué que la rupture se fît précisément, comme le prétend M. Devergie, entre les renflements, d'ailleurs fort peu constants, du bord libre de l'hymen. Il y a à l'égard du siége de la déchirure de nombreuses différences qui tiennent, ainsi que le fait observer avec raison M. le docteur Devilliers, « à l'étendue de l'hymen, à sa forme, à sa résistance, à l'existence ou à l'absence et à la situation des plicatures vaginales qui la doublent, et enfin à la nature de la cause agissante. » Il est constant que la première espèce de déchirure répond surtout à la forme labiale de l'hymen; la seconde à la forme semi-lunaire, tandis que la troisième s'observe surtout dans les cas où l'hymen formait un diaphragme complet à ouverture centrale.

M. Huguier a noté une forme différente encore et toute particulière de déchirure de l'hymen, qu'il a observée quatre fois. La membrane hymen, au moment de la défloration, avait été comme détachée de ses insertions latérales, et flottait à l'entrée du vagin sous la forme d'une membrane percée d'une ouverture à son centre ; il existait en même temps, dans le point correspondant du vagin, une cicatrice très-apparente.

La déchirure qui dans la défloration incomplète n'intéresse qu'une partie plus ou moins considérable de l'hymen peut s'étendre, dans la défloration complète, jusqu'à la fourchette elle-même, qui est souvent comprise dans la solution de continuité.

De la cicatrisation de l'hymen déchiré. — Lorsqu'elle est récente, la déchirure de l'hymen présente tous les caractères d'une plaie contuse à bords rouges et sanglants. L'inflam-

mation, qui s'en empare promptement, y détermine une
tuméfaction parfois assez marquée et une suppuration qui
peut entraver et retarder la cicatrisation. Celle-ci, dans tous
les cas, s'opère sur place, c'est-à-dire que, lorque la déchirure est incomplète, il reste sur le bord libre une dépression visible et remarquable par la couleur plus pâle du tissu
cicatriciel ; et que, lorsque la défloration est complète, la
membrane ne se réunit pas et reste séparée en deux ou plusieurs lambeaux qui se cicatrisent isolément. Il est très-important de rechercher quelle est la durée de cette période
de cicatrisation, qui fournit les signes les plus certains de la
défloration récente. A entendre les auteurs, et entre tous
Orfila et M. Devergie, celle-ci ne pourrait pas être reconnue au delà d'un temps très-court, dont ils restreignent
les limites à un ou deux jours, et au plus trois ou quatre ;
Briand et Chaudé la portent à cinq ou six. Ces estimations
sont peu exactes, et à coup sûr beaucoup trop absolues. Les
signes de la défloration récente ne disparaissent pas si vite ;
il n'est pas rare, au contraire, de les voir persister pendant
un temps assez long. M. Toulmouche, toujours plus vrai,
parce qu'il est plus pratique, ne craint pas de dire que la
cicatrisation s'opère dans l'espace de huit ou douze jours;
j'ajoute, en me rangeant à cette opinion, que je l'ai vue re-
tardée jusqu'au quinzième et au vingtième jour. Plusieurs
circonstances, d'ailleurs, peuvent en faire varier le terme ;
particulièrement le degré d'inflammation des bords de la plaie
de l'hymen et l'état de repos ou d'excitation répétée des
parties. Dans les premiers jours qui suivent la défloration
l'orifice du vagin est béant et laisse suinter une liqueur légèrement visqueuse, incolore, qui atteste un commencement d'irritation de la muqueuse vaginale.

De l'état des lambeaux de l'hymen après la défloration.
— Tous les auteurs, sans exception, gardent le silence sur
ce que deviennent les lambeaux de l'hymen après la déflo-

ration, et c'est là pourtant une circonstance capitale dans l'appréciation des faits de viol. Tantôt ils n'ont subi aucune rétraction ; tantôt, au contraire, ils sont plus ou moins complétement rétractés. Dans le premier cas, l'hymen étant divisé dans toute sa hauteur, les deux lambeaux peuvent former de chaque côté un repli assez large, sinueux, comme froncé, qui ferme en partie l'orifice du vagin ; quelquefois même, agglutinés par du mucus, ils simulent une membrane intacte ; d'autres fois ils flottent librement au-devant de l'entrée du vagin. Cet état peut persister pendant un temps très-long, dix-huit mois, ainsi qu'on le voit dans l'observation **LXIV** de Devergie, pendant des mois et des années, comme je l'ai vu moi-même, tant qu'il n'y a pas répétition des actes sexuels, tant que la violence d'où résulte la défloration n'est pas suivie d'un commerce sexuel régulier. Dans ce second cas, au contraire, on voit les lambeaux se rétracter peu à peu et se réduire graduellement à l'état de caroncules hyménales (pl. II, fig. 4) ; plus rarement ils se renversent en dehors (pl. II, fig. 3), et forment autour de l'orifice du vagin dilaté un double repli muqueux plus ou moins large, confondu à la base avec la cicatrice qui tient la place de la fourchette déchirée.

De l'état du vagin après la défloration. — On comprend que, dans ces deux cas si différents, l'état du vagin ne doit pas être le même ; il peut se faire qu'après la défloration il reprenne ses dimensions primitives et se montre encore très-étroit et très-peu dilatable ; je l'ai vu ainsi dans deux cas où le coït, chez de très-jeunes filles, avait déterminé une grossesse. Lorsque, au contraire, les rapprochements sexuels se sont multipliés, en même temps que les lambeaux de l'hymen se rétractent, le vagin s'élargit et se laisse facilement distendre : il y a à tenir grand compte de ces différences.

Des traces de violences et des affections locales caractéris-

tiques du viol. — La défloration n'est pas la seule trace de violence que l'on observe à la suite du crime du viol. Dans les cas où la visite de l'expert n'est pas trop tardive, la brutalité des coupables et la résistance des victimes se traduisent par des lésions matérielles faciles à constater, soit sur les organes sexuels, soit sur quelque autre partie du corps. Ces traces de violences consistent en ecchymoses, en excoriations, en érosions, qui reproduisent souvent par leur forme l'empreinte des doigts ou des ongles. Leur siége est particulièrement caractéristique. Outre celles que l'on rencontre autour des parties sexuelles, on en trouve sur les bras, aux poignets et sur les membres inférieurs, au-dessus des genoux et à la partie supérieure des cuisses. J'ai rencontré plus d'une fois un gonflement très-douloureux des aines et de la partie supérieure des cuisses, qui avaient été écartées presque jusqu'au point de se luxer ; la marche était très-pénible et à peu près impossible. Ces violences se rencontrent, on le voit, partout où s'offre une résistance à paralyser, un effort à vaincre. Par les mêmes raisons, on peut constater autour du cou, sur les lèvres, à la face, des traces de pressions à l'aide desquelles on a cherché à étouffer les cris. Enfin, les emportements de la lubricité peuvent laisser leur trace sur les seins, que l'on trouve parfois marbrés de contusions. J'ai vu, ce qui serait à peine croyable, l'extrémité du sein, le mamelon complétement arraché par une atroce morsure. Dans plusieurs autres cas, que je citerai en détail, les parties sexuelles étaient le siége de violences tout à fait exceptionnelles ; outre des ecchymoses extérieures, il existait une exsudation sanguine jusque dans le vagin et même sur le col de l'utérus et des déchirures profondes qui atteignaient le péritoine.

Il est une remarque générale qui doit trouver ici sa place. Les ecchymoses sont parfois assez lentes à paraître, et pourraient échapper à un examen fait dans les deux ou trois premiers jours qui suivent la consommation du crime. Il importe de ne pas oublier cette circonstance, afin de ne pas contredire par avance les résultats d'une enquête ultérieure qui établirait tous les signes du viol.

Certaines affections locales des organes génitaux peuvent aussi être les conséquences directes du viol, notamment l'inflammation du vagin et l'hémorrhagie. Je citerai plus loin une observation des plus curieuses, rapportée par M. Borelli, d'une hémorrhagie grave déterminée par un viol chez une petite fille de onze ans. Le docteur Wachsmuth, citée par Bordmann (1), a vu une de ses parentes, âgée de vingt ans, atteinte, il est vrai, d'hémophylie, succomber la nuit de ses noces à la suite de pertes de sang excessives causées par la rupture de l'hymen. M. Sélignac (2) a reproduit, d'après Tanchou, l'exemple d'une autre affection, un cas fort intéressant de névrose très-rebelle de la vulve, consécutif à un viol, et l'on sait en effet que cette affection n'est pas rare au début du mariage, à la suite des premières approches. J'ai eu l'occasion de constater, chez une jeune fille de seize ans, qui disait avoir eu à subir, en moins de huit jours, plus de vingt approches de l'homme qui l'avait enlevée, un énorme abcès de la glande vulvaire, que l'on avait pris pour une maladie vénérienne, et que j'ai cru pouvoir attribuer à l'excès et à la répétition d'actes sexuels trop rapprochés. En dehors de ma pratique médico-légale, j'en ai vu d'autres exemples.

Des troubles de la santé générale consécutifs au viol. — Le viol, qui offense les sentiments les plus intimes de la jeune fille ou de la femme au moins autant qu'il blesse le corps, détermine souvent une perturbation morale et un ébranlement physique qui altèrent, d'une manière plus ou moins

(1) *Thèse de Strasbourg*, 1851, n° 230, p. 45.
(2) Selignac, *Des rapprochements sexuels dans leur rapport étiologique avec les maladies.* Thèse de Paris, 1861, n° 200.

grave, plus ou moins profonde, plus ou moins durable, la santé générale ; les accidents qui en résultent sont tantôt immédiats et passagers, tantôt secondaires et prolongés.

Parmi les premiers, il faut noter surtout les troubles nerveux variés, tels que la syncope, le délire, les convulsions ou encore un mouvement fébrile aigu et violent, une sensation de brisement et de fatigue souvent accompagnée de douleur déchirante dans la poitrine. Parmi les seconds, se rangent les troubles de la menstruation, les symptômes gastralgiques, les palpitations qui, chez les jeunes filles nubiles, persistent plusieurs mois après la défloration, et qui offrent une complète analogie avec les troubles sympathiques qui accompagnent ordinairement les affections des organes génitaux. Le viol est quelquefois encore le point de départ d'une affection hystérique, d'une chorée et plus rarement de l'épilepsie. Dans les cas où la défloration a été suivie de rapprochements sexuels répétés, surtout sur de petites filles encore éloignées de l'âge de la puberté, on voit la constitution tout entière s'altérer, en même temps que les organes génitaux deviennent le siége de la déformation que nous avons décrite. La pâleur du visage, le teint plombé, le regard éteint, les yeux cernés, la peau sèche, l'essoufflement, la lenteur et la difficulté des digestions, une extrême faiblesse, concourent à révéler l'influence pernicieuse qu'a éprouvée tout l'organisme d'actes contre lesquels la morale et la nature se soulèvent également.

Dans le courant de l'année 1867, la mère d'une jeune fille, qui avait été victime, un an auparavant, d'un viol, et qui était restée depuis ce temps constamment malade, souffrant beaucoup du bas ventre, forma, contre l'homme qui avait été condamné comme auteur de ce crime, une demande en dix mille francs de dommages-intérêts.

Du viol suivi de mort — La honte, la crainte du déshonneur, ont plus d'une fois poussé au suicide des femmes victimes de viol. J'en ai vu plusieurs exemples : dans l'un, une femme se jeta par la fenêtre au moment même où elle était délivrée de l'étreinte de celui qui avait abusé d'elle ; dans une autre, une jeune fille déflorée se fit périr par une asphyxie dans la nuit même qui suivit le crime.

D'autres fois, le viol n'est que le prélude de l'assassinat, et, soit que le coupable espère se dérober au châtiment en faisant disparaître le seul témoin qui puisse l'accuser, soit que, dans la lutte, il ne puisse vaincre la résistance ou étouffer les cris qu'en donnant la mort, il peut se faire que l'on ait à constater à la fois le meurtre et le viol. Dans les cas où j'ai été appelé à assister la justice pour des affaires de cette nature, c'est le plus souvent par la strangulation que le crime avait été commis. Une fois, le cadavre avait été précipité dans l'eau. Tout récemment enfin, une petite fille de sept ans et demi avait été tuée à coups de couteau, et avait en même temps les parties sexuelles horriblement déchirées.

Mais la mort n'est, dans ces diverses conditions, qu'une suite indirecte, qu'une complication accidentelle en quelque sorte du viol. Il peut se faire cependant qu'elle en soit la conséquence directe et immédiate ; les troubles nerveux que j'ai indiqués, comme pouvant éclater sous l'impression des violences subies, peuvent acquérir une telle intensité, être portés à un tel degré d'acuïté, que la femme succombe, soit à une syncope, soit à un délire aigu, soit à un paroxysme convulsif, soit même à une fièvre cérébrale. J'ai vu tout récemment une jeune fille vierge enlevée par une méningite suraiguë à la suite d'une tentative de viol.

Il n'est pas non plus douteux que les délabrements produits dans les organes sexuels ne puissent aussi amener la mort, soit par une hémorrhagie dans le petit bassin, soit par une inflammation des ovaires et du péritoine. Ces cas ne se présenteront guère que lorsqu'une femme aura eu à subir les outrages répétés de plusieurs hommes, qui, chacun à leur tour, auront assouvi sur sa personne leur sauvage brutalité.

DES SIGNES COMMUNS AU VIOL ET AUX ATTENTATS A LA PUDEUR.

Il me reste à parler de quelques circonstances communes au viol et aux attentats à la pudeur, et qu'il est très-important de ne pas négliger dans l'étude et l'appréciation de faits de cette nature : j'entends le mal vénérien communiqué, et les différentes espèces de taches qui peuvent se produire sur les linges et sur les vêtements dans ces rapprochements criminels. Je ne ferai, du reste, qu'indiquer ici ces particularités, me réservant de les étudier avec détail et d'en apprécier la signification à l'occasion des questions spéciales auxquelles elles peuvent donner lieu.

Maladie vénérienne communiquée par le fait de l'attentat à la pudeur ou du viol. — Déjà, en parlant de l'inflammation de la vulve et du vagin qui peut survenir chez les petites filles par suite d'un attentat à la pudeur, j'ai rappelé que la communication d'un écoulement blennorrhagique pouvait s'opérer de cette façon. Sur les 179 cas dans lesquels j'ai observé un écoulement des parties génitales, 123 fois il était dû à une inflammation simple ; 56 fois il était de nature blennorrhagique. La blennorrhagie, bien distincte de l'affection syphilitique, peut être, au point de vue de la médecine légale, réunie avec elle sous le nom générique de maladie vénérienne. Mais il faut spécifier avec soin quelle est celle des deux affections que l'on rencontre dans un cas donné.

La syphilis se présente plus rarement que la blennorrhagie à la suite des attentats à la pudeur ou du viol. Je l'ai notée 35 fois seulement : 12 sans défloration et 27 avec défloration. Elle doit être envisagée dans ses diverses conditions, et particulièrement au point de vue de la nature et de la forme des accidents, de la période à laquelle ils appartiennent, et enfin du siége qu'ils occupent. Chacune de ces considérations peut être utilement invoquée pour la solution des questions posées à l'expert.

Il faut donc s'attacher avec soin à décrire le caractère de l'affection syphilitique observée, le genre de la lésion : chancre simple ou induré, plaques muqueuses, syphilides, etc., de manière à pouvoir, non-seulement comparer les symptômes qui existent et chez les victimes et chez l'inculpé, mais encore préciser autant que possible, par la date de la maladie, celle du crime qui en est l'origine. Je me permettrai, à cet égard, de m'élever de toutes mes forces contre une proposition émise à la fois par M. Devergie et par Orfila, et que je n'hésite pas à déclarer absolument erronée. Suivant ces deux auteurs, on n'aurait à constater, dans les cas de viol compliqués de maladie vénérienne communiquée, que des accidents primitifs. Ceux-ci même ne pourraient que fort rarement concourir à prouver le viol, « parce que, « dit Orfila, les symptômes vénériens ne se manifestent ordinairement qu'après le troisième jour, et qu'alors, le plus « souvent, il ne reste plus de traces de meurtrissures géni- « tales. » Il y a là une confusion qu'il importe essentiellement de faire disparaître. Les signes fournis par la syphilis communiquée sont tout à fait indépendants de ceux qui résultent des désordres locaux que les violences directes peuvent produire sur les organes sexuels. Il faut donc, dans tous les cas, constater l'existence des accidents syphilitiques avec tous leurs caractères. Mais, en outre, il n'est pas exact de dire que les symptômes vénériens résultant d'un viol ne se déclarent qu'après plusieurs jours. La déchirure qui s'est opérée dans ces actes violents et criminels favorise l'inoculation et, surtout chez les enfants, abrége d'une manière con-

sidérable le temps de l'incubation ; de telle sorte que, même
à une très-petite distance de l'époque du viol infectant, on
peut trouver les traces de la maladie communiquée.

En résumé, à quelque époque que l'on procède à la visite
et à l'examen d'une personne qui a été victime d'un attentat
à la pudeur ou d'un viol, l'existence des symptômes syphilitiques, leur forme, leur date, leur siége, peuvent fournir
des signes très-précieux, et souvent même décisifs pour la
solution des questions médico-légales, si complexes et si
délicates, que soulèvent les cas de cette nature.

**Des taches que l'on rencontre sur les linges et sur les
vêtements dans les cas d'attentat à la pudeur et de viol.**
— Différentes espèces de taches peuvent se produire pendant l'accomplissement et à la suite des actes qui constituent
le viol ou l'attentat à la pudeur.

La déchirure ou l'érosion des parties donne lieu à l'écoulement d'une certaine quantité de sang : l'excitation des
sens, qui est le mobile et le but de ces crimes, provoque
l'émission de la liqueur séminale ; enfin, parmi les accidents
consécutifs aux attentats à la pudeur, on a vu combien était
fréquente la sécrétion d'une matière mucoso-purulente à la
surface des organes sexuels.

Ces différentes humeurs peuvent se déposer sur les linges et les vêtements que portent la victime et le coupable,
et y laissent des taches de forme, de nature et d'aspect divers, qui constituent des traces visibles et, dans bien des
cas, tout à fait caractéristiques. Nous nous étendrons sur
les moyens de reconnaître avec certitude ces taches de
sang, de sperme, ou de matière purulente, lorsque se présenteront, dans cette étude, les questions qui se rapportent
à ce point spécial. Qu'il suffise, quant à présent, de signaler leur mode de production et leur existence assez fréquente. Ce qu'on a dit du siége particulier qu'affecterait

chaque espèce de tache ne saurait être accepté comme vrai.
M. Devergie, qui a prétendu que l'on trouvait, sur le devant
de la chemise d'une femme violée, les taches de sperme, et,
sur le derrière les taches de sang, a évidemment beaucoup
trop généralisé certains faits particuliers, et n'a pas assez
considéré les circonstances, si nombreuses et si variées,
qui, telles que les hasards de la lutte, les efforts de résistance et d'autres causes encore, peuvent changer la position
respective des parties, et faire tomber, sur des points très-
différents, les souillures, dont il importe moins de constater
la situation que de reconnaître exactement l'origine et la
nature.

DE L'INCULPÉ DANS LES CAS DE VIOL ET D'ATTENTAT A LA PUDEUR.

Il arrive trop souvent que l'expert appelé à éclairer la
justice, dans les cas de viol et d'attentat à la pudeur, ait à
examiner les inculpés et à se prononcer sur des faits qui les
concernent, pour que l'on puisse se dispenser de faire entrer dans cette étude les renseignements particuliers qu'il
peut être intéressant de recueillir, relativement à leur personne et à leur état physique.

L'âge de ceux qui se rendent coupables de pareils crimes
est extrêmement variable. Si les enfants des deux sexes
peuvent se livrer entre eux à des attouchements et à des
actes impudiques, il n'est malheureusement pas plus rare
de voir des vieillards plus qu'octogénaires se porter sur de
petites filles aux plus honteux attentats. Tous les âges paraissent donc fournir leur contingent à cette partie de la
statistique criminelle.

De 1858 à 1869 inclusivement, dans l'espace de douze ans,
les accusés d'attentats à la pudeur et de viol se répartis-
saient, au point de vue de l'âge, ainsi qu'il suit :

Au-dessous de 16 ans . . . .) 7 crimes contre les adultes.
/ 20 — les enfants.
De 16 à 30 ans . . . . .) 1,276 — les adultes.
) 2,739 — les enfants.
De 30 à 60 ans . . . . .) 1,117 — les adultes.
(4,574 — les enfants.
De 60 à 80 ans . . . . .) 31 — les adultes.
(1,466 — les enfants.
80 ans et au-dessus . . . . 26 — les enfants.

Il est certainement remarquable de voir qu'à mesure que l'âge des criminels s'élève celui de leurs victimes s'abaisse, et que c'est presque exclusivement à des enfants que s'adresse la lubricité criminelle des vieillards qui figurent dans cette statistique en nombre si considérable.

Ce qui est plus triste encore, c'est de voir que les liens du sang, loin d'opposer une barrière à ces coupables entraînements, ne servent trop souvent qu'à les favoriser. Des pères abusent de leurs filles, des frères abusent de leurs sœurs. Ces faits s'offrent en nombre croissant à mon observation. J'en compte douze de plus depuis l'avant-dernière édition de cette étude. Les hommes mariés figurent en nombre presque égal à celui des célibataires dans les tables de la justice pour des crimes commis sur des adultes, et donnent un chiffre tout à fait égal pour ceux qui sont commis sur des enfants : 66 célibataires sur 100 accusés dans le premier cas, 50 sur 100 dans le second. On comptait :

En 1858 sur 1,070 accusés 487 célibataires et 583 hommes mariés.
1859   988   —   490   —   508   —
1860   864   —   425   —   439   —
1861   945   —   446   —   499   —
1862   988   —   465   —   523   —
1863   967   —   436   —   531   —
1864   984   —   464   —   520   —
1865   1,017   --   473   —   544   —
1866   1,093   —   513   —   480   —
1867   955   —   432   —   523   —
1868   933   —   428   —   505   —
1869   891   —   391   —   500   —

L'examen que l'on a à faire subir à l'inculpé peut porter sur l'état mental ; mais le plus ordinairement, et c'est là le seul cas qui doive nous occuper ici, il a pour objet sa conformation physique.

Tantôt il y a lieu d'apprécier le degré de force dont il est doué, afin d'apprécier la résistance qu'il a pu vaincre, tantôt la forme et le volume du membre viril pour reconnaître jusqu'à quel point il est proportionné aux dimensions des organes de sa victime, et jusqu'où ont pu être portés les désordres résultant de l'intromission.

Dans d'autres cas, c'est sur un vice de conformation particulier que l'attention doit se fixer. En effet, quelques inculpés cherchent à détourner l'accusation qui les menace en alléguant quelque disposition physique qui les rend incapables de commettre les actes qui leur sont reprochés. Les uns ne craignent pas d'invoquer, à ce titre, de simples hernies ; j'en ai vu pour se disculper présenter un hypospadias ou l'absence d'un testicule dans les bourses. Une cicatrice dans l'aine, une orchite, un phimosis. Il n'est pas nécessaire de faire remarquer qu'aucun de ces vices de conformation ne peut, en aucun cas, être admis comme inconciliable avec les actes d'attentat ou de violences que la lubricité peut inspirer même à l'impuissance. Dernièrement j'ai eu à examiner un homme de 58 ans, convaincu de viol sur sa fille, et qui disait être devenu impuissant à la suite d'un coup de barre de fer qu'il avait reçu au périnée. Il présentait bien une cicatrice dans cette région ; mais celle-ci n'intéressait que le canal et nullement les corps caverneux. Le pénis était volumineux et manifestement capable d'érection.

Il est encore un point de vue auquel ces particularités de la conformation peuvent offrir de l'intérêt, de même que certains signes individuels remarqués par les victimes de l'attentat ou du viol, au moment de la consommation du crime. On comprend qu'ils peuvent, dans certains cas, constituer de véritables signes d'identité et servir de contrôle aux déclarations accusatrices. C'est à l'expert qu'est confié le soin de les rechercher ; et je me contenterai de citer en exemple : une tumeur érectile en forme de fraise située au-dessous des bourses, et une disposition singulière des poils du pubis enroulés en boucles sur les côtés et rasés au milieu, faits observés par moi-même chez deux individus dénoncés comme coupables de viol par deux jeunes filles, qui invoquaient à l'appui de leur témoignage ces signes surpris par elles dans les parties les plus secrètes.

Il ne faut pas omettre de signaler les traces de rixe ou de lutte, contusions, coups d'ongles, morsures, qui peuvent exister sur les diverses parties du corps de l'inculpé, et notamment sur les mains, au visage et aux parties sexuelles, où l'instinct de la résistance peut diriger les coups de la victime qui se défend.

Enfin l'examen complet auquel on doit le soumettre permettra de recueillir les indices importants qui résulteraient de l'existence d'une maladie communicable, dont on retrouverait ou dont il resterait à rechercher l'analogue sur la personne qui prétendrait avoir été l'objet de violences criminelles. Certaines affections de la peau, des végétations, des parasites, la blennorrhagie, la syphilis et ses formes variées, sont les plus fréquentes de ces affections et celles qu'il importe le plus de constater avec soin dans l'examen que doit subir l'inculpé sur lequel pèse une accusation de viol ou d'attentat à la pudeur.

Dans une affaire suivie contre un individu âgé de 30 ans, Corse d'origine, surveillant de voitures de place à Paris, inculpé d'attentats à la pudeur sur la personne de filles âgées de moins de 13 ans, je trouve ce détail rapporté par un enfant de 9 ans : — « Il m'a fait voir son devant et me disait : Embrasse, ma petite fille, embrasse. — Je ne voulais pas. — Il répétait embrasse, et *lui-même l'embrassait.*— Demande :

Comment pouvait-il s'embrasser ? — Réponse : Il baissait sa tête entre ses jambes. »

Il parut difficile au juge d'instruction qu'un individu qui n'est pas un clown, pût se livrer à cette pratique sur lui-même de cette façon et le fait à l'audience devait sans doute être déclaré impossible. La question me fut posée de savoir s'il existait un moyen de vérifier, si en effet cet inculpé est pourvu d'une échine assez souple pour que sa tête puisse atteindre ses parties sexuelles. L'expérience seule pouvait prononcer, et ne pensant pas devoir faire répéter l'épreuve je me récusai.

ATTENTATS COMMIS PAR DES FEMMES SUR DE PETITS GARÇONS.

Tout ce qui vient d'être dit s'applique aux actes de violence commis par des hommes sur des personnes du sexe féminin. qui semblent les seuls que l'on puisse ou que l'on doive prévoir. Il y a cependant des exemples d'attentats commis par des femmes sur de jeunes garçons ; et ces faits, quelque exceptionnels qu'ils puissent paraître, ne doivent pas moins trouver place dans cette étude. J'en ai recueilli dix, dont un cité par M. Devergie (1), trois consignés dans les *Annales d'hygiène* (2), deux rapportés par Casper (3). et quatre observés par moi. A. Taylor dit du *rape by female on male*, que ce crime est inconnu à la loi anglaise.

La statistique criminelle comptait :

En 1858	8 femmes sur	769 accusés.	
1859	12	—	976 —
1860	7	—	857 —

(1) *Médecine légale*, loc. cit.
(2) 1847, t. XXXVII, p. 462.
(3) *Traité pratique de médecine légale*, Paris, 1862, t. I, p. 73.

En 1861   4 femmes sur   933 accusés.
    1862   16   —   672   —
    1863   10   —   987   —
    1864   7   —   984   —
    1865   6   —   1,017   —
    1866   6   —   1,003   —
    1867   7   —   955   —
    1868   18   —   933   —
    1869   10   —   891   —

Dans tous les cas, il s'agissait d'enfants de cinq à treize
ans que des femmes de dix-huit à trente ans avaient dres-
sés à la débauche par des attouchements répétés et même
initiés à un commerce sexuel ; dans l'un des cas de Casper
c'était une mère dénaturée qui avait abusé de son fils âgé
de neuf ans. Le plus souvent c'étaient des domestiques sur
des enfants confiés à leurs soins. Ces jeunes garçons présentaient tous les signes d'une fatigue générale excessive
due à ces excès prématurés. Leur figure était pâle, leurs
yeux cernés, la peau chaude et sèche, le pouls accéléré, le
ventre douloureux et tendu, les aines gonflées et sensibles,
les cuisses et les jambes brisées ; les parties sexuelles très-
développées, le pénis long et demi-turgescent, le gland facilement découvert, l'ouverture de l'urèthre rouge et enflammée, parfois humectée par un suintement muqueux d'un
blanc grisâtre ; les bourses flasques et le cordon très-douloureux. Deux d'entre eux étaient infectés de la syphilis ; un
de blennorrhagie.   ·

Ce genre d'attentats exige, comme les autres, que l'incul-
pée soit sévèrement examinée : et, bien que le sexe diffère,
l'expert doit être guidé par les mêmes principes dans ces
visites où les constatations à faire sont la plupart du temps
les mêmes, et consistent tantôt dans l'existence de la maladie vénérienne, tantôt dans la présence d'un signe particulier propre à établir l'identité et à confirmer les rapports
des jeunes victimes ; j'ai vu, par exemple, dénoncer ainsi
une cicatrice du sein. Tantôt enfin un vice de conforma-

tion, tel qu'un rétrécissement très-notable du vagin, qui ne permettait pas des rapports sexuels complets avec un adulte, explique sans les excuser les séductions criminelles exercées sur des enfants par une femme débauchée.

ATTENTATS COMMIS PAR DES FEMMES SUR DES PERSONNES DE LEUR SEXE.

Jusqu'à ces derniers temps, je n'avais pas eu l'occasion d'intervenir comme expert dans les affaires d'attentats commis par des femmes sur d'autres femmes ; et les cas de cette nature, dont la justice a d'ailleurs bien rarement à s'occuper, n'avaient pas encore trouvé place dans les premières éditions de cette étude. Des faits récents m'obligent à en dire quelques mots.

Casper, qui n'en a jamais eu à explorer dans sa longue carrière médico-légale, croit, tout à fait à tort et avec le sentiment de justice qui anime ses compatriotes envers notre pays, que la cohabitation de femmes avides de volupté doit, à Paris, donner fréquemment l'occasion de rencontrer des affaires judiciaires de cette nature, et il ajoute, qu'au reste, l'absence complète de traces sur le corps de celles qui sont soumises à cet égarement sexuel enlèvent à cette question tout intérêt en médecine légale, et, allant même plus loin, le professeur de Berlin avance que le médecin légiste devra, si le cas se rencontre, se déclarer incompétent, attendu que la science ne donne pas et ne peut pas donner de base à son jugement.

Mais il y a là une confusion complète. En effet, il ne s'agit pas de savoir si ce genre de débauche est plus ou moins répandu de nos jours, et si Paris, dans les vices honteux qu'il cache, recèle, comme l'antique Lesbos, un plus ou moins grand nombre de τριβάδες. La justice n'a pas, le plus souvent, à pénétrer dans ces mystères et dans ces hontes. Mais il arrive que ces passions contre nature prennent parfois, comme toutes les autres, un caractère de violence et d'agression véritablement attentatoire, qui justifie des plaintes, appelle la répression pénale et motive l'intervention du médecin légiste, qui seul pourra constater la réalité et la nature des faits. Dans ce sens et dans ces limites, si les cas où elle est invoquée sont rares à Paris aussi bien qu'à Berlin, notre compétence reste entière. J'en ai observé quatre.

L'un des cas soumis à mon observation n'a offert qu'un médiocre intérêt. Il s'agissait d'une fille d'une vingtaine d'années, d'une physionomie vive et ardente, aux cheveux noirs, au regard effronté, qui, après avoir su se ménager la confiance d'une maison très-respectable, y avait répandu la corruption et le trouble en débauchant plusieurs jeunes personnes. Il s'agissait de rechercher sur l'accusée les traces de sa perversité, et si celles-ci ne nous ont présenté, en réalité, rien de spécial, elles n'en ont pas moins été très-importantes à constater. En effet, nous avons acquis et fourni la preuve que cette fille était dès longtemps déflorée, et nous avons remarqué chez elle, sans considérer ce signe ni comme constant ni comme certain, un développement véritablement excessif du clitoris.

Le second fait est de nature à mieux faire comprendre le sens et la portée de l'intervention du médecin légiste. Il constitue, en effet, un véritable attentat commis par une femme sur des petites filles. Trois enfants de six, dix et onze ans avaient été attirées par une voisine, qui se livrait envers elles aux enseignements les plus corrupteurs et aux pratiques les plus obscènes. Toutes trois portaient des traces d'attouchements répétés. Pâles, étiolées, flétries, elles offraient un élargissement notable de l'orifice du vagin et un amincissement de l'hymen. Les deux aînées surtout présentaient une déformation des parties sexuelles, indice de mauvaises habitudes invétérées. Aucune de ces enfants n'était déflorée et n'avait subi de tentative de viol ; mais en reconnaissant la possibilité des faits dénoncés à la justice et les marques évidentes d'attouchemens, il n'était pas permis de déterminer si ceux-ci étaient l'œuvre d'une main étrangère.

Le troisième fait que nous avons eu à constater est beaucoup plus grave et constitue un exemple de la plus épouvantable perversion des sens et du plus incroyable attentat commis par une mère sur sa fille. Une femme, jeune encore, avait, sous l'influence d'un déréglement de l'imagination impossible à comprendre, défloré sa petite fille, âgée actuellement de douze ans, en lui introduisant les doigts très-profondément et à plusieurs reprises chaque jour, pendant plusieurs années, dans les parties sexuelles et dans l'anus. Cette femme prétendait qu'elle n'avait en vue, dans ces monstrueuses pratiques, que l'intérêt de la santé de son enfant et les soins d'une propreté singulièrement raffinée. Mais la passion coupable se trahissait dans la nature même des attouchements et dans les circonstances du fait. L'enfant racontait, avec un accent de vérité saisissant, qu'il n'était pas rare que sa mère la réveillât, au milieu de la nuit, et se livrât sur elle à ces actes effrénés qui se prolongeaient pendant une heure entière ; et durant cette scène, devant laquelle l'esprit recule, la mère était haletante ; son teint, son regard s'animaient, son sein s'agitait ; elle s'arrêtait, baignée de sueur. L'examen auquel je soumis l'enfant fut des plus concluants, et il est bien permis de dire que, sans les constatations de la science, le fait n'eût sans doute pas pu être considéré comme possible. Mais les parties étaient le siège d'une déformation tout à fait caractéristique ; la vulve large et béante, l'hymen complétement usé et réduit à un anneau comme induré ; le vagin dilaté au plus haut degré permettait l'accès de plusieurs doigts. Il en était de même du côté de l'anus, dont l'orifice, élargi, révélait les violences répétées que l'enfant avait eu à subir. Cette petite fille était d'ailleurs bien constituée et d'un extérieur intéressant ; sa santé générale n'avait pas souffert.

Casper, comme pour contredire ce que sa doctrine sur l'incompétence des médecins en ces matières a de trop absolu, a eu lui-même à constater un fait qui offre, avec le précédent, une saisissante analogie, et que nous ne pouvons nous dispenser de citer pour compléter cette partie toute nouvelle de nos études. Une accusation abominable était portée contre la mère d'une fille de dix ans, qui aurait introduit brutalement, dans les parties génitales de sa fille, d'abord un doigt, puis deux, puis quatre, et enfin une pierre ovale, afin de rendre ces parties aptes au coït. L'enfant, plus développée au moral qu'au physique, d'une constitution faible, était pâle, bien portante. L'orifice du vagin était un peu plus large que chez les enfants de cet âge ; la muqueuse du vagin était rouge et douloureuse ; l'hymen circulaire n'était pas entièrement détruit, mais présentait des déchirures de plusieurs lignes des deux côtés ; il existait une sécrétion muqueuse du vagin.

Quant au dernier cas tout récent qui a donné lieu à un procès criminel des plus graves, jugé à Paris en 1866, il a révélé des faits d'une nature révoltante, commis par plusieurs servantes et leurs amants sur les deux jeunes enfants de la maison à laquelle elles étaient attachées. Des leçons de la plus dégoûtante lubricité n'avaient pas été épargnées à une petite fille de sept ans et à un petit garçon plus jeune de deux années. A la première, des attouchements avaient été pratiqués avec les mains et avec la langue ; des corps étrangers, des carottes, des pommes de terre avaient été introduits dans les organes sexuels, sans préjudice de viols consommés ; sur le second, l'anus avait été dilaté à l'aide non-seulement des doigts, mais encore d'objets divers, notamment de petites cuillers. Les constatations auxquelles j'ai eu à procéder dans cette déplorable affaire n'ont pas laissé de doute sur la réalité des faits, et ont montré quels désordres en avaient été la suite. Je les décrirai plus loin parmi les observations qui termineront cette première partie. (Voy. *Obser*. XXIV.)

Tels sont ces faits, qui viennent si tristement s'ajouter à l'histoire médico-légale des attentats aux mœurs, comme pour prouver, une fois de plus, qu'en ces matières tout est possible, et que l'expert, loin de décliner sa compétence, doit être prêt à diriger la justice dans ces ténébreuses investigations.

QUESTIONS MÉDICO-LÉGALES QUI PEUVENT SE PRÉSENTER DANS LES CAS DE VIOLS OU D'ATTENTATS A LA PUDEUR.

Ce serait donner une idée fort incomplète et surtout très-peu pratique du sujet qui nous occupe, que de se borner à l'exposé qui précède et de se contenter d'avoir analysé les signes ordinaires de l'attentat à la pudeur et du viol. Il faut, si l'on veut tirer quelque profit de cette étude, pénétrer plus avant et montrer dans quels termes se posent, devant la justice et devant l'expert, les questions médico-légales que suscite la poursuite des crimes de ce genre et comment elles peuvent être le plus souvent résolues. Cela est d'autant plus important que ces questions, qui sont en réalité très-nombreuses, ne sont pour la plupart pas même énoncées dans les auteurs. Orfila en pose sept, Briand et Chaudé quatre seulement, Fodéré dix ; nous en indiquerons jusqu'à vingt-quatre, sans avoir la prétention de limiter le chiffre de celles qui pourront surgir chaque jour dans tel ou tel cas particulier. En effet, il ne faut pas perdre de vue qu'il ne s'agit pas ici de déduire des faits quelques principes ou quelques règles scientifiques, mais d'enregistrer simplement les questions, qui, nées d'une manière plus ou moins fortuite dans le cours de l'enquête judiciaire ou des débats, constituent les éléments d'appréciation et de jugement que la science a la mission de contrôler, qu'il n'est pas en son pouvoir de supprimer et qu'elle aurait le plus grand tort de négliger. On ne devra ni s'étonner ni se rebuter, si quelques-unes de ces questions paraissent peu sérieuses et presque indignes de discussion ; en les considérant au point de vue que nous venons d'indiquer, et qui est véritablement celui du médecin légiste, on n'aura pas à craindre de faire fausse route, et l'on comprendra qu'il n'en est aucune qui n'offre un réel intérêt et qui ne mérite l'attention de ceux qui voudront se préparer aux difficiles fonctions d'expert.

Des visites et des rapports dans les cas de viols et d'attentats à la pudeur. — Je crois devoir, avant d'aborder l'examen de ces diverses questions, ajouter ici quelques préceptes relatifs à la manière de procéder aux visites dont le médecin légiste est chargé dans les cas de viol et d'attentats à la pudeur.

La nécessité de ces visites corporelles est généralement assez bien comprise par les femmes qu'intéressent les poursuites, pour qu'il soit excessivement rare qu'elles aient l'idée de s'y refuser. Dans le cas cependant où elles manifesteraient une opposition formelle, il est du devoir de l'expert de ne jamais passer outre ; et après avoir épuisé les remontrances que les circonstances pourront lui suggérer, il devra se contenter de consigner dans son rapport le refus devant lequel il se sera arrêté. Il est également convenable à tous égards, que dans ces sortes de visites, toujours délicates, l'expert, afin d'aller au-devant de tous les scrupules et de tous les calculs, se fasse assister d'une femme, et, de préférence, de la mère ou d'une parente, lorsqu'il s'agit d'une jeune fille.

Enfin il est certaines précautions matérielles qu'il ne faut pas négliger pour assurer le résultat de l'examen auquel on se livre. Il ne devra jamais avoir lieu au moment de l'époque menstruelle, ou du moins, si une première fois on a dû procéder durant cette période, il faudra renouveler la visite dans un temps plus favorable. La pudeur, la crainte, la sensibilité des parties peuvent rendre l'examen très-difficile, parfois même impossible. Avec de la patience et de grands ménagements, on parviendra en général à surmonter ces difficultés ; il faut d'ailleurs, chez les enfants surtout, agir avec assez de lenteur pour arriver à écarter suffisamment les parties les plus extérieures et à découvrir l'hymen profondément situé. Il n'est pas inutile d'insister à cet égard sur l'importance de la position à donner à la personne soumise à la visite, en vue de faciliter par tous les moyens possibles un examen commode et complet.

Je terminerai ces considérations préliminaires par quelques conseils sur la marche qui me paraît la meilleure à suivre dans la rédaction des rapports et des conclusions relatifs à des affaires d'attentat à la pudeur. Je n'ai nullement la prétention d'imposer à mes confrères une conduite dont leur conscience doit rester seule juge, mais je crois pouvoir leur recommander, comme un précepte dont l'expérience m'a bien des fois démontré la justesse, d'éviter de consigner dans leurs rapports les récits et les déclarations que ne manquent jamais de faire à l'expert les parties intéressées ; le médecin, qui n'a aucun moyen de vérifier la sincérité de ces allégations, aura toujours une position beaucoup plus nette et beaucoup plus assurée s'il se contente d'exposer les faits matériels qu'il peut constater par lui-même. Il doit aussi se défendre de laisser paraître dans ses rapports écrits ou dans ses dépositions les impressions morales qu'il a pu ressentir. Le moindre inconvénient serait de transformer le rôle de l'expert en celui de témoin, et d'amoindrir l'autorité de l'un, sans inspirer pour l'autre une grande confiance. Enfin, dans les conclusions qui doivent, à la fin de chaque rapport, en résumer les points principaux et essentiels, s'il convient d'exprimer avec netteté l'opinion qui se fonde sur des signes positifs, il importe non moins essentiellement à la vérité et à la justice de ne pas se contenter d'énoncer des signes négatifs lorsque les faits ont pu avoir lieu sans laisser de traces ; il faut alors, pour être complétement vrai, indiquer au moins la possibilité du fait, même en l'absence des signes positifs qui motiveraient des conclusions plus formelles.

Dans l'examen successif que je vais faire des vingt-quatre questions que j'ai vues se présenter dans les cas de viol ou d'attentat à la pudeur, je m'efforcerai d'être bref et d'éviter autant que possible les redites, en mettant à profit les longs développements dans lesquels je suis entré précédemment sur l'histoire générale et les signes particuliers des attentats à la pudeur et du viol. Ces questions se rapportent aux six groupes suivants : 1° la constatation des signes de l'attentat ou du viol ; 2° l'époque, la nature et l'origine des désordres constatés ; 3° les maladies qui peuvent résulter des relations de la victime et de l'inculpé ; 4° les faits relatifs à ce dernier ; 5° l'examen des taches qui peuvent s'être formées durant l'accomplissement du crime ; 6° enfin la simulation dont se compliquent certaines accusations de viol.

1° Existe-t-il des traces d'un attentat ? — La solution de cette première question se trouve tout entière dans les détails que nous avons déjà donnés sur les signes caractéristiques de l'attentat, notamment l'irritation de la vulve, l'inflammation aiguë plus ou moins violente des parties extérieures de la génération.

Mais il ne faut pas se contenter d'indiquer qu'il existe des traces d'un attentat : il faut rechercher s'il est ancien ou récent ; s'il est le fait d'une violence isolée ou d'actes répétés. Les caractères de l'inflammation, l'acuité plus ou moins grande, la consistance plus ou moins épaisse et la couleur plus ou moins foncée de l'écoulement, permettront de distinguer approximativement à quelle époque remonte l'attentat. Quant à la répétition des actes, il suffira de rappeler la valeur considérable du signe fourni chez les petites filles par la déformation infundibuliforme de la vulve. C'est là l'indice certain d'attentats répétés, parfois même de tentatives habituelles, constituant une sorte de commerce sexuel établi. On ne saurait trop insister sur ce point. Il faut noter aussi les lésions que l'on peut rencontrer du côté de la bouche et de l'anus.

2° Les désordres peuvent-ils être attribués à des attouchements personnels, à de mauvaises habitudes ? — Il ne suffit pas d'avoir constaté les lésions inflammatoires ou la déformation des parties sexuelles, il faut établir que ces desordres ne tiennent pas à d'autres causes que les violences criminelles ; et, parmi ces causes, il n'en est pas de plus souvent invoquées, et il faut le dire, de plus légitimement suspectées que les habitudes d'onanisme. Il faut donc s'attacher à reconnaître les traces que ce vice laisse ordinairement. Or, sans être absolus, les caractères de la masturbation chez les petites filles ne laissent pas d'être suffisamment tranchés et de se distinguer de l'irritation et des changements de forme déterminés dans les parties sexuelles par les attentats à la pudeur.

L'onanisme invétéré s'accompagne le plus souvent d'une rougeur livide de la membrane muqueuse vulvaire et des bords de l'hymen avec écoulement séreux très-pale, lésions tout à fait différentes de celles qui caractérisent l'in-

flammation suraiguë produite par les violences de l'attentat
à la pudeur. L'ouverture de l'hymen est notablement élargie. Mais il n'y a pas enfoncement infundibuliforme de ces
parties : ce qui s'explique aisément par la différence de volume du doigt chez l'enfant et du membre viril, et aussi par
l'effort très-différent qu'exige l'introduction de l'un et la
tentative d'intromission de l'autre. Le clitoris, généralement
plus volumineux et turgescent, l'élongation quelquefois
considérable et la flaccicité des petites lèvres, ajoutent des signes de plus qui, pour n'être pas constants, ont cependant
leur valeur.

Je n'entends pas parler ici de ces vices de conformation
tout à fait insolites, dont Parent-Duchâtelet a justement
signalé la rareté même chez les prostituées (1), mais j'insiste
sur ce que présentent de vraiment caractéristique chez les
petites filles le développement exagéré du clitoris et surtout
la facilité avec laquelle cet organe se gonfle par la moindre
excitation, ainsi que l'allongement des petites lèvres, et une
flétrissure de ces parties qui contraste avec l'aspect qu'elles
offrent ordinairement à cet âge.

On le voit, l'expert n'est pas dépourvu de moyens de reconnaître si les lésions ou les déformations des organes génitaux sont le fait d'un attentat ou de mauvaises habitudes.
Mais il ne doit pas oublier que ces deux circonstances peuvent se trouver souvent réunies chez la même personne,
et redoubler d'attention pour saisir les signes complexes
que lui fourniront, d'une part, la violence et l'acuité d'une
inflammation récente, et, d'une autre part, l'aspect et la
conformation des parties sexuelles.

L'écoulement constaté a-t-il été communiqué ? — Nous
avons fait déjà pressentir les difficultés qui pouvaient naître

(1) Parent-Duchâtelet, *De la prostitution dans la ville de Paris*. Paris,
1857, t. 1, p. 208.

de la multiplicité des causes auxquelles sont dus les écoulements fréquents observés chez les petites filles, et nous n'avons ici, après avoir posé la question, qu'à résumer rapidement les moyens que nous avons donnés de la résoudre. Le point capital est de décider si l'écoulement vulvaire constaté sur la victime supposée d'un attentat à la pudeur, a pu lui être communiqué par le contact de l'inculpé, atteint lui-même d'une maladie analogue.

J'ai dit, et je rappellerai ici, que s'il n'existe pas de signe différentiel spécifique de l'inflammation simple de la vulve et de l'écoulement blennorrhagique, il est une particularité à laquelle il est permis d'attacher une réelle importance, et qui consiste dans la turgescence excessive des vaisseaux répandus à l'entrée de la vulve et du vagin, et dans le siège particulier de l'écoulement par l'urèthre, signes auxquels il faut joindre l'extrême acuité de l'inflammation, la violence et la consistance purulente de l'écoulement.

Dans le plus grand nombre des cas, il faut se garder de se prononcer d'une manière absolue sur le point de savoir si l'écoulement a été communiqué, et, tout en faisant ressortir avec force les probabilités, ne pas prétendre à la certitude.

4° Y a-t-il défloration? — Il semble que cette question, qui dépend d'une simple constatation matérielle, doive être facile à résoudre; et cependant elle est de celles qui, si l'on en croyait les auteurs, seraient entourées de plus d'obscurité. Mais il y a là une confusion qu'il importe au plus haut degré de dissiper, car elle a chaque jour des conséquences déplorables dans la pratique de la médecine légale.

La défloration est, ainsi que nous l'avons dit, la déchirure de l'hymen, c'est donc sur l'état de cette membrane, sur sa présence ou sur son absence que se fonde le jugement à porter sur la défloration. Mais les auteurs affichent à cet égard un scepticisme outré : Orfila le pousse jusqu'à ce point de prétendre « qu'on ne peut affirmer qu'il y ait eu défloration, à moins que l'on n'établisse qu'il y a eu accouchement, » ce qui n'est pas seulement un paradoxe dans la forme, mais encore au fond une double erreur. Briand et Chaudé résument l'opinion que nous voulons combattre, en disant « que la présence de l'hymen n'est pas un signe infaillible de virginité, et que son absence est bien moins encore une preuve certaine que la virginité n'existe plus. »

Nous avons dit que l'hymen ne manque pas, quoi qu'on ait pu prétendre, si ce n'est dans des cas tellement exceptionnels qu'il est permis de ne pas en tenir compte ; mais l'hymen existant, il n'est pas impossible qu'un ou plusieurs rapprochements sexuels aient eu lieu sans qu'il y ait en réalité défloration. Ce fait est incontestable, et moins que personne je voudrais le nier, car voici, entre plusieurs autres, celui qu'il m'a été donné d'observer. Un ouvrier marié, dans l'idée de ne pas s'exposer aux charges trop lourdes de la famille, s'était pendant dix ans condamné à n'avoir avec sa femme que des rapports incomplets et en quelque sorte extérieurs. L'hymen refoulé avait toujours résisté, et cependant une grossesse survint. A une époque voisine du terme j'ai pu constater la persistance de la membrane. Des cas analogues ont été cités par tous les accoucheurs et par beaucoup de médecins légistes. Casper en rapporte plusieurs exemples, et A. Taylor dit explicitement qu'une femme peut avoir l'hymen non rompu et n'être pas pour cela *virgo intacta*. Parent-Duchâtelet a beaucoup contribué à répandre des doutes sur la valeur du signe de la virginité en exagérant la fréquence et la portée de certains cas de persistance de l'hymen chez les prostituées (1) et les savants auteurs de la troisième édition de

(1) Parent-Duchâtelet, *De la prostitution dans la ville de Paris*, t. I, p. 202.

son célèbre ouvrage en ont rapporté de nouveaux exemples. Mais là n'est pas, suivant moi, la question, et je ne crains pas d'affirmer qu'il est permis de donner une appréciation plus saine de la valeur du signe fourni par l'hymen.

Je n'admets pas qu'il soit impossible ni difficile de décider si l'hymen existe ou s'il n'existe pas. Or, ce premier point résolu, tout n'est pas dit encore. Il faut, dans le cas où la membrane existe, rechercher sous quel aspect elle se présente. Si elle est résistante ou fortement tendue au-devant du vagin, si l'ouverture est étroite, il n'y a pas lieu d'admettre l'intromission ; mais si, au contraire, elle est relâchée de manière à ne former qu'un voile flottant à l'entrée du vagin élargi, il est évident qu'elle peut se prêter sans se rompre à une intromission même complète. Dans le cas où l'hymen n'existe plus, il y a à constater que la non-existence est plus apparente que réelle ; quels sont les caractères de la déchirure, la forme des débris, le degré de rétraction des lambeaux, signes qui ne permettent pas de reconnaître l'état réel de cette membrane et la cause de son absence ? Mais, on le voit, dans l'un et l'autre cas, il ne s'agit que de bien examiner, de constater l'état matériel des parties, et de se livrer sur ce que l'on voit à un diagnostic raisonné. On ne s'en tiendra pas à une énonciation brute en quelque sorte; mais on analysera tous les caractères; et leur valeur, dans chaque cas spécial, se déduira légitimement des circonstances que nous avons rappelées.

Il y a loin de cette manière d'interpréter les faits au scepticisme stérile et funeste contre lequel nous nous efforçons de prémunir nos confrères. J'ai entendu un médecin d'un esprit distingué raconter qu'il avait vu une petite fille avoir l'hymen déchiré par un coup de parapluie, et qu'il se garderait bien de jamais conclure à une défloration criminelle, dans la crainte d'attribuer à des violences coupables l'effet d'un coup de parapluie. Sous cette forme peu sérieuse on retrouve l'opinion irréfléchie et tout aussi légère de la plupart des auteurs. Combien il est préférable de se rattacher aux sages principes si bien exprimés par Fodéré, et que confirment également l'observation et le raisonnement! Cette intéressante citation résumera et terminera utilement la discussion qui précède : « Voilà donc un signe (l'hymen) qui manque quelquefois naturellement; qui peut exister quoique la virginité morale ait disparu, qui peut avoir été détruit sans qu'il ait jamais été porté atteinte à la pudeur : en conclurons-nous qu'il n'est d'aucune utilité au médecin légiste? *Je suis très-éloigné de cette pensée*, et je dis que le voile virginal existant dans le plus grand nombre des cas, son existence ou son absence méritent toute notre attention, nonobstant les assertions contraires ; à moins que, flottant continuellement dans une incertitude stérile, nous ne voulions rejeter jusqu'aux moyens les plus constants que la nature nous offre pour nous éclairer. »

5° **A quelle époque remonte la défloration?** — Aucune question ne présente plus d'importance, car elle a pour objet de préciser l'une des circonstances les plus graves dans les poursuites criminelles, l'une de celles qui, en fixant l'époque du délit, peuvent mettre sur les traces du coupable. Il faut donc, à défaut de signes absolus, réunir toutes les particularités qui peuvent permettre d'approcher le plus possible de la date exacte des faits.

J'ai dit déjà que l'on pouvait reconnaître la défloration récente aux caractères de la plaie de l'hymen et à son degré de cicatrisation, mais qu'il fallait se tenir en garde contre les assertions des auteurs qui restreignent à un temps beaucoup trop court la durée de ce travail morbide qui suit immédiatement la brusque déchirure de la membrane, et que l'on pourrait, en général, en retrouver la trace jusqu'à dix ou douze jours après l'acte accompli. Si l'état des parties sexuelles fait défaut, on peut retrouver quelques indices dans les traces de violences qui existent sur les autres parties du corps, et notamment dans la coloration plus ou moins vive des ecchymoses.

Quant à la défloration ancienne, si l'on ne peut établir avec certitude l'époque à laquelle elle remonte, on peut du moins donner encore à l'expertise médico-légale un intérêt réel. En effet, la date du crime étant généralement indiquée par les propres déclarations de la victime, ce qui importe le plus à la justice, c'est d'en contrôler la véracité. Or la science, bien que n'apportant pas une donnée précise, peut parfaitement dire s'il est possible, sinon certain, que la défloration remonte à l'époque indiquée.

C'est ainsi que, sans sortir des limites qui lui sont assignées par sa conscience, l'expert peut fournir encore des lumières que ne donnerait pas une réponse purement négative.

6· Y a-t il des signes de débauche habituelle ? — Ce n'est pas sur des présomptions morales, mais uniquement sur des particularités de la conformation physique prudemment interprétées, que l'expert peut asseoir son jugement sur les habitudes de la jeune fille ou de la femme qui se dit victime de violences.

Il n'est pas toujours facile de se prononcer avec assurance chez une petite fille, bien que le développement prématuré des organes sexuels, leur aspect plus ou moins flétri, puissent fournir de précieuses données. Mais chez une femme, et après la défloration, on rencontre des indices plus certains et des signes en quelque sorte anatomiques propres à faire connaître ses habitudes morales. Ces signes sont tirés de l'état des lambeaux déchirés de l'hymen : on se rappelle, en effet, que ceux-ci, après un acte isolé, resteront affrontés et, sans se réunir, se cicatriseront sur place, tandis que,

sous l'influence de rapprochements sexuels répétés, ils se
rétractent d'une manière plus ou moins complète et jusqu'à
formation des caroncules myrtiformes. Ce signe tiré de la
non-rétraction des lambeaux a la plus grande valeur à mes
yeux. Je l'ai vu ne pas manquer chez deux jeunes filles
devenues enceintes après un seul rapprochement et dans le
moment même de la défloration. Examinées par moi au
sixième mois de leur grossesse, elles présentaient l'ouverture du vagin très-étroite, presque complétement fermée
par la membrane hymen divisée dans toute sa hauteur, mais
dont les lambeaux, n'ayant subi aucune rétraction, étaient
restés accolés l'un à l'autre. Au premier abord la membrane
hymen semblait intacte. Quant au vagin, il était lui-même
très-peu dilaté et très-rétréci. Il était évident que ces jeunes
filles n'avaient pas eu des rapports fréquents avec des
hommes, et que la grossesse pouvait, comme elles le dé-
claraient, être le résultat d'une seule approche dans laquelle
avait été opérée la défloration. Il est très-important de s'assurer aussi, au point de vue de l'appréciation des habitudes
morales de la victime, s'il existerait chez elles des traces
d'accouchements antérieurs. et, pour cela, il ne faut jamais
négliger, pendant l'exploration à laquelle la femme est soumise, de constater l'état des parois abdominales que plus
d'une s'efforce de dissimuler.

**7° La défloration est-elle le résultat de l'intromission du
membre viril ou d'attouchements forcés, d'accidents ou de
maladies ?** — M. Devergie fait très à tort un reproche à Orfila
de poser cette question, car elle est de celles que la justice
ne peut manquer de soumettre à l'expert, et que celui-ci
doit prévoir. Du reste, l'auteur que nous venons de citer
n'a pas échappé lui-même à cette nécessité, et a donné
l'indication des causes capables d'opérer la défloration. Il
est incontestable, en effet. que la déchirure de l'hymen

peut, dans certaines circonstances exceptionnelles, être
produite par d'autres causes qu'un rapprochement sexuel.
Celles-ci cependant sont fort rares, et je n'accepte pas la
plupart de celles que les auteurs admettent avec une beaucoup trop grande facilité. Il suffira de les énumérer pour en
faire apprécier la valeur.

L'onanisme et l'introduction de corps étrangers, auxquels
on affecte si souvent d'attribuer dans les débats judiciaires
la destruction de la membrane hymen, n'ont pas en général un semblable résultat. Il peut bien se faire, et on ne le
voit que trop, que les habitudes vicieuses amènent l'élargissement du vagin et le relâchement de l'hymen ; mais on
ne rencontre pas, à la suite d'attouchements personnels,
ces déchirures violentes et profondes qui caractérisent la
défloration. Fodéré en a très-judicieusement donné la raison : « Il n'est guère présumable que la personne même se
soit permis ces introductions contre nature assez forcément
pour causer ces déchirements, qui sont toujours plus ou
moins douloureux. »

Les accidents que peuvent déterminer l'exercice du cheval,
un saut violent, une chute, des blessures, sont bien moins
encore capables de laisser dans les parties sexuelles des
traces analogues à la défloration. En effet, sans parler de
l'équitation, des courses ou des marches forcées, il est certain que certaines chutes sur des corps aigus et tranchants,
certaines blessures dirigées sur les organes génitaux, peuvent intéresser la membrane hymen ; mais de semblables
lésions portent avec elles le caractère de leur origine, et
diffèrent trop complétement, par leur siége, par leur forme,
par leur étendue, de la rupture simple de l'hymen, indice
de l'intromission du membre viril, pour qu'il soit facile de
les confondre. Je crois utile de faire une réserve pour des
cas, très-rares sans doute, mais dont deux exemples sont
venus à ma connaissance. Il s'agit de petites filles qui, en

tombant les jambes écartées violemment, avaient eu une déchirure très limitée de la partie inférieure de la vulve comprenant l'hymen et une partie de la fourchette. Ce fait même sera d'ailleurs facile à constater.

Il est toutefois un genre de blessures qui appelle surtout l'attention en raison de la nature particulière et de la cause des désordres dont les parties sexuelles peuvent être le siége. Au milieu des violences criminelles dont une femme peut être l'objet, des brutalités autres que l'approche sexuelle peuvent avoir pour effet la perforation de l'hymen sans tentative d'intromission. C'est ce qu'a très-bien vu M. Toulmouche, lorsqu'il a fait remarquer pour l'avoir constaté plusieurs fois que, dans les campagnes, souvent l'introduction « brutale des doigts déchirait l'hymen et la fourchette. » J'en ai vu un exemple très-singulier : l'hymen avait été, par une circonstance semblable, non pas déchiré dans toute sa hauteur, de son bord libre à sa base, mais perforé tout à fait en arrière, de telle sorte que, réduit à une bandelette étroite, tendue transversalement au-devant du vagin, il en partageait l'ouverture en deux (pl. II, fig. 5).

Ce que j'ai dit des blessures accidentelles considérées comme cause de la défloration, je le répéterai avec plus de force encore pour les maladies locales, auxquelles on a cru pouvoir imputer la destruction de l'hymen. M. Louis Penard a cité le cas d'une chute complète de la matrice, survenue très-brusquement chez une jeune fille vierge. Il n'a pas malheureusement pu constater le genre de lésion qu'a subie ici la membrane hymen, qui n'a peut-être été qu'entraînée par le renversement et non déchirée. Mais que penser, par exemple, de l'expulsion brusque d'un caillot sanguin, ou de l'action d'une humeur âcre et irritante dont parle M. Devergie comme pouvant détruire l'hymen ? Je ne connais qu'un chancre placé sur cette membrane, ou une dartre rongeante, ou une gangrène de la vulve, qui puisse léser assez profon-

dément les parties pour détruire l'hymen ; mais, dans ce
cas, l'étendue des désordres et les caractères spécifiques du
mal ne pourraient laisser place au doute. Il est vraiment
regrettable d'avoir à discuter de pareilles hypothèses qui,
malheureusement reproduites dans presque tous les ouvrages, ne contribuent pas peu à entretenir la médecine légale
dans une voie funeste, aussi éloignée de la véritable science
que la saine pratique.

En résumant les éléments de solution de la question qui
nous occupe, nous conseillons, pour éviter de trancher une
difficulté réelle, de mettre toujours dans les conclusions qui
ont trait à ce point une grande réserve, et de les formuler
en disant non pas que la défloration est le résultat de l'intromission du membre viril, mais qu'elle est la conséquence
de l'introduction plus ou moins violente et complète d'un
corps volumineux et dur comme le membre viril. Cette formule ne s'oppose pas à ce que l'on apprécie les circonstances diverses qui permettent d'éliminer les causes accidentelles de déchirures de l'hymen, d'ailleurs fort rares, dont
nous venons de signaler les caractères.

**8° Existe-t-il des traces de violence autres que la déflora-
tion ?** — On sait que les différentes parties du corps peuvent avoir été atteintes dans la lutte qui accompagne et qui
constitue souvent le viol. Il y a lieu de porter une attention
particulière sur les parties qui sont le plus souvent exposées
aux violences, telles que la face, le cou, la poitrine, les bras,
les cuisses, les reins, sans omettre d'examiner toute la surface du corps. De plus, quand on aura constaté exactement
la nature et le siége des lésions qui caractérisent la violence,
il faut s'efforcer de préciser les faits en cherchant dans la
forme et la direction des blessures des indices propres à
faire connaître la position du coupable et les diverses parti-

cularités du crime, ou encore en en fixant la date d'après
la coloration et l'aspect des ecchymoses.

9° La mort est-elle le fait du viol ? — Il n'est pas inutile de
rappeler que la mort est très-rarement la conséquence directe du viol ; aussi est-ce un devoir pour l'expert d'apporter un soin tout particulier à établir, d'après des faits certains, la cause réelle de la mort. Les troubles nerveux, les
affections convulsives, qui peuvent, à la suite des violences
criminelles, se terminer d'une manière funeste, ne laissent
souvent après eux que des lésions secondaires et incertaines.
D'un autre côté, les désordres locaux, qui peuvent exister
du côté des organes génitaux, réclament une appréciation
sévère, que saura faire l'expert consciencieux et éclairé.
Cependant, que les résultats fournis par l'autopsie cadavérique soient positifs ou négatifs, il n'en faudra pas moins
tenir grand compte de la nature et de la marche des symptômes et des troubles divers qui auront suivi immédiatement
l'acte de violence et précédé la mort. On se rappelle l'exemple de cette malheureuse bouchère qui, il y a quelques années, succombait après avoir été victime d'un viol, et qui
dans son délire voyait sans cesse les misérables dont elle
avait eu à subir les outrages. Ce fait, malheureusement
observé d'une manière incomplète, et que n'a pu éclairer
l'autopsie cadavérique, a néanmoins une grande importance,
à raison de la forme du délire et de la marche de la maladie
qui s'est terminée d'une manière si funeste.

10° Le meurtre a-t-il été précédé de viol ? — Lorsque l'assassinat vient terminer les scènes de violences auxquelles la
femme a été exposée, c'est le meurtre qui attire avant tout
l'attention, et les traces du viol peuvent être obscurcies ou
même effacées par celles de l'assassinat. Mais dans ce cas
même, plusieurs considérations très-importantes méritent

d'être retenues. Avant tout, la position dans laquelle on trouve le cadavre ou les particularités propres à fixer celle que le corps a pu prendre doivent appeler l'attention d'une manière toute spéciale. C'est ainsi que, chez une femme assassinée dans le parc de Neuilly, fait dont on lira plus loin la relation, toute la surface du dos et des reins était écorchée et ecchymosée par le frottement du corps sur des pierres où il avait été renversé et sur lesquelles le viol avait été consommé. Il est une recherche indispensable qui consiste, non-seulement dans la constatation des désordres qui peuvent exister à l'extérieur des parties sexuelles, mais dans l'examen des liquides contenus à l'intérieur du vagin et de l'utérus, de manière à y retrouver la présence du sperme dans ces organes.

Mais il importe de se garder de conclure à la légère, et, comme je l'ai vu faire trop souvent, d'après la seule apparence de l'humeur extraite de ces parties. Il ne faut pas oublier que le microscope seul peut fournir la preuve certaine de l'existence des spermatozoïdes. Cet examen est d'autant plus intéressant, qu'il peut être tenté avec fruit assez longtemps encore après l'époque où le crime a eu lieu. En effet, les spermatozoïdes résistent avec une grande énergie dans le mucus vaginal et utérin, et l'on a pu en retrouver doués de mouvement, après huit jours, dans la cavité de l'utérus, tandis qu'isolés dans un tube de verre, ils cessent de se mouvoir au bout de vingt-quatre ou quarante-huit heures.

Il est bon toutefois de faire remarquer que de l'absence de zoospermes, même au microscope, il ne faudrait pas conclure absolument que le viol n'a pas eu lieu. Trop de circonstances peuvent empêcher la pénétration du sperme ou en provoquer l'expulsion, pour qu'on attache une importance décisive à son absence. Si donc la présence de la liqueur séminale peut démontrer que le viol a précédé le meurtre, le double crime peut n'avoir pas moins été commis, alors même que ce signe vient à manquer.

11° Une femme peut-elle être déflorée ou violée sans le savoir, notamment dans le sommeil ou sous l'influence du magnétisme et de l'électricité ? — Cette question est de celles que l'on ne peut résoudre d'une manière absolue dans un sens ou dans l'autre, et qui, en raison même de ce qu'elle offre de délicat, exige des développements et des distinctions importantes. Les circonstances, très-complexes, dans lesquelles peut s'accomplir le crime de viol, ont pu donner lieu à des faits en apparence très-singuliers et très-extraordinaires, sur lesquels les lumières de l'expert sont très-souvent invoquées, sinon dans le cours de l'instruction judiciaire, plus fréquemment du moins au moment des débats, et sur des interpellations provoquées par un incident d'audience.

Ce n'est pas dans les cas de violences commises sur des petites filles, mais presque exclusivement sur des jeunes personnes nubiles ou sur des femmes faites, que peut se présenter la question de savoir si la défloration ou le viol peuvent être consommés à l'insu de la femme.

L'ignorance de celle-ci ne peut être raisonnablement admise que dans certaines conditions physiques ou morales, capables d'enlever à la femme le libre exercice de ses sens, tels que le sommeil, le narcotisme, le magnétisme, un état nerveux particulier; ou capables d'anéantir la conscience et la mémoire, comme l'idiotisme, l'imbécillité, la folie; ou encore dans certaines conditions qui constituent une véritable infirmité à la fois physique et morale, comme la surdimutité.

Le sommeil naturel, quelque profond qu'il soit, ne peut certainement pas permettre la défloration, c'est-à-dire une première approche qu'accompagne toujours un certain degré de violence et de douleur. Je partage tout à fait à cet égard l'opinion de Casper, qui s'élève avec raison contre la facilité avec laquelle la naïveté de certains auteurs, ses compatriotes, a accepté des cas trop peu sérieux, anciennement admis par les facultés de Leipzig et de Halle, et dans lesquels on ne peut voir que d'audacieux mensonges, indignes d'être discutés. Mais s'il s'agissait d'un acte consommé sur une femme endormie, déjà habituée au commerce sexuel, il n'est pas impossible d'admettre que les faits aient pu se passer à son insu.

Ce qui peut rester douteux, ou être considéré comme inadmissible pour le sommeil naturel, cesse de l'être pour le sommeil artificiel que constitue le narcotisme. Mais il y a là pour l'expert une source de difficultés nouvelles ; car, pour reconnaître après coup l'action d'un narcotique, il est réduit à s'aider d'indices incertains, tirés des caractères mêmes du sommeil. Il faut rapprocher de ces faits l'insensibilité produite par le chloroforme et certains états morbides, tels que la catalepsie, qui livrent une femme sans volonté et sans défense, à toutes les entreprises criminelles. On sait d'ailleurs que les fastes judiciaires de ces dernières années ont offert des exemples de semblables violences commisés, à l'aide de l'anesthésie, par des hommes assez indignes pour abuser de leur profession de médecin ou de dentiste, à l'égard de femmes confiées à leurs soins.

A l'influence du sommeil naturel, des narcotiques et des anesthésiques, faut-il ajouter encore celle du magnétisme ? Des faits récents ont soulevé cette question nouvelle. L'un d'eux a été l'occasion d'un rapport très-digne d'intérêt, demandé par la justice à MM. Coste, directeur de l'École de médecine de Marseille, et Broquier, chirurgien de l'Hôtel-Dieu de cette ville. On nous saura gré de citer ici même cette observation curieuse (1), qui a sa place marquée dans cette étude :

(1) *Presse médicale de Marseille*, citée par la *Gazette des Hôpitaux*, 1858, n° 106.

« La jeune Marguerite A., âgée de dix-huit ans, se croyant
malade, se fit conduire par sa plus jeune sœur, dans le courant du mois de novembre dernier, chez le nommé C....
exerçant à Marseille, à ce qu'il paraît, la profession de guérisseur par le magnétisme. Chaque jour elle allait prendre
sa séance. Vers le commencement d'avril, s'étant aperçue
qu'elle était enceinte, elle porta plainte à l'autorité ; et c'est
alors que M. le commissaire de police nous commit tous
deux « à l'effet de constater la grossesse et l'époque à la-
« quelle elle pouvait remonter, et en second lieu de répon-
« dre à la question de savoir si la jeune Marguerite A. avait
« pu être déflorée et rendue mère contrairement à sa vo-
« lonté, c'est-à-dire si cette volonté avait pu être annihilée
« complétement ou en partie par l'effet du magnétisme. »
Nous ne reproduirons que la partie du rapport relative à la
deuxième question, à savoir : si la jeune Marguerite A. a pu
être déflorée sans le savoir, par suite de l'effet du magnétisme.

« Cette question touche un point tout à fait neuf de la
médecine légale ; car, si cette science est aujourd'hui fixée
à cet égard pour ce qui est de l'emploi des narcotiques, de
l'éther et du chloroforme, nous ne pensons pas qu'elle ait
jamais abordé le magnétisme à ce point de vue. Malgré
cela, et sauf toutes réserves, nous croyons qu'il nous est
possible de résoudre cette question, sans nous en tenir à
des appréciations personnelles, mais bien d'après des documents scientifiques, les seuls qui doivent et puissent
entrer ici en ligne de compte. Ces documents, nous les
trouvons dans le rapport de Husson, fait en 1831 à l'Académie de médecine, au nom d'une commission composée
de Double, Magendie, Guersant, Guéneau de Mussy, Husson (1), etc. Ces noms suffisent pour donner à ce rapport

(1. Voyez Burdin et Fr. Dubois, *Histoire académique du magnétisme
animal*. Paris, 1841, p. 333.

toutes les garanties scientifiques de vérité et d'authenticité que l'on serait en droit d'exiger. Et, du reste, ce rapport est et demeure encore aujourd'hui le seul monument scientifique que possède le magnétisme.

« Dans les conclusions de ce rapport, nous trouvons :
« Le sommeil est un effet réel du magnétisme... Il s'opère
« des changements plus ou moins remarquables dans les
« personnes et les facultés des individus magnétisés... : la
« plupart du temps, ils sont complétement étrangers au
« bruit extérieur et inopiné fait à leur oreille, tel que le
« retentissement de vases de cuivre frappés près d'eux...
« L'odorat est comme anéanti ; on peut leur faire respirer
« l'acide muriatique ou l'ammoniaque sans qu'ils s'en
« doutent... ; la plupart sont complétement insensibles : on
« a pu leur chatouiller les pieds, les narines et l'angle des
« yeux par l'approche d'une plume, leur pincer la peau, la
« piquer sous l'ongle avec des aiguilles enfoncées profon-
« dément et à l'improviste, sans qu'ils aient témoigné de la
« douleur, sans qu'ils s'en soient aperçus ; enfin on en a vu
« une qui a été insensible à une des opérations les plus
« douloureuses de la chirurgie, et dont ni la figure, ni le
« pouls, ni la respiration, n'ont dénoté la plus légère émo-
« tion... Les forces musculaires des somnambules sont
« quelquefois paralysées... ; à leur réveil, ils disent avoir
« oublié totalement toutes les circonstances de l'état de
« somnambulisme, et ne s'en ressouvenir jamais (1). »

« D'après tous ces faits, si une jeune fille, sous l'influence du sommeil magnétique, est insensible à toutes les tortures, il nous semble qu'il est rationnel d'admettre qu'elle pourra subir l'acte du coït sans qu'il y ait participation de sa volonté, sans qu'elle en ait conscience, et que, par conséquent, elle ne saurait repousser par la force l'acte qui est consommé sur elle. »

____

(1) *Histoire critique du magnétisme, etc.*, p. 439 à 442.

Les savants experts de Marseille concluent, en conséquence, que : 1° la fille Marguerite A. est enceinte ; 2° sa
grossesse ne remonte pas au delà de quatre mois à quatre
mois et demi ; 3° nous pensons qu'il est possible qu'une jeune
fille soit déflorée et rendue mère contrairement à sa volonté,
celle-ci pouvant être annihilée par l'effet magnétique. »

M. Devergie, dont MM. Coste et Broquier avaient désiré
connaître l'opinion sur ce cas délicat, leur répondit :

« Je crois qu'une fille de dix-huit ans peut, en thèse générale, avoir été déflorée et rendue mère contrairement à
sa volonté, dans le sommeil magnétique. Ceci est une
affaire d'observation et de sentiment personnel. Mais en
dehors du sommeil magnétique il y a tant de mensonge,
que je ne saurais aller plus loin. Le sommeil magnétique
est fictif ou réel : fictif, en ce sens que toutes les personnes
qui donnent des consultations ou des représentations de
magnétisme ne sont jamais endormies ; réel, et alors tout
rapport, tout sentiment de relation peut être interdit par le
sommeil, la sensibilité peut être émoussée et même éteinte,
partant la femme dans l'impossibilité de se défendre. »

J'avais reçu moi-même, à l'occasion du même fait, une
lettre de M. le docteur Broquier, qui me faisait l'honneur
de me demander mon avis. J'étais absent de Paris et n'ai
pu, à mon grand regret, répondre en temps utile à ce
témoignage de confiance ; mais je me serais certainement
associé complétement à l'opinion exprimée par M. Devergie, et surtout aux sages réserves qu'il a faites relativement à la possibilité de la feinte et à la probabilité de
la fraude en tout ce qui touche aux prétendus effets physiologiques du magnétisme. Quant à ce que ceux-ci peuvent avoir de réel, je crois qu'il n'est guère possible de
prendre aujourd'hui pour base d'appréciation, comme
l'ont fait les honorables experts de Marseille, les observations contenues dans le rapport académique de 1831. Ces

faits en apparence merveilleux d'insensibilité, constatés par les commissaires et acceptés par eux pour des effets magnétiques, seraient bien plus justement à notre époque mis au rang des symptômes les plus constants et les mieux connus de l'hystérie. Mais, en laissant de côté ces particularités, il reste un certain nombre de faits, du même ordre par exemple que le somnambulisme, qui me paraissent témoigner en faveur de l'abolition possible de la volonté sous l'influence de ce qu'on appelle le magnétisme.

Je dois à la bienveillante confiance de M. l'inspecteur général du service de santé de la marine, le savant docteur Jules Roux, une communication pleine d'intérêt dont je le remercie, et que je me permets de reproduire ici en entier.

« Le 31 mars 1865, vers 6 heures du soir, un homme de 25 ans, laid, mal vêtu, portant de longs cheveux noirs et une barbe inculte, affligé en outre d'un pied bot, se présentait à la porte d'une maison du hameau des Gouils, commune de Solliés-Farlide (Var), habitée par un vieillard, le sieur Hughes, et deux de ses enfants, un jeune garçon d'une quinzaine d'années et une jeune fille de 26 ans, appelée Joséphine. Cet homme qu'on a su depuis se nommer Castellan Timothée, était un ancien ouvrier bouchonnier qui, à la suite d'une blessure à la main, avait abandonné son travail pour contracter des habitudes de vagabondage, se donnant à l'occasion pour un guérisseur, pour un magnétiseur, et même quelque peu pour sorcier. Du reste, il était inconnu dans le hameau et ne s'exprimait que par gestes, feignant d'être sourd et muet.

« A la vue de son état de dénûment, on le laisse prendre place à la table de la famille, et on remarque, pendant le repas, qu'il affecte certaines pratiques étranges, entre autres celle de ne remplir son verre qu'en trois fois et de ne le boire qu'après avoir fait au-dessus plusieurs signes de croix et s'être signé lui-même.

Dans la soirée, plusieurs voisins, poussés par la curiosité, arrivent. Alors une scène ridicule a lieu. A l'aide d'un crayon et d'un cahier de papier, un colloque moitié politique, moitié religieux s'engage entre le prétendu sourd-muet et les assistants, auxquels ses mystérieuses allures imposent. Enfin, on envoie le personnage au grenier à foin pour y passer la nuit. La jeune fille a déclaré depuis qu'elle s'était sentie ce soir-là frappée d'une terreur inexplicable, et qu'elle s'était couchée tout habillée sur son lit. La nuit se passa pourtant sans incident. Le lendemain matin, le jeune garçon étant parti le premier, le père invite Castellan à manger un morceau avec lui, puis, comme il devait se rendre à son travail, ils sortent tous deux vers 7 heures.

« Quelques instants après le mendiant revient seul, et trouve Joséphine en train de vaquer aux soins du ménage. Il s'assied au coin du foyer. Quelques voisins se montrent dans la matinée. L'un d'eux, qui apportait des œufs pour celui que la crédulité paysanne considérait déjà comme un saint homme, vient même deux fois. La première fois, il n'observe rien de particulier : Joséphine se plaignait seulement d'un mal de tête. La deuxième fois, un peu avant midi, il remarque, en entrant, que Castellan traçait avec la main des signes circulaires derrière la jeune fille penchée sur la marmite. Joséphine paraissait éprouver un certain malaise, ses yeux exprimaient l'inquiétude, sa figure était animée, la présence d'un tiers semblait lui être agréable ; on pouvait voir qu'elle était gênée de se trouver seule avec cet inconnu. Enfin, vers midi, ils restèrent seuls.

« Ce qui s'est passé depuis ce moment jusqu'à 4 heures du soir n'est guère connu que par la déposition, un peu vague d'ailleurs, de la jeune fille, les réponses de Castellan lors de son interrogatoire étant en contradiction avec les aveux qu'il a faits à certains témoins. Il paraît qu'à midi, poussée, dit-elle, par un sentiment de compassion, elle invita Castellan à partager son dîner. Il accepta et s'assit en face d'elle. Elle prit d'abord une première cuillerée de haricots ; au moment où elle allait porter la deuxième à sa bouche, Castellan, rapprochant le pouce et l'index, fit le geste de projeter quelque chose dans la cuiller, sans qu'elle y vit rien tomber toutefois. Tout d'un coup, avant d'avoir pu avaler cette deuxième cuillerée, elle se sentit défaillir. A partir de ce moment, ses souvenirs deviennent plus confus. Revenue à elle sous l'influence de quelques aspersions d'eau froide que lui aurait faites Castellan, elle se serait dirigée vers la porte, et se serait évanouie de nouveau avant d'y arriver. Alors, il l'aurait prise dans ses bras, l'aurait emportée dans sa chambre, couchée sur un lit, et aurait assouvi sur elle sa brutale passion. Elle prétend qu'elle a eu conscience de ce qui se passait, mais sans pouvoir s'y opposer en aucune manière. Elle n'a pas eu la force seulement de frapper contre le mur, ce qui aurait suffi pour attirer les voisins. Une de ses parentes vient heurter à la porte de la chambre ; elle reconnaît sa voix et ne peut lui répondre. Elle ne se souvient pas si Castellan a renouvelé sur elle plusieurs fois les mêmes actes, elle croit avoir reçu des coups, mais elle ne peut dire pourquoi. Elle ne sait enfin s'il lui a commandé de sortir avec lui, mais elle est convaincue qu'elle y a été poussée par une force irrésistible.

« Quoi qu'il en soit, vers 4 heures, on les voit sortir ensemble et s'éloigner, au grand étonnement des voisins que l'air égaré de Joséphine Hughes remplit de compassion et qui ne peuvent comprendre qu'une jeune fille dont la réputation est restée intacte jusque là puisse suivre ainsi un mendiant bien fait pour inspirer la répulsion. Elle part avec de grossiers vêtements de travail, jetant aux gens qu'elle rencontre des paroles incohérentes. leur disant qu'elle suit le bon Dieu, etc. Castellan affirme que sur la route, elle aurait pris, suivant un usage en vigueur dans le pays, deux

témoins de son départ volontaire, mais les témoins n'ont pas
été retrouvés.

« Tous deux se dirigent vers un village voisin. La première
nuit, on leur permet de coucher dans un grenier à foin : ils
repartent le lendemain matin, errent toute la journée dans
les bois, où la jeune fille aurait été prise deux fois, dit-elle,
de ces évanouissements que provoquaient chez elle les manœuvres de Castellan, et ils vont le soir à Collobrières demander l'hospitalité dans une ferme où Joséphine couche avec
une femme, tandis que son ravisseur couchait avec le mari de
cette dernière.

« Les renseignements fournis par ceux qui les ont hébergés
pendant les deux nuits n'ont rien de bien intéressant. Ils
nous représentent la jeune fille tantôt comme rougissant de
la fausse position dans laquelle elle se trouve, et tantôt
invoquant, pour se justifier, la contrainte que sa liberté morale a subie.

« Le troisième jour ils arrivent au hameau de la Capelude;
ici les détails abondent. Ils entrent dans la maison du sieur
Condroyer, et les voisins accourent en foule. La journée se
passe pour la jeune fille dans des alternatives d'exaltation
et de calme relatif. Tantôt elle prodigue à Castellan les marques d'une affection passionnée, mêlant à ses caresses des
phrases incohérentes, dans lesquelles les mots de *fleurs,
anges, bon Dieu,* etc., reviennent à chaque instant ; tantôt,
au contraire, elle le repousse et manifeste pour lui la plus
profonde horreur. Elle est constamment préoccupée de l'idée
qu'on puisse la prendre pour une *fille du monde* (prostituée).
« La femme la plus grande, la plus forte aurait succombé, »
dit-elle, à plusieurs reprises.

« Le soir, elle exprime la volonté d'aller coucher avec
une jeune fille dans une maison voisine. Castellan refuse
de la laisser partir. Pour vaincre sa résistance, il fait quelques signes étranges : d'autres témoins affirment qu'il la

touche légèrement au-dessus de la hanche et au front. Elle tombe aussitôt évanouie dans ses bras, et reste ainsi près de trois quarts d'heure sans mouvement. Alors, sans qu'elle paraisse sortir de cet état, il lui fait monter les quinze marches de l'escalier, en la soutenant par les aisselles, et lui soulevant les jambes à l'aide de ses genoux. Pendant ce temps, il lui faisait compter à haute voix les marches qu'elle franchissait. « Voulez-vous que je la fasse rire?» dit-il à un des assistants, et aussitôt elle pousse un éclat de rire insensé. Un voisin aide à la déshabiller, lui retire ses bas, et surpris de son état persistant d'insensibilité, lui chatouille fortement la plante des pieds sans produire sur elle la moindre impression. Pour la rappeler à elle Castellan lui applique trois vigoureux soufflets : elle paraît s'éveiller aussitôt, sans manifester la moindre douleur, en ayant l'air d'éprouver au contraire un bien-être extraordinaire. Enfin, on les laisse seuls.

« Pendant la nuit, on entend dans la chambre qu'ils occupent un vacarme extraordinaire. Le sieur Condroyer s'arme d'un bâton, monte et intime à Castellan l'ordre de partir. Lui, de son côté, ordonne à Joséphine de le suivre. « Je ne sortirai pas, dit-elle, tant qu'on ne me chassera pas à coups de bâton.» L'incident ne paraît pas avoir eu d'autre suite.

« Le lendemain matin, la jeune fille descend la première, dans un état d'agitation très-marqué, faisant entendre des paroles désordonnées et se livrant à des actes de folie. Voulant imiter sans doute les pratiques des guérisseurs, elle prend un bout de fil et le passe à diverses reprises au-devant des yeux de l'un des assistants, pour le débarrasser, disait-elle, de sa cécité. Castellan descend peu à près, et lui fait faire le tour de l'appartement à genoux. Les voisins indignés se consultent et décident de le chasser. A peine est-il sorti que la jeune fille tombe dans un de ses états nerveux. Elle cesse de parler tout à coup, ses bras se roidissent, ses poings se ferment, ses dents sont fortement serrées, ses yeux fixes et hagards. Les gens qui l'entourent sont effrayés et rappellent Castellan, en lui ordonnant de la faire sortir de cet état. Au moment où il rentre, les bras de la jeune fille se détendent subitement ; lui se met à genoux, prononce quelques paroles mystérieuses ; puis, lui appliquant trois soufflets, met fin brusquement à cette longue crise. Un étrange aveu lui échappe en ce moment : « Ce n'est pas la première femme, dit-il, que j'ai fait succomber de cette manière ; il y a vingt-deux ans que mon père *avait mis* aussi quelque chose à ma mère, elle en a bien souffert. »

« Le reste de la journée se passe comme la précédente. Tantôt la jeune fille tombait dans ses idées extravagantes, tantôt elle déplorait vivement sa position, priait les gens qui l'entouraient de ne pas l'abandonner et repoussait Castellan avec horreur. Interrogée sur ce qu'elle éprouvait pendant ses accès, elle répondait qu'elle souffrait beaucoup, qu'elle voyait et entendait tout ce qui se passait autour d'elle, mais qu'elle sentait sa volonté complétement paralysée. Il suffisait que Castellan la touchât légèrement pour qu'elle ressentît une douleur à la poitrine ; d'autres fois, au contraire, elle n'éprouvait du soulagement que quand elle avait ses jambes appuyées contre lui. A un moment donné, se croyant liée à son ravisseur par une force mystérieuse, elle exige qu'il divise en deux parts le contenu d'un verre de vin qu'on lui offrait, ne boit qu'après lui et dans le même verre, et ne consent à manger que du pain dans lequel il avait déjà mordu. Cette scène, qui paraît n'avoir été que la répétition d'une scène antérieure à laquelle elle attribuait sans doute le maléfice qui l'enchaînait, la soulage ; elle se croit *déliée* et déclare ne plus souffrir.

« Le lendemain matin, ils partent ensemble. A quelque distance, ils rencontrent des chasseurs qui interpellent

Castellan. Pendant qu'il s'arrête, elle continue sa route, puis, un peu plus loin, se trouvant masquée par un pli de terrain, elle fait un détour, revient sur ses pas, et arrive en courant à la maison d'où elle venait de sortir, exprimant toute sa joie d'avoir échappé à son ennemi et demandant avec instance qu'on la dérobe à ses recherches.

« Dans le courant de la journée, quelques personnes la ramènent à la maison paternelle. Le délire la reprend en route ; elle arrive chez elle dans un état d'exaltation violente, proférant des sons inarticulés ou injuriant tous ceux qu'elle rencontre.

« Cet état a duré plusieurs jours. Un médecin qui a été appelé n'a constaté que de la fièvre, de la loquacité, mais pas d'autres troubles intellectuels que la surexcitation causée chez cette malheureuse fille par le souvenir de son honneur perdu. Une saignée qu'il lui a pratiquée a amené une détente favorable.

« Un propriétaire des environs, qui s'occupe de magnétisme, l'a soumise quelque temps après, en présence de plusieurs personnes, aux manœuvres d'usage. Il a pu produire chez elle le sommeil, mais non l'état dit de lucidité magnétique. On voulait profiter de cette circonstance pour tirer d'elle de nouveaux renseignements sur ce qui s'était passé ; elle n'a rien ajouté à ce qu'elle avait dit antérieurement. Elle accusait un certain degré de pesanteur des paupières qu'un simple attouchement de l'opérateur fit disparaître. Enfin, dans le courant du mois de mai, l'état normal de Joséphine Hughes paraît être notablement amélioré.

« Les renseignements recueillis sur elle la représentent comme une jeune fille nullement hystérique, d'une moralité irréprochable, exacte à remplir ses devoirs, douée peut-être d'une crédulité un peu naïve. En outre, il ne paraît pas y avoir eu dans sa famille des antécédents de folie ni d'imbécillité.

« Castellan ayant été arrêté sous l'inculpation de vaga-bondage et de mendicité, le magistrat chargé de l'instruction a soulevé subsidiairement la question de savoir si, dans ses relations intimes avec la fille Hughes, le prévenu avait pu, par l'influence des manœuvres magnétiques, abolir sa liberté morale au point que les relations prissent le caractère du viol. Il a donc requis les docteurs Auban et J. Roux d'examiner cette question au point de vue médico-légal. »

Ces deux médecins ont formulé leur opinion dans le rapport suivant :

« Nous soussignés, Auban Camille, directeur du service de santé de la marine en retraite, et Roux (Jules), directeur du même service en exercice, docteurs en médecine, com-mandeurs de la Légion d'honneur, demeurant et domiciliés à Toulon;

« Sur la réquisition, en date du treize juin mil huit cent soixante-cinq, qui nous a été faite par M. Albert Germondy, par délégation, juge d'instruction près le tribunal de pre-mière instance à Toulon, à l'occasion de la procédure ins-truite contre le nommé Castellan Timothée, âgé de 25 ans, né à la Garde-Freynet, ouvrier bouchonnier, inculpé de vagabondage et de mendicité ;

« Laquelle réquisition est conçue dans les termes sui-vants :

« Castellan reconnaît dans la procédure suivie contre lui qu'il a exercé une influence magnétique sur Joséphine Hughes. Quelle a été la conséquence de cette influence sur la liberté morale de cette jeune fille, dans ses relations avec l'inculpé ? Spécialement, Castellan, en plongeant Joséphine Hughes dans un sommeil magnétique, se donnait-il le pou-voir d'avoir avec elle des relations intimes dont elle n'eût pas conscience, au moment où elles s'accomplissaient ? Castellan pouvait-il, par son influence magnétique, réduire

Joséphine Hughes, même sans l'endormir, dans un état tel qu'elle n'eût plus la liberté morale nécessaire pour s'opposer aux relations intimes que Castellan avait avec elle ou pour y donner un consentement intelligent? »

« Après avoir préalablement prêté serment, nous avons pris connaissance du dossier qui nous a été confié, dossier relatif à l'affaire Castellan Timothée.

« De cet examen il résulte qu'à défaut d'observations personnelles, nous pouvons, sous toutes réserves cependant, résoudre les questions qui nous ont été soumises, d'après les documents scientifiques et le seul fait authentique qui existe sur cette matière.

« Avec MM. Tardieu, Devergie, Coste, directeur de l'École de médecine de Marseille, et Broquier, chirurgien de l'Hôtel-Dieu de cette même ville, qui tous ont exprimé leur opinion à l'occasion du fait mentionné ci-dessus, lequel a les plus grandes analogies avec celui qui est déféré à notre appréciation, nous pensons :

« 1º Que, par les manœuvres dites magnétiques, on peut exercer sur la volonté de toute personne exceptionnellement disposée par son tempérament nerveux une influence telle que sa liberté morale soit pervertie, ou plus ou moins complétement anéantie.

« 2º Qu'en plongeant une jeune fille dans le sommeil magnétique, on peut avoir avec elle des relations intimes dont elle n'ait pas conscience au moment où elles s'accomplissent.

« 3º Qu'il est possible que par l'effet magnétique, la sensibilité soit assez émoussée et la volonté suffisamment annihilée chez une jeune fille, pour qu'en dehors du sommeil magnétique complet, elle n'ait plus la liberté morale nécessaire pour s'opposer à des relations intimes ou pour y donner un consentement intelligent. »

A la suite de ces faits, j'en citerai un qui m'est personnel et pour lequel j'ai été appelé à donner mon avis sur la véracité d'une jeune fille de quinze ans et demi, qui se plaignait d'avoir été violée par un prétendu médecin-magnétiseur. Cette jeune fille, très-forte, complétement formée, m'avait offert la déchirure de l'hymen, l'élargissement de la vulve et tous les caractères d'un défloration ancienne. Je laisse parler la plaignante : « Le 3 juillet 1866, dans son cabinet, G... me fit asseoir, et il commença par m'électriser un peu, je vis alors qu'il faisait devant ma figure des signes qui ressemblaient à des passes magnétiques, mais elles n'eurent sur moi aucune influence ; et alors, avec les appareils électriques (l'un des aboutissants des courants se trouvait dans la main gauche de C..., et l'autre avait été placé par G.... dans son dos), il m'a donné de nouvelles décharges électriques beaucoup plus fortes que celles reçues antérieurement. Le résultat de cette nouvelle épreuve fut de me paralyser absolument. Je ne pouvais plus remuer aucun membre, et il m'était impossible de desserrer les dents, ni de pousser un cri. G... alors s'est mis à genoux devant moi, il m'a prise par les jambes et m'a tirée sur le bord du fauteuil; il a relevé mes jupons, écarté mes jambes, regardé mes parties, puis il y a porté la main, et y a introduit un doigt; son doigt a pénétré de la longueur de la première phalange. Cette première introduction ne me fut pas très-douloureuse, mais il a alors déboutonné son pantalon, en a tiré son membre, qu'il a approché de mes parties, et qu'il a fait pénétrer de la longueur d'un demi-doigt; il poussait directement ; je souffrais horriblement, sans pouvoir opposer de résistance, ni pousser aucun cri : il s'est retiré volontairement, je suppose que c'est parce qu'il lisait sur mon visage les vives souffrances que j'éprouvais. »

Après avoir recueilli ce témoignage, le magistrat éclairé, à qui était confiée l'instruction de l'affaire, me faisait l'honneur de m'adresser l'ordonnance suivante :

« Attendu que cette partie de la déclaration de C...
soulève des questions scientifiques dont il importe d'obtenir
la solution d'un homme de l'art compétent ; qu'il est nécessaire de déterminer :

« 1° L'influence de l'électricité sur une jeune fille de l'âge
et de la constitution de C..., à l'effet de savoir si elle peut
paralyser absolument les mouvements et empêcher la voix
de se produire.

« 2° L'influence de l'électricité réunie au magnétisme, car
C... déclare que G... lui a fait des passes magnétiques; si elle
ajoute qu'elle n'en a reçu aucune influence, cette influence
n'a-t-elle pas pu se produire à son insu ? Quel serait alors
le résultat de l'électricité et du magnétisme ainsi combinés ?

« 3° La déclaration, en un mot, de la jeune C... est-elle
en accord ou en désaccord avec les données de la science ?

Ma réponse à ces questions ne pouvait être douteuse, et
sans m'étendre en commentaires inutiles, je formulai mes
conclusions en ces termes :

« 1° L'électricité, de quelque manière qu'elle ait été appli-
quée sur une jeune fille de l'âge et de la constitution de C...
et dans les circonstances où elle prétend y avoir été soumise,
n'a pu, dans aucun cas, produire les effets qu'elle dit avoir
éprouvés ni paralyser absolument les mouvements, ni empêcher la voix de se produire.

« 2° La combinaison de l'électricité et des prétendues passes
magnétiques n'a pu rien ajouter à ces effets, et aucune influence particulière n'a pu en résulter qui se serait produite à l'insu de cette jeune fille.

« 3° La déclaration de la jeune C... est en désaccord for-
mel avec les données les plus positives et les plus élémen-
taires de la science. »

Dans d'autres circonstances, le défaut de conscience ou
de résistance de la femme résulte de sa faiblesse intellec-

tuelle; et c'est là un fait trop commun de voir de pauvres idio-
tes devenir victimes des brutalités des hommes qui les approchent, de ceux même qui devraient les protéger. Dans ces
cas, il appartient à l'expert de rechercher et de constater
leur état mental, et cette recherche offre un double intérêt :
en premier lieu, elle peut avoir une influence morale évidente sur la situation de l'accusé en établissant que la victime était incapable de résister par suite d'une incon-
science absolue : et, de plus, elle doit servir à contrôler les
déclarations de quelques-unes de ces pauvres femmes, qui,
malgré leur imbécillité, peuvent néanmoins raconter et faire
comprendre les scènes de violence dont la vive impression
est restée présente à leur esprit débile, et que leur mémoire parvient à reproduire. J'ai eu, il y a peu de temps, à
visiter, à l'hospice de la Salpêtrière, une jeune fille imbé-
cile de seize ans environ, qui avait été en butte à un attentat qui l'avait laissée sous le coup de la plus violente terreur,
et dont elle savait fort bien indiquer l'auteur. Elle n'avait
recouvré le calme que loin du domicile paternel, et à l'abri
de l'asile où elle avait été placée. Les déclarations précises,
quoique bornées, de cette pauvre enfant, et les circonstances
qui les avaient accompagnées, ne pouvaient laisser de doute
sur la conscience fort exacte qu'elle avait de ces faits, et sur
la sincérité de son récit. En thèse générale, il est permis
d'ajouter sur ce point que l'état d'imbécillité, qui est com-
patible avec un certain degré d'intelligence et une certaine
fidélité de la mémoire, ne le serait pas avec le mensonge
habile qu'exige une fable accusatrice inventée dans des vues
intéressées.

Les mêmes réflexions peuvent s'appliquer aux violences
commises sur des sourdes-muettes, chez lesquelles l'infirmité physique entraîne une si cruelle débilité morale (1).

(1) *Relation d'une tentative de viol qui aurait été faite sur une sourde-
muette* (Ann. d'Hyg. et de Méd. lég. Paris, 1838, t. XX. p. 94).

12° Une femme peut-elle concevoir par le viol? — Il suffit actuellement de poser une semblable question pour la résoudre; mais il n'en a pas toujours été ainsi, et il n'est pas sans intérêt de noter que l'on a pu révoquer en doute la possibilité de la conception par le fait du viol, à une époque où l'on admettait, pour que celle-ci eût lieu, la nécessité d'une certaine participation active des sens de la femme. Il est bon d'ajouter que, pour beaucoup de personnes, cette question serait encore douteuse aujourd'hui, et l'expert en doit être averti.

13° Un seul homme peut-il violer une femme qui résiste? — On comprend, sans qu'il soit besoin d'y insister, quelle portée morale peut avoir la solution d'une question semblable, qui implique jusqu'à un certain point la preuve de l'intention et de la volonté qu'a eue la femme de résister. Mais l'expert doit bien se garder de se placer à ce point de vue, qui dans aucun cas ne saurait être le sien. L'appréciation de certaines circonstances matérielles compatibles ou non avec l'accomplissement du viol, telles que la forme d'un siége, la gêne des mouvements, appartient bien, jusqu'à un certain point du moins, à l'expert. Mais ce qu'il a à faire surtout, c'est d'apprécier le degré de force respective de la victime et de l'inculpé, ou encore les conditions physiques dans lesquelles la première pouvait se trouver; et par exemple, la possibilité d'une syncope ou de telle autre circonstance qui aurait pu paralyser momentanément la résistance de la femme. Et cela est très-important à faire connaître, puisque l'accusation pourrait, à défaut de renseignements précis, s'égarer sur plusieurs, quand elle aurait pu n'atteindre qu'un seul. La question ne peut guère être soulevée, quand le crime a été commis sur une petite fille par un adulte qui la maitrise aisément, mais seulement à l'occasion d'un viol accompli sur une femme : aussi, dans tous les cas, on devra se borner à indiquer le possible, sans poser d'une manière absolue de prétendues impossibilités. M. Louis Penard a cité un fait qui sera reproduit plus loin et dont les détails effrayants sont bien propres à donner une idée de la gravité de la question qui nous occupe.

14° Quelle est la nature de la maladie dont est affectée la victime ? — C'est là une question de diagnostic que nous avons traitée assez longuement pour n'avoir pas à y revenir de nouveau. Qu'il suffise de rappeler que le médecin expert aura à décrire avec un soin minutieux les lésions qui pourront exister sur les organes génitaux et sur les autres parties du corps, et à déterminer de la manière la plus précise si la femme ou l'enfant, soumise à son examen, est atteinte d'une inflammation simple ou d'une maladie compliquée, en faisant connaître exactement quelle est la nature de celle-ci. Je me contenterai de faire remarquer que le mot de *maladie vénérienne*, ou *mal vénérien* pourra être employé d'une manière générique pour désigner toute affection communiquée par un contact impur, mais qu'il faudra, avec soin, faire comprendre la différence d'origine, de nature et de gravité, qui existe entre la syphilis ou la vérole caractérisée, et une affection virulente, non syphilitique, comme la blennorrhagie ou chaude-pisse.

15° A quelle époque cette maladie peut-elle remonter ? — Cette question est une des plus graves que l'on puisse être appelé à résoudre ; car, en précisant l'époque du crime, elle dirige l'accusation sur tel ou tel individu. Or ce n'est pas trop de toute la science et de toute la sagacité de l'expert pour arriver à une notion exacte ou du moins à une approximation suffisante sur ce point.

Je ne reviendrai pas sur ce qui touche aux caractères de l'inflammation simple, mais, pour ce qui est des maladies

communiquées, telles que l'écoulement blennorrhagique
et la syphilis, il est certains détails qui méritent de fixer
l'attention.

La marche de la blennorrhagie aiguë est bien connue, et
d'après l'état du méat urinaire, la turgescence, la rougeur
et la sensibilité des parties, d'après les caractères de l'écoulement, on peut dire si le mal remonte à quelques jours ou
à quelques semaines ; en tenant compte de la durée de l'incubation, si courte parfois chez les petites filles, plus prolongée, au contraire, chez la femme adulte, on peut arriver
à déterminer la date, sinon précise, du moins très-probable du crime.

Mais il arrive souvent que l'examen de l'expert n'a lieu
que tardivement, à une époque où l'écoulement a pu disparaître, soit sous l'influence d'un traitement, soit spontanément : il devra, dans ce cas, insister sur cette circonstance,
et expliquer la signification du résultat négatif de la visite.
Il n'est pas rare non plus de voir en Cour d'assises deux
médecins appelés, l'un au commencement, l'autre à la fin de
l'instruction, émettre des avis en apparence contradictoires,
celui-ci ayant reconnu un écoulement dont l'autre n'a pas
trouvé trace. L'intervalle de temps qui s'est écoulé entre les
deux visites rendra compte de cette divergence apparente.
Dans un autre cas, un médecin appelé le premier ou le second jour de l'attentat n'aura pas rencontré d'inflammation
ou d'écoulement, tandis que, quelques jours plus tard, ces
symptômes auront été manifestement constatés. Le développement plus ou moins tardif du mal explique ces contra-
dictions qu'il appartient à l'expert d'éclaircir.

Pour la syphilis, il importe essentiellement de ne pas
seulement constater son existence et ses caractères, mais
encore sa forme et la phase de son évolution à laquelle elle
est parvenue. En effet, c'est une grave erreur de croire,
comme l'a dit M. Devergie, que l'on ne peut avoir à cons-

later que des faits de syphilis primitive. L'expérience de
chaque jour dément cette assertion beaucoup trop étroite.
On peut avoir à reconnaître l'affection syphilitique, à toutes ses périodes, car l'accusation et surtout l'examen de
l'expert ne suivent pas toujours immédiatement l'accomplissement de l'acte criminel. Mais cette évolution de la syphilis est généralement assez régulière pour qu'il soit permis
de se prononcer non plus sur le jour, mais au moins sur
l'époque présumée du crime.

**16° Cette maladie peut-elle avoir été communiquée par le
simple contact ?—** Nous avons cité un bon nombre de cas
dans lesquels une maladie s'était déclarée à la suite d'un attentat non consommé, d'une tentative de viol non suivie de
défloration ; c'est dire que le plus simple contact opéré
sur les parties sexuelles peut suffire pour communiquer une
maladie de la nature dont il s'agit, aussi bien un écoulement blennorrhagique qu'un chancre. C'est là une remarque vulgaire, mais qu'il faut se garder d'omettre, car elle
a une grande importance dans la pratique, et trouve son
application dans une foule de cas particuliers.

Un de mes plus distingués confrères, M. le docteur Billaudeau, de Soissons, me faisait l'honneur il y a quelques mois à
peine de me communiquer un fait très-intéressant qui
se rapporte à cette question et qui en fait bien voir la
portée.

Un individu, ouvrier couvreur, avait la nourriture et le
logement chez son patron. Les lits n'étaient pas nombreux,
et l'on fit coucher l'ouvrier avec deux enfants, un garçon
de 9 ans et une fille de 11 ans. Au mois de novembre dernier la petite fille entrait à l'Hôtel-Dieu de Soissons atteinte
de plaques muqueuses autour des grandes lèvres et près de
l'anus. Je l'ai examinée, elle était déflorée. Je n'ai constaté
nulle cicatrice de chancre. L'inculpé que j'ai visité portait

des chancres à la verge, des plaques muqueuses en très-grand nombre dans le voisinage de la verge et des testicules, et de l'ecthyma en pleine suppuration sur le ventre, la poitrine et le dos.

« Voici en deux mots le système de défense de l'inculpé :
« Il faisait froid, cette petite se blottissait dans mes jambes
« et il a pu se faire que par suite d'un contact involontaire
« un peu de pus provenant de mes boutons vénériens fût
« tombé sur sa vulve. » Toute grossière que soit cette explication il pourrait arriver que l'avocat me posât cette question : du pus de chancre ou de tout autre bouton syphilitique peut-il, étant déposé sur la muqueuse d'une vulve, produire des accidents syphilitiques ? Si le fait de la défloration n'était pas là pour infliger un démenti à ce dire, je ne sais pas trop si cette explication ne pourrait pas être admise.

« Un autre point est douteux pour moi. La plaque muqueuse est-elle un accident primitif de la vérole, ou un accident secondaire? Il en est qui nient qu'il soit primitif. S'il est secondaire il a succédé à un chancre ; or chez ma jeune fille il n'y a pas trace de chancre.

« Un autre point encore douteux : un chancre peut-il naître et suivre ses phases sans laisser de traces après lui ? »

M. le docteur Billaudeau me posait en terminant les questions suivantes :

« 1º Le suintement d'une plaque muqueuse peut-il, par un simple contact, produire des plaques semblables sur la muqueuse de la vulve ?

« 2º Le pus d'un chancre peut-il, dans les mêmes conditions, produire des plaques muqueuses sans que ces plaques aient été précédées de chancres ?

« 3º Un chancre peut-il avoir existé et avoir disparu sans laisser de cicatrice apparente ?

« 4° Quel temps s'écoule ordinairement entre le moment de la formation d'un chancre et celui de sa transformation en plaque muqueuse ? »

Je me suis empressé de répondre dans le sens de la proposition que j'ai émise au début de ce paragraphe. J'ai ajouté qu'un chancre pouvait avoir disparu sans laisser de cicatrice apparente et que chez une petite fille surtout la transformation du chancre en plaque muqueuse pouvait s'opérer en un espace de temps très-court, quinze à vingt jours dans certains cas.

13° Est-elle de même nature chez la victime et chez l'inculpé ? — En demandant si l'affection constatée chez la victime de l'attentat ou du viol est de même nature que celle qui existe chez l'inculpé, le magistrat instructeur a pour but d'établir un lien matériel plus étroit entre l'une et l'autre, et l'on comprend toute la portée et toute la gravité de la réponse. Aussi ne doit-on pas entendre seulement par la nature de l'affection l'espèce morbide, le nom de la maladie, blennorrhagie ou syphilis.

Il faut, s'il s'agit d'un écoulement, considérer tous les caractères qui peuvent servir à fixer l'époque à laquelle remonte l'écoulement, et surtout celle à laquelle il pouvait être considéré comme communicable. Et alors on pourra conclure, non pas à l'identité absolue et à la communauté nécessaire d'origine des deux affections, mais à l'analogie plus ou moins complète, et à la possibilité, à la probabilité même de la contagion.

Il en sera de même pour la syphilis, dont on étudiera et dont on rapprochera chez l'un et chez l'autre individu le siége, la forme et la période d'évolution. Il convient d'insister sur la considération du siége, qui peut fournir un signe décisif, soit pour admettre, soit pour repousser l'origine commune des deux maladies observées, suivant, par exemple, qu'un chancre chez l'inculpé existe à droite ou à gauche, de manière à correspondre ou non avec la lésion observée sur la femme.

Enfin des affections d'une autre nature, telles que des végétations, des parasites, pourront, par leur seule présence, éveiller de justes soupçons de rapprochement. Il faudra pourtant toujours subordonner ceux-ci à la possibilité d'une simple coïncidence, dont il appartiendra à d'autres qu'à l'expert d'apprécier le plus ou moins de vraisemblance et de probabilité.

18° Les organes de l'inculpé se rapportent-ils à ceux de la victime? — Cette question, qui repose sur une appréciation fort délicate, souvent impossible, et dont la solution semblerait d'ailleurs ne devoir conduire, le plus souvent, qu'à un résultat secondaire, est cependant loin d'être sans importance; il convient seulement de bien préciser à quel point de vue elle peut intéresser la justice et par conséquent la médecine légale.

Si l'on peut mesurer assez exactement les dimensions ou au moins la facilité d'accès que peuvent offrir les parties sexuelles de la femme, il s'en faut de beaucoup que cela soit aussi facile chez l'homme dont le pénis présente en dehors de l'érection et sous cet état des différences souvent considérables et tout à fait imprévues. Mais en outre, et à moins que la disproportion entre le volume du membre viril et l'étroitesse du vagin ne soit très-marquée, comme il arrive entre un adulte et une petite fille, il faudra se défier beaucoup de ces prétendues difficultés qui ne sont fondées que sur des comparaisons vagues et illusoires. Les cas dans lesquels, au contraire, l'homme paraîtrait trop grêle pour avoir produit des désordres constatés chez une femme, mériteraient moins de confiance encore; car c'est moins le volume de l'organe que la violence avec laquelle a lieu l'intromission et la résistance qu'on lui oppose, qui déterminent les lésions dont s'accompagne le plus souvent la défloration. Aussi me garderai-je bien de donner comme un modèle le fait souvent cité de Zacchias, se vantant d'avoir soustrait à une accusation de viol un individu dont la gracilité, comparée aux dimensions et à la laxité des parties sexuelles de la prétendue victime, excluait toute idée de violence. Ce n'est pas sur des signes aussi trompeurs qu'un expert éclairé devrait aujourd'hui fonder son jugement.

Mais il est un autre point de vue auquel la question prend une gravité très-réelle et où la médecine légale peut apporter des lumières tout à fait inattendues et qui ne paraissent pas avoir été soupçonnées. Je n'en avais pas parlé moi-même dans les premières éditions de cette étude.

Il y a des cas où la consommation du viol, c'est-à-dire la défloration, la déchirure complète de l'hymen chez des petites filles n'a été possible qu'en raison des dimensions fort peu développées et de la gracilité toute particulière de l'organe sexuel de l'individu qui s'est rendu coupable du crime. L'examen de l'accusé devient vraiment capital en pareille circonstance. Tantôt il s'agira d'un adulte dont la conformation exceptionnelle aura permis l'intromission complète dans les parties d'une petite fille, tantôt ce sera un très-jeune garçon qu'une précocité regrettable aura rendu coupable d'un viol sur une enfant de son âge, et, dans ce cas, la conformité de la taille permet un rapprochement en quelque sorte naturel. Ce ne sont pas là, du reste, de simples hypothèses, mais des réalités dont les exemples viennent de se montrer tout récemment à nous.

Une petite fille de six ans et demi, dont le développement n'avait rien d'extraordinaire, avait été complétement déflorée; et malgré l'étroitesse des parties, l'intromission avait eu lieu manifestement. Or le crime était imputé par elle à un jeune homme de dix-huit ans qui, examiné par moi, me

frappa par l'excessive gracilité du membre viril qui, quoique
bien conformé et nullement suspect d'impuissance, n'avait
guère plus de volume que le pénis d'un garçon d'une dou-
zaine d'années. On ne peut nier que le simple rapprochement de ces deux particularités, défloration complète d'une
petite fille, accommodation des organes de l'inculpé à ceux
de l'enfant, ne prenne une importance considérable.

Dans deux autres cas, je viens de voir, chez une petite
fille de quatre ans et demi, une déchirure de l'hymen produite avec violence par un jeune garçon de douze ans ; et,
un peu plus tard, une fille de onze ans déflorée par un petit
garçon de dix ans et demi. Ce dernier fait mérite d'être rapporté avec quelques détails. La petite fille, âgée, ainsi que
je l'ai dit, de onze ans seulement, n'est pas formée. La membrane hymen est entièrement déchirée de haut en bas ; ses
lambeaux sont flottants et offrent les caractères de plaie
récente, qui résultent d'un acte violent qui a certainement
entraîné une effusion de sang. Quant à l'auteur de cette violence, c'était un garçon de dix ans, petit, vif, très-intelligent, dans les regards duquel se lisait la preuve de ses
dispositions précoces. Le pénis, sans rien d'excessif, était
facilement turgescent ; le gland surtout, que découvrait
sans peine le prépuce ; le méat urinaire présentait une vive
rougeur ; les testicules, assez volumineux, étaient descendus
dans les bourses. Il n'y avait d'ailleurs nul vice de conformation, nulle maladie. Après de semblables exemples, il
m'est impossible de partager l'opinion de Casper, qui déclare, d'une manière absolue, qu'un petit garçon de huit ans
ne peut pas accomplir un acte sexuel complet. Si l'on en
pouvait douter, j'ajouterais que j'ai vu un enfant de six ans
qui, servant d'instrument aux honteux amusements d'un
mauvais sujet, avait été rapproché d'une petite fille de son
âge, et guidé, il est vrai, par la main d'un autre, avait pu
procéder à une intromission complète. Il faut donc admettre

ces faits et y voir un motif d'examiner, avec plus de soin encore, la question que nous venons d'agiter.

19. Est-ce une opinion accréditée que les maladies vénériennes peuvent guérir par le fait d'un rapprochement sexuel avec une petite fille? — Il est triste d'avoir à répondre à une question pareille ; mais elle m'a été posée tant de fois à moi-même en cour d'assises, et j'ai acquis la certitude qu'un si grand nombre d'attentats commis sur de petites filles n'ont pas d'autre cause, qu'il n'est pas permis de la dédaigner, malgré le mépris qu'elle mérite. M. Toulmouche est le seul médecin légiste à qui son importance pratique n'ait pas échappé. M. Battel, dans l'article plein d'intérêt qu'il a ajouté à la dernière édition de l'ouvrage de Parent-Duchâtelet (1), a mentionné comme une des sources des maladies qui conduisent tant de petites filles à l'hôpital Lourcine, « l'exécrable préjugé malheureusement trop répandu dans la classe populaire, qui se persuade que les approches d'une petite fille en bas âge ont pour effet de guérir de la syphilis l'individu qui en est atteint. » Il n'est que trop vrai, en effet, que beaucoup d'hommes, dont la condition même semblerait devoir repousser de si honteux préjugés, ont la pensée que des maladies vénériennes, et notamment des écoulements rebelles, cèdent au contact de la virginité d'une petite fille. Le médecin, en flétrissant une erreur si inconcevable et si funeste, ne peut laisser ignorer à la justice qu'elle existe, et que la dépravation et l'ignorance l'entretiennent encore dans les classes inférieures.

20. Un homme peut-il pendant son sommeil et sans en avoir conscience s'approcher d'une femme avec laquelle il est couché? — Les cas qui peuvent donner naissance à une sembla-

(1) Parent-Duchâtelet, *De la prostitution dans la ville de Paris*, 3ᵉ édit. Paris, 1857, t. II. p. 49.

ble question sont sans doute fort rares. Mais ils se présentent cependant par suite de cette déplorable promiscuité que la misère n'excuse pas, et qui réunit trop souvent dans le même lit, et sans distinction de sexe, les pères avec les filles, les frères avec les sœurs. J'en ai pour ma part rencontré plus d'un exemple ; le plus récent et le plus remarquable est celui d'une jeune fille de quatorze ans et demi qui couchait habituellement avec ses deux frères âgés l'un de treize, et l'autre de seize ans, et qui une nuit fut réveillée par la douleur que lui causaient des tentatives impudiques de l'aîné. Ce jeune garçon, pour toute excuse, invoquait le sommeil dans lequel il était plongé, et l'excitation involontaire qui, dans un songe, avait pu le rapprocher de sa sœur.

Je serais fort tenté de rejeter *a priori*, et d'une manière absolue, une pareille allégation, qui ne sera le plus souvent qu'un grossier mensonge. Mais je me rappelle le fait d'un semblable rapprochement de deux époux, dont le témoignage ne pouvait m'être suspect, accompli pendant le sommeil, et assez complétement pour avoir été suivi d'une grossesse. Et je suis forcé d'admettre qu'il n'est peut-être pas impossible que les conditions d'excuse, invoquées plus haut, puissent être quelquefois justifiées.

Il convient toutefois de faire une distinction qui permettra, dans le plus grand nombre des cas, de réduire à leur juste valeur les prétentions de l'inculpé qui mettrait en avant l'explication dont il s'agit. C'est que, si pendant le sommeil on peut comprendre la possibilité d'un contact plus ou moins intime ou d'attouchements involontaires, il ne saurait en être ainsi de la défloration, qui exigera toujours trop d'efforts pour être attribuée à un homme endormi, et, à plus forte raison, d'autres violences dont les traces s'inscriront comme autant de preuves décisives contre les fausses assertions des prétendus dormeurs.

21° L'inculpé présente-t-il dans sa conformation physique quelques signes particuliers qui puissent le faire reconnaître? — J'ai déjà dit, en parlant de l'examen que l'expert pouvait être appelé à faire subir à l'inculpé, qu'il y avait lieu de contrôler parfois les déclarations des petites filles ou des plaignantes touchant certains indices particuliers qui pouvaient servir à faire reconnaître le coupable ; et je signalais notamment la présence de cicatrices, de signes cachés dans les parties sexuelles. L'expert ne devra rien négliger pour qu'une exploration complète le mette à même de constater directement l'existence et la nature de ces signes physiques. On comprend, en effet, qu'en raison de leur siége et de leur forme spéciale, des taches ou des cicatrices, ou toute autre particularité que l'on retrouverait sur les organes génitaux d'un individu, ne pourraient avoir été imaginées, surtout par de petites filles, et révéleraient au moins de la part de l'inculpé des manœuvres obscènes. Il importerait, d'un autre côté, de vérifier l'exactitude de la description donnée par les plaignantes.

22° L'inculpé présente-t-il dans sa conformation physique quelque disposition particulière qui s'oppose à des rapports sexuels? — Nous n'avons également qu'à rappeler ici ce que nous avons dit des prétentions d'un grand nombre d'inculpés qui allèguent, soit leur âge, soit quelque infirmité, pour se défendre d'actes qui, suivant eux, exigent des passions, un âge et des forces qui leur manquent.

Des hernies plus ou moins volumineuses, un hypospadias, des maladies vénériennes anciennes, ne peuvent à aucun titre, il est à peine besoin de le dire, s'opposer à des rapports sexuels. Mais, d'ailleurs, là n'est pas la question ; il ne s'agit pas de rechercher le plus ou moins de réalité et de facilité de rapports sexuels réguliers, mais, dans un grand nombre de cas, la seule possibilité d'attouchements et de manœuvres obscènes auxquels l'impuissance la plus caractérisée ne peut faire obstacle. Nous avons vu un très-grand nombre d'accusations d'attentats à la pudeur atteindre des vieillards presque octogénaires, et quelques uns dans la décrépitude la plus avancée. Seulement il faut tenir compte du degré de vigueur et de la conformation de l'inculpé, pour apprécier autant que possible s'ils sont en rapport avec la nature et l'étendue des désordres constatés chez la victime. Mais, je le répète, on ne saurait trop se défier des allégations intéressées des accusés, car c'est en pareille matière surtout que l'on peut dire qu'il n'est rien d'impossible, même de ce que l'on peut le moins concevoir.

23° Quelle est la nature des taches trouvées sur les vêtements de la victime et de l'inculpé? — J'arrive à l'une des questions les plus importantes et les plus fréquemment soumises à l'expert dans les cas d'attentats à la pudeur et de viol. On peut ajouter que, si elle ne présente pas en général de grandes difficultés, elle exige toujours des opérations délicates, qui réclament toute l'attention du médecin ou du chimiste auquel elles sont confiées.

Ces taches, que l'on rencontre le plus souvent sur les vêtements des femmes et des petites filles, mais qui peuvent être également recherchées sur des inculpés, sont formées soit par du sang, soit par la matière d'un écoulement, soit enfin par le sperme. Je ne prétends pas exposer ici d'une manière dogmatique tous les moyens de reconnaître les diverses espèces de taches formées par ces différentes humeurs, je m'en tiendrai aux notions spéciales les plus simples et les plus pratiques sur ce sujet.

La manière de procéder à l'examen des taches comprend l'examen extérieur, c'est-à-dire le siége, la forme, la consistance, la couleur de la portion tachée, et l'étude de la composition du liquide qui a fourni la tache. La description doit être exacte, minutieuse, complète ; l'analyse exige que l'on soumette la partie contaminée, préalablement détachée, à certaines opérations, que je ne décrirai en détail que pour les taches de sperme, seul point qui se rattache directement à l'objet spécial de cette étude. Une remarque préliminaire qu'il est utile de faire, c'est que très-souvent les souillures qui existent sur les chemises, des petites filles surtout, sont extrêmement complexes, et que l'on doit chercher à démêler la nature des taches formées par le sang, le pus ou le sperme, au milieu de celles qui résultent de la malpropreté, et notamment des taches formées par des matières fécales. Il est à peine nécessaire d'ajouter que, pour arriver à ce résultat, il ne faut jamais se contenter de la simple inspection, et que, sans tomber dans l'erreur dont parle Caper, des prendre pour des taches de sang de la marmelade de prunes, et pour du sperme des taches de graisse, l'expert ne manquerait pas de se tromper souvent s'il s'en tenait au témoignage de ses yeux.

Les *taches de sang*, dont les caractères physiques, chimiques et microscopiques, ne sauraient trouver place ici, offrent cependant certaines particularités importantes dans les cas de viol et d'attentat à la pudeur.

Elles peuvent provenir d'une déchirure comme celle qui constitue la défloration, et qui aura donné lieu à une petite hémorrhagie, dont le sang aura jailli sur les vêtements de la femme, ou sur ceux de l'inculpé à l'intérieur du pantalon ou sur la chemise, et formera soit de petites gouttelettes isolées, soit une ou plusieurs taches uniformes et plus ou moins étendues ; d'autres fois elles résulteront d'un froissement rude, d'une excoriation plus ou moins profonde, et offriront les caractères d'une tache faite par un essuiement d'une surface ensanglantée ; dans tous les cas, les taches de sang, quelles que soient leur origine ou leur forme, n'affectent pas chez la femme victime de violences, de siège déterminé par telle ou telle partie de la chemise ; et, ainsi que nous l'avons fait remarquer déjà, il est tout à fait inexact de dire que les taches de sang occupent le plus ordinairement le derrière de la chemise.

Il est bon de mettre en garde contre une erreur d'ailleurs très-facile à éviter, et qui résulterait de la présence, sur les vêtements de la femme, de taches formées par le sang menstruel ; mais, outre que ces dernières occupent une surface beaucoup plus étendue, elles n'ont jamais la netteté de contour et la coloration franche des taches beaucoup plus petites qui résultent de la lésion des parties génitales par les violences criminelles. De plus l'examen microscopique montre dans le sang des règles des différences très-marquées. Les globules plus pâles sont toujours mélangés de larges cellules épithéliales pavimenteuses (pl. III, fig. 1).

Les *taches de matière mucoso-purulente*, provenant des écoulements de diverse nature dont peuvent être atteintes les petites filles victimes d'attentat à la pudeur, peuvent être aisément distinguées de celles qui sont formées par le sperme ; mais c'est en vain que l'on a cherché un caractère qui permît de découvrir quelque différence caractéristique entre le mucus purulent provenant de l'inflammation et la matière virulente de la blennorrhagie, non plus que l'origine de l'humeur qui forme les taches, suivant qu'elles proviennent de la femme ou de l'homme. Un instant, l'un des médecins les plus distingués, et des premiers qui se soient appliqués aux recherches microscopiques, M. le docteur Donné, l'habile recteur de l'Académie de Montpellier, avait cru pouvoir reconnaître la nature de l'écoulement blennorrhagique par la présence d'un infusoire, qu'il désignait sous le nom de *Trichomonas vaginale* (1). Mais il est constant aujourd'hui que

(1) Donné, *Cours de microscopie. Anatomie microscopique et physiologie des fluides de l'économie.* Paris, 1844. p. 157.

cet animal microscopique peut prendre naissance dans les humeurs qu'engendrent les inflammations les plus diverses.

Considérées en elles-mêmes, ces taches provenant d'un écoulement vaginal se présentent en très-grand nombre, larges, épaisses, superposées les unes aux autres, et recouvrant parfois tout le pan de la chemise d'une enfant. Elles sont de couleur jaune plus ou moins foncée, verdâtres et souvent légèrement teintes de sang. Examinées au microscope, par les mêmes procédés qui vont être décrits pour les taches de sperme, elles offrent les caractères des écoulements vaginaux, c'est-à-dire des masses amorphes, du mucus, des granulations moléculaires ou des globules de muco-pus, un grand nombre de cellules d'épithélium pavimenteux isolées ou plus souvent imbriquées (pl. III, fig. 2).

Les *taches de sperme*, dont la constatation, au point de vue des accusations de viol et d'attentat à la pudeur, présente une importance capitale, peuvent être reconnues par des procédés certains, d'une exécution simple et facile, et dont tout médecin peut se rendre aisément capable. Ce ne sont pas seulement des taches récentes que l'on peut ainsi découvrir et caractériser. On doit à H. Bayard (1) la démonstration de ce fait, que l'on peut, après un temps très-long, retrouver sur du linge, taché par la liqueur séminale, le caractère essentiel du sperme, c'est-à-dire la présence des spermatozoïdes. Seulement le procédé indiqué par Bayard doit faire place à un mode opératoire beaucoup plus simple et beaucoup plus sûr, que j'indiquerai.

Le siége des taches spermatiques est essentiellement variable, et n'affecte nullement de préférence, malgré l'assertion de M. Devergie, le devant de la chemise.

Leurs caractères extérieurs sont bien connus, et il suffit

(1) Voyez *Ann. d'hyg. et de méd. lég.*, 1839, t. XXII, p. 134.

de rappeler la coloration grisâtre, quelquefois presque blanche ou d'un jaune citron, les contours irréguliers, mais nettement accusés, et la consistance plus ou moins fortement empesée.

Les moyens de reconnaitre la nature des taches de sperme ont été longtemps insuffisants, soit qu'ils consistassent à développer par la chaleur l'odeur dite spermatique qui n'appartient pas exclusivement à la liqueur séminale, soit qu'à l'aide des réactions chimiques on constatât la nature animale de l'humeur d'où provenaient les taches, en détruisant précisément le signe propre à distinguer le sperme.

L'examen microscopique seul permet de retrouver le caractère essentiel absolu qui permet d'affirmer la nature des taches formées par le sperme, c'est-à-dire la présence des spermatozoïdes ; caractère sans lequel l'expert ne devra dans aucun cas conclure, malgré les indices en apparence les plus certains. Rien n'est plus simple d'ailleurs que de se familiariser avec la configuration des spermatozoïdes, qui représentent une tête ovoïde surmontant une queue longue et amincie ; forme bien connue de cet élément anatomique analogue aux cils vibratiles, et qui constitue l'ovule mâle. Il n'est sans doute pas nécessaire d'ajouter que l'on ne trouve dans les taches que des spermazotoïdes dépourvus de mouvements, ceux-ci disparaissant au bout de deux heures environ lorsque le sperme se dessèche, et parfois même altérés et en partie détruits.

Je ne dirai que quelques mots du procédé de Bayard, qui a l'inconvénient d'être compliqué et difficile, sans donner des résultats toujours certains et parfaits. Il en décrivait ainsi lui-même les opérations multipliées : 1º couper avec des ciseaux et enlever avec précaution une partie des taches sans froisser ni déchirer le tissu ; 2º le placer dans un tube ou dans un verre, l'arroser d'eau distillée chaude dans laquelle on le laisse macérer pendant plusieurs heures ; 3º filtrer le liquide, mettre le tissu taché dans une capsule de porcelaine, et l'humecter d'eau distillée ; chauffer à la flamme d'une lampe à alcool sans dépasser la température de 80 degrés : verser ce liquide sur le filtre qui a déjà servi ; 4° si le linge taché ne s'est pas entièrement décoloré, si la matière gluante y adhère encore, on le place dans de l'eau éthérée ou ammoniacée (proportion de 1 16), et après macération on jette ce liquide sur le filtre ; 5° enfin, après avoir laissé égoutter le filtre, on le coupe à sa partie inférieure à deux centimètres de son extrémité. On le renverse sur une lame de verre, et on humecte la surface du papier avec de l'eau éthérée ou ammoniacée qui dissout les matières grasses ou le mucus ; on détache du filtre tout ce qui y adhérait et on l'applique sur la lame de verre. On la recouvre d'une seconde lame, et, par l'examen microscopique avec un grossissement de 300 diamètres, on voit les animalcules.

Mais, outre la multiplicité et la délicatesse des opérations, il y avait dans ce procédé de Bayard un grave défaut, qui consistait dans la manière dont la tache était traitée et dans l'emploi de la chaleur, qui exposaient très-fréquemment à troubler la liqueur séminale et à détruire les spermatozoïdes.

Je n'indiquerai pas les divers procédés imaginés notamment en Allemagne, et pour lesquels je renvoie à l'excellente monographie du docteur H. Gosse, de Genève (1).

La méthode que je conseille, et qui est de beaucoup supérieure, est celle que mon savant collègue, M. le professeur C. Robin (2), a généralisée pour l'examen des taches de toute nature, et qui a l'immense avantage de leur restituer leurs caractères primitifs sans altérer la substance qui les compose : de telle sorte qu'il suffit d'en soumettre une par-

---

1 Gosse, *Des taches au point de vue médico-légal.* Thèse de Paris, 1863, t. 1er, p. 19.

2 Robin, *Annales d'Hygiène,* 1857, t. VII, p. 250.

celle à l'examen microscopique, comme s'il s'agissait d'une
tache toute fraîche. Le tissu étant découpé de manière à dépasser un peu la portion tachée, on fait tremper dans
l'eau distillée ou dans une solution faiblement alcaline,
à la température ordinaire, l'extrémité non tachée. Le
tissu s'imbibe alors par capillarité, et la tache elle-même,
à mesure que l'eau la pénètre, et après un temps qui varie
de trois à six ou douze heures, se gonfle, se boursoufle, se
reconstitue en quelque sorte, et l'on n'a plus qu'à enlever
avec la pointe d'un scalpel une petite partie de la matière
déposée sur le linge, que l'on place sur une lame de verre pour
l'examen microscopique. On reconnaît alors avec une extrême
facilité les spermatozoïdes la plupart intacts, quelques-uns
brisés. Ces éléments microscopiques sont parfois agglomérés
dans une masse amorphe. Ils se présentent le plus souvent
mêlés à des granulations graisseuses, à des globules de mucus granuleux, et enfin à des cristaux prismatiques à base
rhomboïdale de phosphate de magnésie (pl. III, fig. 3).

Tel est le procédé très-simple, très-pratique et très-sûr,
qui, dispensant de tous les autres, permettra toujours de
constater et de démontrer la véritable nature des taches de
sperme que l'expert a si souvent à examiner dans les cas de
viol et d'attentats à la pudeur.

Casper a présenté sur ce sujet des observations que
nous devons résumer ici et qui sont de nature à être
prises en considération dans certains cas, d'ailleurs peu
nombreux. Outre les différences de couleur, de consistance,
que l'âge, la constitution, l'état de santé ou de maladie
imprime aux taches de sperme, tantôt grises, tantôt jaune
citron, tantôt épaisses, tantôt séreuses, qui sont dès longtemps connues, Casper a insisté sur la disparition passagère
et sur les variations de quantité et même d'existence des
spermatozoïdes chez un même individu, sous l'influence de
causes diverses et notamment d'excès vénériens, ce qui con-

duit le médecin légiste à conclure que les taches proviennent certainement du sperme lorsque le « microscope montre qu'elles contiennent des spermatozoaires, mais que l'absence des spermatozoaires ne peut pas prouver que ces taches ne proviennent pas du sperme. » Ces données négatives, bien que non sans valeur, ne doivent pas, toutefois, faire perdre de vue l'importance des caractères positifs que nous venons d'exposer longuement.

24 L'attentat ou le viol sont-ils simulés? — Rien n'est plus commun que de voir, surtout dans les grandes villes, des plaintes en attentat à la pudeur uniquement dictées par des calculs intéressés et de coupables spéculations. Taylor ne dissimule pas combien de pareils faits sont fréquents en Angleterre. Des parents ne craignent pas de faire la leçon à de jeunes enfants ; quelques-uns vont jusqu'à déterminer sur leurs organes des excoriations ou des ecchymoses destinées à simuler les traces de violences sur lesquelles se fondent leurs accusations mensongères. H. Bayard en a cité un exemple (1) tout à fait caractéristique, et j'en ai rencontré plusieurs. J'ai vu présenter à la justice des chemises, des draps de lit maculés à dessein de sang, de sperme et de matière provenant d'un écoulement.

Une des premières opérations de médecine légale qui m'aient été confiées, et dans laquelle j'assistais Ollivier (d'Angers), avait pour objet une affaire de ce genre. Des parents se plaignaient hautement de ce que leur petite fille, âgée de six ans, avait contracté une blennorrhagie qui lui avait été communiquée par un individu dont elle avait été victime. Et, tandis que nous trouvions la petite fille parfaitement saine, c'est chez ses parents que nous constations au plus haut degré l'affection contagieuse dont ils avaient simulé

(1) H. Bayard, *Mémoire sur les maladies simulées. Attentat à la pudeur simulé* (*Ann. d'hyg. et de méd. lég.*, Paris, 1857, t. XXXVIII, p. 218).

l'existence chez leur propre enfant. Dans le fait de Bayard, il s'agissait d'une imputation de viol commis sur une petite fille de trois ans, chez laquelle on ne trouvait que des excoriations provoquées et des taches de sang simulées.

Mais les choses peuvent offrir un caractère plus déplorable encore. Le docteur Merland (de Napoléon-Vendée) a publié (1) un cas de simulation des plus étranges dans lequel on a vu une fille hystérique se dire victime des plus odieux attentats et s'introduire elle-même dans les parties sexuelles et dans le rectum des morceaux de fer et d'autres corps étrangers pour faire croire à des violences dont elle accusait deux frères traduits successivement devant trois juridictions, et qui n'ont dû leur salut qu'aux lumières et à la fermeté de l'habile médecin que je viens de citer.

Casper a vu non plus la dissimulation, mais la provocation mise au service d'une fraude criminelle. Une mère, après avoir essayé de soutirer de l'argent à un homme établi en l'accusant, avait remis son enfant à son amant, qu'elle savait infecté de blennorrhagie, et souillait doublement sa fille pour soutenir son accusation mensongère. Après un fait pareil, on ne dira plus que notre pays a le privilège de cette dépravation morale.

On voit dans quel sens l'expert devra diriger ses recherches, et comment, avec de l'attention, il pourra le plus souvent confondre l'imposture, et mettre la justice dans la voie de la vérité. Il est bon de se défier des récits des personnes qui entourent les enfants et des enfants eux-mêmes, et, l'on ne saurait trop le répéter, de fonder uniquement son avis sur les constatations directes et sur l'état matériel des organes. Il suffit, pour montrer que cette pratique est la seule prudente, de rappeler ces cas, dans les-

(1) Merland, *Singulière affaire de simulation* (*Ann. d'hyg. et de médecine légale.* 2ᵉ série. Paris, 1864. t. XXII, p. 141).

quels une plainte de viol s'évanouissait devant l'examen de la prétendue victime, chez laquelle l'absence de toute trace de violence et les signes caractéristiques d'une virginité persistante prouvaient de la manière la plus évidente la simulation.

Mais il est un genre de spéculation qui nous touche p'us particulièrement, car il s'exerce aux dépens des médecins. Trop souvent, en effet, ceux-ci sont dénoncés comme coupables d'attentats à la pudeur ou de viols commis sur des femmes près desquelles leur profession leur donnait un facile accès ou qui venaient se confier à eux. Ces plaintes ont été malheureusement quelquefois justifiées ; mais la plupart du temps, elles sont mensongères et dictées par la haine ou par la cupidité. Je connais plusieurs exemples de ce genre où j'ai été assez heureux pour démasquer l'imposture avant qu'elle ait eu aucune conséquence. Il n'en est pas toujours ainsi. M. le docteur Paul Lorain a eu l'occasion d'intervenir avec autant de succès que d'autorité dans deux affaires de ce genre, d'une gravité singulière, sur lesquelles il a eu la bonté de rédiger pour moi la note que l'on va lire :

« Le serment d'Hippocrate avait prévu ce crime professionnel. Nos mœurs adoucies nous donnent le droit de repousser comme une injure cette formule rude d'une vertu primitive dont nous avons heureusement reculé les limites. Le serment s'exprimait ainsi : « Dans quelque maison que « j'entre, j'y entrerai pour l'utilité des malades, me préser- « vant de tout méfait volontaire et corrupteur, et surtout « de la séduction des femmes et des garçons libres ou es- « claves (1). »

« Les médecins doivent, plus que les autres hommes, se

1) Hippocrate, OEuvres. traduction Littré. Paris. 1844, t. IV, p. 631.

tenir en garde contre la calomnie ; leur profession les expose à des suppositions malveillantes, à l'envie ; le secret de leurs entretiens avec les malades, la familiarité qu'engendrent les soins intimes qu'on accepte d'eux, la reconnaissance même avec des effusions inconsidérées, sont autant de dangers contre lesquels ils doivent se prémunir. Quelquefois on a vu des femmes hystériques se méprendre sur les intentions d'un médecin ; il en est certainement qui ont pris plaisir à le placer dans une situation embarrassante pour sa dignité et pour ses mœurs ; d'autres ont porté sciemment et méchamment contre lui une accusation fausse. Le dépit, la jalousie peuvent expliquer ces dénonciations calomnieuses. Il y a des cas où toute explication est impossible ; les femmes, sans motif apparent, ont souvent trompé la justice, et attiré sur d'autres et sur elles-mêmes des condamnations injustes. Il peut se faire enfin qu'une femme convaincue d'avoir manqué à ses devoirs et ne voulant pas avouer qu'elle est coupable, dénonce un médecin, parce qu'elle espère se sauver en alléguant que, par suite des soins que celui-ci lui donnait, elle s'est trouvée désarmée et à sa merci.

« Nous rapportons ici deux cas dans lesquels des médecins ont été accusés à tort d'avoir violé des femmes dans l'exercice même de la profession médicale.

« Une jeune fille de vingt ans, lingère, enceinte de huit mois, fut recueillie par une dame charitable, laquelle avait exercé autrefois l'état de sage-femme. La jeune fille paraissait digne d'intérêt ; elle était affaiblie par les souffrances de la grossesse, et elle prétendait avoir été victime d'un odieux attentat. Une circonstance tout à fait extraordinaire augmentait encore la pitié qu'elle inspirait. Quoique enceinte, elle était vierge. La pauvre fille était devenue enceinte par surprise, sans s'être livrée à un homme complètement. L'acte vénérien, de son côté du moins, n'avait pas

été accompli. Ce fait en lui-même n'offre rien de mystérieux. La membrane hymen, trop étroite pour être pénétrée
par l'organe viril, offre cependant une ouverture suffisante
pour l'introduction de la semence, et si ce liquide est pro-
jeté avec force à l'entrée des parties sexuelles, la fécondation peut avoir lieu. Tel était ici le cas.

« Voici quel était le récit de cette jeune fille : « Je fus,
disait-elle, envoyée par ma mère, malade, chez le médecin
qui d'habitude la soignait. J'étais moi-même atteinte de
chlorose, et plusieurs fois le médecin m'avait auscultée et
palpée : je suivais, d'après ses conseils, un traitement forti-
fiant. Cette fois, à peine me vit-il entrer dans son cabinet,
qu'il en ferma la porte au verrou ; il me prit dans ses bras,
me jeta sur un divan, et je demeurai tout étourdie. Je ne
sais ce qui se passa, car j'étais troublée et *presque* évanouie,
d'ailleurs son action fut rapide. Je fus quelque temps à me
remettre, et sans m'être rendu un compte exact de cette
scène, je demeurai inquiète. Je revis le médecin plusieurs
fois depuis, mais il ne fut plus question de rien. Au bout
de trois ou quatre mois, comme mes règles ne revenaient
pas, et comme j'étais plus souffrante, il détermina ma mère
à m'envoyer à la campagne et à m'y laisser le plus longtemps possible.

Tel était le récit de cette jeune fille. Il est invraisem-
blable de tous points. Une lingère de Paris, âgée de vingt
ans, peut être modeste et sage ; mais que penser de cette
excessive naïveté, de cette ignorance si complète du mal ?
Si l'on admet d'ailleurs cette ignorance, on ne peut accep-
ter ce demi-évanouissement qui permet une perception incomplète des faits. Il faut ajouter que cette jeune fille
n'avait jamais eu de syncopes devant témoins, et qu'elle
n'était point hystérique. Elle ne parla jamais à sa mère ni à
toute autre personne de cet événement, et elle revint voir
le médecin plusieurs fois, sans qu'il ait, dit-elle, renouvelé

ses entreprises. Ce récit, disons-nous, ne mérite aucune créance.

« Ce qui suit est rapporté par des témoins : Cette jeune fille fut envoyée à la campagne. Vers le sixième mois de sa grossesse, son ventre était très-proéminent ; les femmes qui l'entouraient furent convaincues, malgré ses dénégations, qu'elle était enceinte. Une sage-femme fut mandée ; mais à peine eut-elle approché son doigt des parties sexuelles de cette jeune fille qu'elle déclara que la membrane hymen était intacte, et que la jeune fille étant vierge ne pouvait être enceinte. Cette aventure fit quelque bruit. On ne poussa pas plus loin l'examen ; il aurait cependant suffi d'ausculter le ventre pour entendre les battements du cœur du fœtus, et lever ainsi tous les doutes. C'est ce qu'on ne fit pas. Forte de cette constatation incomplète qui donnait satisfaction à son amour-propre et proclamait son innocence, la jeune fille persista à nier tout rapport avec un homme. Cependant, revenue à Paris et recueillie par une ancienne sage-femme qui ne se payait pas de mots, elle fut obligée de se soumettre à un examen plus approfondi. La membrane hymen était intacte à la vérité, mais l'utérus contenait un fœtus vivant et près du terme. Il fallut fournir des explications. C'est alors que fut produite l'accusation contre le médecin. Je fus chargé par la justice de cette délicate enquête. A mon tour je constatai l'intégrité de la membrane hymen, laquelle permettait à peine l'introduction du petit doigt ; mais ce fait d'une *vierge enceinte* n'étant pas sans précédents, je ne m'y arrêtai pas. Je n'obtins aucun aveu de cette jeune fille et je ne la pressai pas de questions. Le médecin inculpé était un homme de quarante ans, marié, fort honorable. Il ne fut pas inquiété. La jeune fille accoucha d'un enfant qui mourut peu de temps après sa naissance. Les faits ne parurent pas au juge d'instruction fort éclairé qui dirigeait les poursuites, être de nature à motiver une plus longue enquête; il rendit une ordonnance de non-lieu.

Je suis demeuré convaincu que cette jeune fille avait subi volontairement des caresses lascives qui n'avaient pas été poussées assez loin pour qu'elle en fût alarmée au point de vue des conséquences qui en pouvaient résulter; que, forte de ces précautions, sûre d'être vierge, elle ne crut pas d'abord à sa grossesse; qu'enfin, désabusée, elle imagina une fable pour se disculper. »

Le second fait est plus grave encore : « Un jeune médecin fut traduit en justice dans les circonstances suivantes : il donnait ses soins à une femme mariée qui avait des pertes utérines. Cette femme, âgée de vingt ans, bien constituée et exempte de tout antécédent morbide, était atteinte d'un écoulement de sang qui durait depuis plusieurs semaines et dont la cause originelle paraît avoir été une fausse couche. Elle était mariée depuis quelques mois seulement; son mari était un artisan jeune et vigoureux. Celui-ci, rencontrant le médecin dans un lieu public, le frappa avec violence. Il disait à haute voix, pour justifier cette action, que sa femme avait été violée par le médecin. Une enquête judiciaire eut lieu et le médecin fut jeté en prison. Cependant cette grave accusation ne reposait sur aucun témoignage certain. Voici l'exposé des faits : Une nuit, étant couchée avec son mari, la femme lui dit que plusieurs jours avant, le médecin avait abusé d'elle. Son récit était rempli d'invraisemblances, ainsi qu'on le verra par ce qui suit : Le médecin, disait-elle, s'était présenté chez elle afin de lui continuer ses soins, il s'était enquis de sa santé; elle lui avait appris que la perte de sang continuait, et il lui avait proposé de l'examiner. Il s'agissait simplement de *toucher;* pour cela le médecin avait prié la malade de se placer debout contre le lit; il s'était lui-même assis, et remarquant que

le pantalon que portait cette femme était souillé de sang,
que d'ailleurs ce vêtement qui était fermé ne permettait pas
de pratiquer le toucher, il avait engagé la malade à l'enlever, ce qui fut fait. Cette circonstance paraît insignifiante
ou pour mieux dire elle semble toute naturelle; cependant
elle devint, par la suite, un des arguments de l'accusation.

« Cela fait, le médecin pratiqua le toucher, mais nous
laissons la parole à la femme. « Il a, dit-elle, porté la main
« à la matrice et m'a demandé si je souffrais; j'ai répondu
« que non, *il m'a alors touchée je ne sais où* et je me suis
« trouvée mal dans ses bras. » On devine le reste, la femme
se trouve mal et elle est violée; mais ce qui déroute toutes
les notions scientifiques, c'est qu'elle prétend avoir senti que
le médecin la plaçait sur le lit et qu'il accomplissait sur
elle l'acte infame: elle avait une perception nette de cet acte,
elle en suivait le progrès, elle déclare qu'elle sentait profondément l'instrument de son déshonneur ; puis elle revint à elle, repoussa avec ses genoux son agresseur, mais
malheureusement le saisissement, l'effroi agirent de nouveau
sur ses sens et elle retomba dans cet état de demi-insensi-
bilité pendant lequel elle sentit que l'acte s'achevait et que
ses linges étaient souillés. Après l'accomplissement du crime,
le médecin l'avait relevée et placée sur une chaise où il lui
jetait de l'eau à profusion sur le visage; en ce moment un
témoin entrait dans la chambre et la femme l'entendait dis-
tinctement parler avec le médecin. Ce témoin, dans l'instruction, déclarait avoir vu la femme debout près du lit et
le médecin assis près d'elle; il n'avait rien remarqué du
reste.

« La chemise de la femme, celle du moins qu'elle prétendait avoir porté ce jour-là, fut livré par elle à la justice. On
trouva du sang et du sperme. On négligea de saisir les autres chemises de cette femme, afin de rechercher si elle

n'étaient pas également tachées de sperme. Elle soutenait
n'avoir pas eu de rapports depuis longtemps avec son mari ;
c'était une allégation qui échappait à toute vérification, et qui
paraissait peu vraisemblable. Quant aux chemises du médecin, elles furent saisies, et sur aucune d'elles on ne trouva
ni sang ni sperme. Or, il était difficile d'admettre qu'il en
fût ainsi, si l'inculpé était réellement coupable du fait en
question.

« D'autres circonstances dignes d'être rapportées venaient
à l'appui des dénégations de celui-ci. Plusieurs personnes
attestaient avoir vu la femme sortir de chez elle peu de
temps après le départ du médecin : elle était calme et sou-
riante, elle avait rendu plusieurs visites, causé longuement
avec un témoin ; nul désordre dans sa toilette, nul trouble,
nulle préoccupation apparente, ne décelaient qu'elle eût
été victime d'un attentat et ce n'est que plusieurs jours après
que survenait la plainte.

« Un événement extraordinaire se produisit au moment
des premières poursuites. Cette femme sembla très-malade,
on courut chercher un prêtre et un médecin, la chambre
s'emplit de personnes empressées. Or, un témoin zélé et
heureusement indiscret tâta le pouls de la malade et s'écria :
il bat fort et lentement ; cependant elle avait les yeux fermés
et paraissait presque insensible ; elle se mit alors à parler, et
cette crise incompréhensible cessa rapidement.

« Un médecin commis par la justice crut devoir s'engager
dans des considérations étrangères à la médecine légale et,
au lieu de s'en tenir à l'examen des faits matériels, imagina
une version de la scène, telle qu'elle avait dû se passer ; il
supposa que l'inculpé avait abusé de la faiblesse et de la
connivence tacite de la femme. Sur ce terrain mobile, le
médecin légiste perdit toute solidité, et le roman se subs-
titua à la science. Ce médecin crut aussi devoir blâmer la
façon dont son confrère inculpé avait pratiqué le toucher,

déclarant que l'on devait faire coucher les femmes pour les toucher. C'est là une erreur grave, un défaut de connaissance des habitudes médicales, qui est presque inexplicable. L'accusation s'empara de cet argument.

« Tel était l'état de cette douloureuse affaire lorsque je fus prié par la défense de donner mon avis. Je transcris ici les parties essentielles du mémoire que je rédigeai à cette occasion.

« Je ne connais pas d'exemple d'une femme s'évanouissant dans les bras d'un médecin qui la touche. Cela pourrait arriver si la femme était très-malade, profondément anémique, ce qui n'était pas ici le cas. D'ailleurs la syncope consiste en un état de défaillance absolu, marqué par la pâleur, la mollesse du corps, l'*insensibilité*: c'est ainsi qu'on peut dire avec raison que la syncope est l'image de la mort ; dans cet état on ne voit, on n'entend, on ne sent rien. Ce symptôme fâcheux, dangereux, redouté des médecins, exige des soins immédiats et rapides ; il faut que la tête soit inclinée en bas, le corps placé horizontalement : à la suite de cet état se produit un malaise prolongé. S'il se trouvait un médecin qui, voulant faire revenir à elle une personne en état de syncope, la transportât de son lit, où elle est bien à sa place, sur une chaise où elle serait mal placée, il serait le plus ignorant des hommes et en même temps, il faut le dire, il accomplirait une sorte de tour de force, car il est presque impossible d'asseoir un corps mou et affaissé... Enfin le témoin qui est entré dans la chambre n'a rien vu de semblable.

« Si l'on prend le récit de la femme, on le trouve en contradiction avec toutes les notions de la science et de l'expérience. Une femme évanouie ne sent pas, elle n'analyse rien, elle est insensible, comme morte : dans cette situation elle est pour le médecin un objet de crainte ou de pitié, et non un objet de convoitise. Sentir lorsqu'on est en état de syncope est une contradiction ; nous ne pouvons admettre un fait aussi contraire à l'histoire naturelle.

La dame X était-elle en état de catalepsie ? Il s'agirait ici d'un cas très-rare, exceptionnel, qui tient toujours à une maladie nerveuse constitutionnelle, l'hystérie. Or, une hystérique se reconnaît facilement ; elle a des convulsions, elle a des sensations de boule, de clou ; elle est insensible sur certaines parties de son corps. Rien de tout cela ne se rencontre chez la plaignante. Et en admettant, par impossible, la catalepsie, cet état d'insensibilité absolue et prolongée ne lui aurait pas permis de voir, d'entendre, de sentir, d'analyser, de se souvenir, comme elle prétend l'avoir fait.

« Resterait cet état indéterminé, vague, mal défini, cette molle langueur où tombe une femme amoureuse ; mais c'est là un fait volontaire. Une femme qui se laisserait aller librement à cette manifestation d'un tendre abandon serait mal venue à prétendre ensuite que sa liberté lui a été alors enlevée. Le médecin légiste ne doit pas permettre que de pareilles allégations soient soutenues devant la justice.

« Que penser de cette partie du récit où il est question d'un toucher mystérieux et criminel en un endroit qu'on ne sait dire, et qui produit l'évanouissement ? Nous ne connaissons pas cet organe mystérieux ni ces effets prodigieux du toucher. S'il s'agit du clitoris, ce récit est empreint d'une exagération ridicule ; cet organe n'a point de propriétés si extraordinaires, toutes les femmes savent cela, et la plaignante fait ici un récit plus romanesque que véridique.

« Quant à la scène de la maladie grave terminée si heureusement, et où l'on voit le médecin et le prêtre s'empresser, tandis qu'un témoin constate que le pouls est fort et rebondissant, et arrache cette prétendue mourante à une crise si incompréhensible, on n'y trouve ni les caractères de la syncope ni ceux de l'hystérie, ni ceux de la catalepsie. Cela n'a qu'un nom en médecine : *simulation*.

« En résumé, aucune preuve matérielle, aucun argument scientifique, ne pouvaient être produits en faveur de l'accusation. Notre conviction à cet égard était formelle, et la vérité heureusement se fit jour dans l'esprit des juges. Un acquittement honorable termina cette triste enquête. Quel est le médecin qui peut se dire à l'abri d'une pareille accusation? » En rapportant les faits qui précèdent, nous avons l'espoir de rendre service à nos confrères; c'est une page à ajouter au chapitre des dangers professionnels.

J'ai terminé l'examen des vingt-quatre questions qui, d'après l'analyse des faits que j'ai observés, m'ont paru se présenter le plus souvent dans le cours des enquêtes ou des débats judiciaires relatifs aux attentats à la pudeur et au viol; mais, je le répète en finissant, il faut se garder de croire que ce cercle de questions ne puisse pas être étendu suivant les circonstances imprévues de quelque affaire nouvelle.

DES SYSTÈMES DE DÉFENSE LE PLUS SOUVENT USITÉS DANS LES AFFAIRES DE VIOL ET D'ATTENTATS A LA PUDEUR.

Dans le cours de cette longue étude, je n'ai rien négligé pour faire pressentir les objections, les allégations diverses contre lesquelles l'expert doit presque inévitablement se heurter et qui constituent comme le fonds ordinaire et commun de la défense du plus grand nombre des accusés. Je me suis également attaché à montrer par quels moyens, tirés de l'appréciation exacte des circonstances de chaque cas particulier, il était le plus souvent facile de réfuter ces systèmes fragiles de justification. Je n'ai pour ainsi dire qu'à les résumer ici, suivant qu'ils se rapportent aux attentats à la pudeur ou au viol.

Pour les premiers, les déformations constatées dans *les*

parties sexuelles des petites filles seront attribuées par les
inculpés ou par leurs conseils à des habitudes d'onanisme :
l'écoulement dont elles seront atteintes, aux causes les plus
diverses, et en particulier à la malpropreté ou à l'exagération du tempérament lymphatique. Les défenseurs ne
manquent pas d'arguments empruntés à l'étiologie banale
de la leucorrhée et des inflammations vulvaires ; ils y ajoutent des considérations faciles sur la possibilité des erreurs
médicales relatives au diagnostic des diverses espèces d'é-
coulement. Mais, si l'on veut bien se rappeler ce que nous
avons dit de la marche que doit suivre l'expert, on verra
qu'en sortant de ces questions mal posées, de ces généra-
lités fausses et stériles, en s'attachant uniquement au fait
particulier qui lui est soumis, aux caractères spéciaux des
lésions constatées, rapprochées des conditions individuelles
du sujet examiné, en éliminant ainsi les causes qui ne peuvent trouver leur application dans chaque cas présent, il
sera le plus souvent possible de préciser les termes du pro-
blème et d'en donner la solution, en même temps que l'on
ruinera les objections plus ou moins spécieuses que peut
susciter la défense.

S'il s'agit d'un viol, d'une défloration consommée, le système le plus ordinaire est de discuter la date de la défloration, de supposer qu'elle remonte à une époque plus ancienne que celle à laquelle le crime se rapporterait. Plus
rarement on conteste les causes de la déchirure de l'hymen ;
on attribue à la victime des habitudes de débauche qui expliquent la perte de la virginité, ou un consentement qui
enlèverait à l'acte toute criminalité ; enfin on cherche à
disculper l'accusé en raison de son âge, de sa conformation
physique ou de ses dispositions particulières. C'est donc en
déterminant avec le plus de certitude possible l'époque de
la défloration d'après l'état des lèvres de la plaie et le degré
plus ou moins avancé de la cicatrisation ; les causes de la

déchirure de l'hymen d'après la forme et le siége qu'elle affecte ; les habitudes et les mœurs de la victime d'après la rétraction ou la non-rétraction des lambeaux de l'hymen qui indiquent si les rapprochements sexuels ont été isolés ou répétés ; l'état mental de la femme, qui peut fournir des indices sur sa participation plus ou moins volontaire aux actes qu'elle a subis ; enfin, c'est en recherchant sur l'inculpé les preuves de ces impossibilités physiques qu'on invoque, que l'expert parviendra à faire prévaloir l'opinion que son expérience et sa conscience lui auront fait adopter comme l'expression de la justice et de la vérité.

OBSERVATIONS D'ATTENTATS A LA PUDEUR ET DE VIOL.

Après avoir passé en revue les questions nombreuses et variées que la justice peut proposer à résoudre au médecin expert dans la poursuite et le jugement des crimes d'attentats à la pudeur et de viol, je crois utile de citer ici quelques faits particuliers qui pourront compléter utilement l'exposé analytique qui précède. Je ne multiplierai pas ces exemples, et je me bornerai à ceux qui offrent quelque particularité intéressante, soit au point de vue des constatations matérielles, soit eu égard aux questions qu'ils ont soulevées.

J'appellerai surtout l'attention, dans les faits qui vont suivre, sur la conformation des parties sexuelles, sur les lésions morbides et sur la déformation caractéristique consécutive aux attentats à la pudeur, ainsi que sur les cas exceptionnels de vice de conformation des organes génitaux. Dans les observations relatives au viol, j'insisterai particulièrement sur l'état des lambeaux de l'hymen déchiré et sur les viols suivis de mort.

Observation I. — *Attentat à la pudeur. — Signes négatifs. — Leucorrhée constitutionnelle.*

Visite de la jeune A. B., âgée de six ans et demi.

Enfant lymphatique peu développée, peu intelligente. Pleurs : yeux rouges, paupières enflammées, sans cils. Engorgement et abcès autour du cou.

Parties génitales externes très-peu développées. L'ouverture de la vulve est très-étroite et très-enfoncée : on aperçoit la membrane hymen qui la ferme complétement et dont le centre seul est percé d'un petit orifice ; elle est parfaitement intacte. La fourchette n'est nullement déprimée. Écoulement médiocrement abondant d'une matière jaune assez épaisse, qui imprègne la face interne des petites et des grandes lèvres et l'orifice de la vulve, mais sans trace d'inflammation ni d'ulcération. Pas de douleur.

Conclusion : 1° La jeune A. B. n'a pas été déflorée ; 2° la membrane hymen, ainsi que les parties extérieures de la génération, sont intactes et ne présentent les traces d'aucune violence ; 3° l'écoulement peu abondant dont est actuellement affectée la jeune B. paraît être uniquement dû à une irritation locale fréquente chez les petites filles d'un tempérament lymphatique et d'une constitution très-molle comme est la jeune B., qui a déjà été d'ailleurs atteinte d'un écoulement semblable ; 4° l'absence d'inflammation et d'ulcération, et l'intégrité des parties sexuelles, jointes à la nature de l'écoulement, ne permettent pas de penser qu'il résulte de la communication d'une affection vénérienne contagieuse ; 5° par suite des précédentes constatations, nous n'avons pas jugé nécessaire de visiter l'inculpé, dont l'état a déjà du reste été l'objet d'un premier examen.

Observ. II. — *Attentat à la pudeur avec déchirure incomplète de l'hymen.*

Visite de la jeune M. F., âgée de dix ans.

Assez grande pour son âge : bonne constitution. Pas de scrofules. Parties sexuelles bien conformées. Développement avancé mais non exagéré. Membrane hymen non détruite. Orifice de la

vulve notablement élargi, mais sur le bord gauche et vers l'insertion supérieure de l'hymen, déchirure qui intéresse les deux
tiers de la hauteur. Déchirure incomplétement cicatrisée et
marquée par un gonflement et une vive rougeur des deux lèvres
de la blessure. L'inflammation ne s'étend pas aux parties adja-
centes, ni tuméfaction, ni rougeur, ni écoulement. Pas de douleur. Santé générale non altérée.

1° La jeune M. F. n'a pas été déflorée ; 2° mais elle présente
une déchirure incomplète de la membrane hymen, qui est le résultat manifeste d'une tentative d'introduction d'un corps dur et
volumineux comme le membre viril ; 3° il n'existe aucune trace
d'affection vénérienne, soit ancienne, soit récente ; 4° l'inflammation circonscrite est l'indice des violences qui ont été exercées sur la jeune F.

OBSERV. III. — *Attentat à la pudeur.* — *Inflammation simple mais
très-aiguë de la vulve et du vagin.*

Visite, le 27 juin 1856, de la jeune C. P., âgée de huit ans.

Jeune enfant de constitution excellente. Parties sexuelles bien
conformées et pas plus développées que l'âge ne le comporte. Inflammation générale de la vulve. Hymen rouge, tuméfié, déchiré
sur le bord libre. Écoulement abondant de matière purulente
sortant du vagin ; ni ulcération ni engorgement, Bon état général.

L'inculpé présente à l'extrémité du membre viril de nombreuses excoriations récentes, mais sans caractère syphilitique,
et qui peuvent se rattacher à une irritation de l'urèthre, qui se
manifeste par un suintement muqueux assez abondant, que la
pression du pénis rend très-apparent. Il y a en outre à la base
du gland une cicatrice ancienne dont le siége et la forme indiquent qu'elle provient d'un chancre depuis longtemps guéri. On
n'a trouvé d'ailleurs sur ce détenu aucun signe actuel de syphilis
constitutionnelle.

1° La jeune C. P. n'a pas été déflorée.

2° Elle porte des traces de violences manifestes, caractérisées
par la déchirure incomplète de l'hymen et par l'inflammation très-
aiguë dont les parties sexuelles sont le siége.

3° Cette inflammation, qui peut être le résultat d'un contact
impur, peut aussi être simplement le résultat de l'irritation pro-

duite par des tentatives violentes d'introduction du membre viril. Elle ne peut dans aucun cas être attribuée soit à la mauvaise constitution de l'enfant, soit à des habitudes vicieuses de sa part.

4° Le nommé C... n'est atteint en ce moment d'aucune affection vénérienne actuellement communicable, mais il porte les traces d'une inflammation chronique des organes génitaux, qui peut avoir rendu son approche encore plus irritante pour les parties délicates d'un enfant.

OBSERV. IV. — *Attentat à la pudeur sur une petite fille âgée de quatre ans et demi. — Inflammation simple avec végétations de la vulve.*

La jeune C. P., âgée de quatre ans et demi, est d'une belle constitution, mais assez peu développée pour son âge. Les parties sexuelles sont bien conformées. On note seulement une dilatation marquée de la vulve. La membrane hymen existe sans déchirure ; mais sur sa face externe, ainsi que sur le bord interne des petites lèvres et à l'entrée même de l'urèthre, il existe cinq petites excroissances ayant la forme de végétations granuleuses dont le volume varie depuis celui d'un gros grain de millet jusqu'à celui d'une petite lentille. Elles sont d'un rouge vif et formées aux dépens d'une membrane muqueuse, qui, du reste, n'est pas ulcérée et n'est le siége d'aucun écoulement. Les ganglions de l'aine sont le siége d'un égorgement peu considérable. Il n'y a pas de traces de violence appréciables. On ne voit pas non plus d'éruption spécifique dans les diverses parties du corps, et notamment autour des organes sexuels et de l'anus.

CONCLUSION : 1° La jeune C. P. n'est pas déflorée; 2° elle présente aux parties sexuelles, outre un élargissement marqué de la vulve. plusieurs végétations qui, sans être le résultat nécessaire d'une maladie vénérienne communiquée, sont l'indice d'une irritation locale très-vive, analogue à celle qu'auraient déterminée des frottements répétés, des attouchements violents et des tentatives d'intromission du membre viril ; 3° la constitution de l'enfant, l'absence d'écoulement aux parties sexuelles, montrent que l'affection dont elles sont le siége ne peut reconnaître pour cause une disposition naturelle caractéristique du tempérament lymphatique, et qu'elle résulte de violences directes.

OBSERV. V. — *Attentat à la pudeur sur une petite fille de cinq ans. — Désordres considérables. — Inflammation. — Écoulement blennorrhagique.*

Examen de la jeune P., âgée de cinq ans.

Peu développée. Tempérament lymphatique ; a eu quelques engorgements glanduleux, et à différentes reprises léger écoulement leucorrhéique des parties extérieures de la génération. Des renseignements fournis par l'enfant au milieu d'hésitations et de larmes, il résulte que l'inculpé se s rait livré trois fois sur elle à des tentatives de violences ; que, le 10 janvier notamment, il l'aurait attirée dans sa chambre, et qu'après l'avoir jetée sur son lit, il s'était couché sur elle, lui avait introduit un morceau de bois très-dur dans le derrière, qu'il était resté dans cette position pendant un petit quart d'heure, et qu'enfin elle s'était sentie mouillée autour des parties. Elle ajoute qu'elle avait souffert et que la douleur l'avait fait crier.

Grandes lèvres imprégnées de mucus purulent concrété. Entrée de la vulve siége d'une inflammation très-violente avec rougeur vive de la face interne des petites lèvres, ulcération superficielle de la membrane muqueuse qui les revêt, et enfin écoulement abondant d'une matière épaisse et assez analogue au pus. Le clitoris est plus développé qu'il ne l'est d'habitude; il n'est le siége d'aucune irritation particulière; la fourchette est intacte. L'entrée de la vulve est manifestement élargie, elle offre une disposition infundibuliforme, et constitue une sorte de canal assez large pour admettre le pouce d'un homme adulte, et qui se rétrécit au niveau de l'hymen. Cette membrane n'est pas déchirée dans son segment inférieur, mais l'orifice central est notablement agrandi ; les bords de l'hymen, incomplétement détruits, forment de chaque côté de l'entrée du vagin un repli saillant, rouge, tuméfié, légèrement excorié. Il n'existe pas de chancres. Les ganglions de l'aine sont tuméfiés et un peu douloureux.

Pas de traces de contusions, ni sur les bras, ni sur les membres inférieurs. Santé générale non altérée.

1º La jeune P. est actuellement affectée d'une inflammation très-violente des parties extérieures de la génération avec écoulement blennorrhagique abondant.

2° La membrane hymen est incomplétement déchirée et l'orifice du vagin manifestement élargi.

3° Ces désordres peuvent être attribués à des violences répétées et à des tentatives d'introduction d'un corps dur dans les parties sexuelles.

4° La nature de l'écoulement et l'intensité de l'inflammation ne permettent pas de les rapporter à un flux leucorrhéique analogue à celui qui peut exister chez les petites filles d'un tempérament lymphatique.

5° Rien n'indique que la jeune P. soit adonnée à des habitudes d'onanisme.

6° L'écoulement blennorrhagique dont est atteinte cette enfant peut lui avoir été communiqué par le contact, et est analogue à l'affection qui a été constatée chez l'inculpé.

OBSERV. VI. — *Attentat à la pudeur sur une petite fille de quatre ans et demi. — Inflammation vulvaire. — Écoulement par l'urèthre. — Blennorrhagie communiquée.*

Visite de la jeune H. M., à Lourcine.

Enfant de quatre ans et demi, bien constituée. Pas de scrofules. Parties bien conformées. Pas de développement anticipé. Inflammation très-aiguë. Gonflement, rougeur très-vive. Écoulement purulent verdâtre par la vulve et l'urèthre, turgescence vasculaire très-remarquable. Hymen non détruit, rouge, tuméfié. Pas d'élargissement. Santé générale non altérée.

L'inculpé est atteint d'une chaudepisse aiguë avec écoulement purulent verdâtre, rougeur du méat et du prépuce, pas de chancres, qui remonte à un mois, à ce qu'il dit. Il prétend faussement que c'est le retour d'un écoulement ancien de plus de cinq ans.

1° La jeune M. n'a pas été déflorée.

2° Elle est atteinte d'un écoulement blennorrhagique qui résulte manifestement d'un contact impur et qui est de nature vénérienne.

3° Elle ne porte pas d'autres traces actuellement appréciables de violence et d'attentat.

4° Le nommé B... est affecté d'un écoulement actuellement communicable et de la même nature que celui dont l'enfant est atteinte.

OBSERV. VII. — *Attentat à la pudeur commis par un vieillard sep-*
tuagénaire sur une petite fille âgée de huit ans. — Inflammation
très-aiguë de la vulve. — Blennorrhagie communiquée. — Exa-
men de l'inculpé. — Analyse des taches.

E. B..., âgée de huit ans, est généralement peu développée,
elle est chétive, et ses traits flétris, son teint plombé, ses yeux
fortement cernés, lui donnent un aspect qui n'est pas naturel à
son âge. C'est avec beaucoup de difficulté qu'elle consent à nous
répondre, et les renseignements qu'elle nous donne sont fort incomplets. Il en résulte cependant que, depuis assez longtemps
déjà, un an environ, le sieur L..., chez lequel elle allait à l'école,
s'était livré sur elle à des attouchements répétés et l'avait forcée
à porter elle-même la main dans son pantalon; enfin, à plusieurs
reprises, il l'avait mise sur une chaise, la robe relevée, les jambes fortement écartées, et, se plaçant en face d'elle, avait renouvelé ses attouchements et avait de plus introduit autre chose
que son doigt entre ses jambes. La jeune A. B... ajoute qu'une
fois elle s'est senti les jambes mouillées. Du reste elle n'a jamais
souffert, ni pendant, ni après les actes auxquels se livrait le
sieur L... Il y a seulement un mois qu'elle a été affectée d'un
écoulement vaginal abondant, qui a éveillé l'attention de ses
parents et amené ses aveux. La dame B... nous a représenté les
draps qui avaient été récemment enlevés du lit que sa fille occupe seule, et ceux qui y sont actuellement ; elle nous a montré
également plusieurs chemises qui ont été portées dans ces derniers temps par son enfant. Elle nous a déclaré en même temps
n'avoir pas conservé celle qu'avait la jeune A... lors de ses derniers rapports avec le sieur L...

Nous avons soumis ensuite les parties sexuelles de la jeune
B... à un examen attentif, et nous les avons trouvées dans l'état
suivant :

Les parties extérieures de la génération ne sont pas plus développées que ne le comporte l'âge de l'enfant. Le bord des
grandes lèvres est rouge et comme gercé. Leur face interne est
aussi le siège d'une irritation assez vive : mais c'est surtout
en pénétrant plus profondément que l'on découvre des désordres plus grands. Les petites lèvres et la membrane
muqueuse qui tapisse l'orifice de la vulve et celui de l'urèthre

offrent les signes de la plus violente inflammation : une rougeur
ardente avec boursouflement et quelques petites excoriations superficielles. La membrane hymen existe ; elle n'est ni déchirée
ni déformée, mais sa face antérieure est, comme les parties voisines, fortement enflammée, tuméfiée et saignante au moindre
contact. L'ouverture de l'hymen paraît un peu élargie, mais
trop peu cependant pour admettre l'extrémité du petit doigt,
surtout dans l'état d'irritation où se trouvent ces organes. La
fourchette est intacte. Le clitoris est très-peu développé. Enfin on
voit s'écouler à la surface des parties malades et par l'orifice
étroit de la vulve une matière jaunâtre peu épaisse qui suinte
d'une manière continue, et dont la quantité augmente notablement lorsqu'on presse au niveau du périnée sur la cloison du vagin. L'enfant n'accuse d'ailleurs qu'une médiocre douleur et dit ne
pas souffrir en urinant. Il n'existe dans les aines aucun engorgement ganglionnaire, non plus qu'aucune autre lésion dans le
reste du corps.

Les différents linges qui nous ont été présentés nous ont offert des taches qu'il nous reste à décrire. Les chemises portées
depuis une quinzaine de jours par la jeune A. B..., et notamment celle qu'elle avait au moment de notre visite, sont souillées
en avant et en arrière dans toute leur largeur par un nombre
considérable de taches d'un jaune verdâtre, formées par un
mucus purulent desséché, auquel se mêlent en petite quantité
quelques traces sanguinolentes et d'autres souillures produites
par des matières fécales. Ces traces se retrouvent avec leur coloration spéciale et tous leurs caractères sur les draps qui ont séjourné pendant deux semaines au lit de la jeune A... et sur ceux
qui y sont depuis huit jours. La teinte verdâtre est un peu moins
marquée sur ces derniers, où les taches sont en général moins
épaisses et d'une couleur plutôt grisâtre. Nous n'avons pas eu à
rechercher si du sperme était mélangé à ces taches que la mère
nous a affirmé être toutes récentes et postérieures aux rapports
qui auraient pu exister entre un homme et son enfant.

De l'examen des faits qui précèdent, et de l'examen auquel
nous nous sommes livré, nous concluons que :

1º La jeune A. B... n'a pas été déflorée ; 2º elle est affectée en
ce moment d'une très-violente inflammation avec écoulement
muco-purulent des parties extérieures de la génération ; 3º cette
inflammation et l'écoulement qui l'accompagne peuvent résulter

simplement d'un contact irritant auquel auraient été soumises
les parties sexuelles, et notamment des attouchements répétés ou
du frottement du membre viril à l'entrée de la vulve ; 4° il est
possible, en outre, que l'écoulement soit le résultat d'une affection vénérienne communiquée ; mais c'est ce que ne permettent
pas de reconnaître les caractères physiques ou chimiques de la
matière de l'écoulement ; 5° l'examen des organes génitaux du
sieur L... pourrait seul jeter quelques lueurs sur la nature de l'affection dont est atteinte la jeune A. B...

L'inculpé L..., âgé de soixante et onze ans, cassé, atteint d'une
double hernie inguinale énorme et de varices, est affecté d'un
écoulement uréthral très-considérable, vénérien, contagieux, et
peut, par le simple contact des parties sexuelles, avoir communiqué à A. B... l'écoulement dont elle est atteinte.

Observ. VIII. — *Attentat à la pudeur sur deux petites filles. — Inflammation vulvaire. — Déformation des parties sexuelles. —
Lésions de la bouche et des lèvres.*

J'ai eu, dans cette affaire, à examiner deux petites filles dont
je vais expliquer sommairement l'état.

1° Élisabeth, âgée de dix ans moins un mois, est une enfant
de taille ordinaire, d'une constitution assez chétive ; et son teint
est pâle et flétri, ses yeux fortement cernés. Elle a l'air très-
avancé et très-intelligent, et répond avec une assurance et une
précision qui ne se démentent pas un seul instant.

Interrogée par nous sur ses rapports avec le sieur B..., elle
nous fait le récit de toutes les circonstances qui sont mentionnées
dans les interrogatoires dont nous avons pris connaissance et
qu'il est inutile de répéter. Nous rappellerons seulement les détails les plus importants. Il y a trois ans que le sieur B... aurait
pour la première fois attiré dans son lit la jeune Élisabeth, et
depuis cette époque, le même acte se serait renouvelé toutes les
fois que l'occasion s'en serait présentée. Dans ces diverses ren-
contres, il aurait non-seulement porté les mains sur les parties
les plus secrètes du corps de l'enfant, mais encore à plusieurs
reprises il lui aurait placé le membre viril entre les cuisses, soit
en avant, soit en arrière, en la mettant soit sur le dos, soit sur
le ventre, et s'étendant sur elle. Plus d'une fois Élisabeth se
sentit mouillée sur le ventre et sur les cuisses par un liquide

qu'elle prit pour de l'urine, et sur la nature duquel elle ne peut s'expliquer. En général, lorsque le sieur B... se portait sur elle à cette tentative de coït, elle éprouvait une vive cuisson et une sensation pénible qui la portait à s'agiter et à se retirer. Une seule fois elle ressentit une douleur plus violente que de coutume en même temps qu'elle était couverte par une liqueur abondante. A la suite de ces actes si fréquemment renouvelés, Elisabeth continuait à souffrir de démangeaisons et de picotements assez douloureux aux parties génitales. Elle ne s'est aperçue d'ailleurs d'aucun écoulement. Elle ajoute que, dans ses attouchements, B .. n'a jamais cherché à faire pénétrer son doigt au delà de l'orifice extérieur de la vulve. Ce sont là tous les excès auquel il s'est porté sur elle. Au dire du sieur N..., depuis qu'il a cette enfant chez lui, il a remarqué que, chaque fois qu'elle allait chez B..., elle en revenait mal à son aise, marchant péniblement, et qu'elle avait même eu plusieurs vomissements. Il n'a pas observé qu'elle fût adonnée à la masturbation.

L'examen des parties sexuelles nous montre un développement assez considérable de ces parties : le pubis est garni d'un duvet assez apparent ; les grandes lèvres forment une saillie très-marquée, surtout en arrière, où elles s'écartent de manière à laisser voir facilement l'orifice du vagin, qui est assez dilaté pour admettre l'extrémité du pouce d'un adulte, les petites lèvres sont développées ; le clitoris, au contraire, est peu apparent ; la fourchette est amincie et déprimée, mais ne présente pas de déchirure. A notre première visite, une inflammation extrêmement violente occupait l'entrée du vagin. Toutes les parties étaient considérablement boursouflées, d'un rouge très-vif et d'une sensibilité telle que le moindre contact était insupportable et qu'il était difficile d'apprécier bien exactement l'état des parties. La seconde fois lorsque nous avons renouvelé notre examen, quelques moyens très-simples que nous avions prescrits avaient diminué la phlogose, et nous avons pu voir que la membrane hymen, d'ailleurs intacte, est refoulée profondément, de manière à laisser en arrière un cul-de-sac assez profond entre la convexité et le bord postérieur du vagin. Elle est encore tuméfiée et très-rouge, et l'orifice que circonscrit son bord concave est rétréci par le gonflement. Il n'existe ni ulcération ni écoulement appréciable, et l'on ne constate sur le linge aucune tache qui en indique l'existence. Il n'y a non plus dans les aines et à l'hypogastre ni tumeur ni douleur.

Du côté de l'anus, il n'y a absolument rien à noter : la forme de l'orifice n'est pas modifiée ; il n'est ni élargi, ni déchiré, et ne présente aucune trace de contusion ou de violence. Il n'en existe pas non plus sur d'autres parties du corps.

2º La jeune Joséphine, âgée de six ans et quatre mois, est peu développée et d'une constitution délicate. La physionomie est extrêmement douce et candide ; elle répond avec une grande timidité, mais en même temps avec une naïveté qui ne manque pas de précision.

Il y aurait, suivant ses réponses, dix-huit mois que son papa B. . l'aurait associée aux actes qu'il commettait sur sa sœur ; elles entraient toutes les deux dans le lit et passaient successivement entre ses mains. D'autrefois il les emmenait séparément dans quelque partie isolée de la maison. Il essaya sur la petite Joséphine, dans la même position que sa sœur, d'introduire le pénis soit dans le vagin, soit dans l'anus ; mais il réitéra moins souvent ces tentatives, qu'il ne poussa jamais très-loin, il se bornait avec elle à de mutuels attouchements...

Les parties génitales de la petite Joséphine ne présentent rien d'anormal, si ce n'est un peu de rougeur des petites lèvres, sans inflammation bien notable, sans écoulement, sans ulcération. La membrane hymen est dans un état d'intégrité parfaite ; l'anus est également intact, ainsi que le reste du corps.

Il n'en est pas de même de la bouche : les lèvres sont gonflées et très rouges. Tout leur pourtour est couvert de petites ulcérations assez analogues par leur forme et leur aspect à des aphthes, mais exclusivement limitées au bord extérieur des lèvres, et ne s'étendant ni à leur face interne, ni en dedans des joues, ni à aucune autre partie de la bouche. Les commissures labiales sont fendillées et en partie déchirées, d'où il résulte que l'enfant ne peut ouvrir la bouche sans une vive douleur, ni parler ou remuer les lèvres sans une grande difficulté. Elle affirme qu'elle n'a jamais eu d'affection semblable avant des efforts dégoûtants de succion qu'a exigés d'elle le sieur B...

Des faits qui viennent d'être exposés, nous concluons que :

A. Pour la jeune Élisabeth : 1º Il existe une violente inflammation et une conformation particulière des parties génitales externes, qui peuvent être la suite d'un contact irritant et répété d'un corps dur comme serait le membre viril en érection. 2º Il n'y a ni écoulement, ni ulcération, ni aucune trace d'affection syphilitique communiquée. 3º La membrane hymen est enflam-

mée et refoulée, mais il n'y a pas eu défloration. 4° L'anus ne
présente, pas plus que le reste du corps, aucune trace de violence.

B. Pour la jeune Joséphine : 1° Il n'existe aucune lésion, ni
aucune trace de violence du côté des parties génitales ni de
l'anus. Il n'y a pas eu défloration. 2° Les lèvres sont le siége
d'une inflammation très-vive, et de nombreuses ulcérations, qui,
eu égard à leur localisation exacte et à l'absence de lésions semblables dans l'intérieur de la bouche, paraissent dues à une
cause externe et directe. 3° Ces altérations peuvent en particulier avoir été produites par l'introduction et le frottement d'un
corps volumineux et dur comme serait le membre viril et le
contact d'une nature âcre comme l'humeur sébacée que sécrète
la face interne du prépuce. 4° Quant à la nature des ulcérations,
bien qu'elles paraissent simples et non syphilitiques, nous ne
pourrons la déterminer avec toute certitude que lorsqu'il nous
aura été permis de procéder à la visite du sieur B..., et peut-
être du jeune J. P...

OBSERV. IX. — *Attentats à la pudeur répétés sur une petite fille de*
neuf ans. — Déformation de la vulve.

Visite de la jeune C.., âgée de neuf ans.

Teint flétri, yeux caves, développement précoce, débauche
prématurée. Organes sexuels très-développés ; vulve large et profonde : hymen non déchiré mais refoulé. Infundibulum assez
profond pour admettre l'extrémité du pénis ; ni inflammation,
ni ulcération, ni écoulement, ni déchirure. Pas de traces de violence sur le reste du corps.

La jeune C... n'a pas été déflorée, mais présente une déformation caractéristique des parties extérieures de la génération,
résultat des tentatives répétées d'intromission d'un corps dur
et volumineux, comme le membre viril.

OBSERV. X. — *Attentats à la pudeur répétés sur une petite fille de*
dix ans. — Déformation caractéristique.

Visite de la jeune M. D..., dix ans, à Belleville, chez sa tante,
victime d'attentat de la part du nommé A.

Enfant peu développée. Se refusa d'abord à l'examen. Bonne constitution. Parties sexuelles bien conformées, développement exagéré. L'entrée de la vulve et du vagin, notablement élargie, forme une sorte d'entonnoir au fond duquel se voit la membrane hymen refoulée et incomplétement déchirée. La fourchette, déprimée, ne porte aucune cicatrice. Ni inflammation, ni écoulement, ni ulcération.

1° La jeune M. D... n'est pas complétement déflorée. 2° Elle présente une déformation particulière des organes sexuels due à des tentatives répétées d'intromission d'un corps volumineux, comme le membre viril. 3° Ces tentatives peuvent remonter à une époque assez éloignée, mais qu'il est impossible de préciser.

Observ. XI. — *Attentats à la pudeur répétés sur une petite fille âgée de onze ans. — Déformation caractéristique.*

Visite de la jeune M. A. L..., âgée de onze ans, victime d'attentats répétés.

Petite taille. Teint flétri, yeux cernés. Déformation des organes sexuels. Vulve largement ouverte ; grandes et petites lèvres très-développées, en augmentant la profondeur. Dimensions du clitoris non exagérées. Hymen refoulé au fond d'une sorte d'infundibulum, en partie détruit et réduit à une sorte de repli circulaire qui laisse ouvert l'orifice élargi du vagin. Cette destruction partielle de l'hymen ne consiste pas en une déchirure, mais en une sorte d'usure qui, jointe à la déformation et à la disposition infundibuliforme de la vulve, atteste des tentatives réitérées. Pas d'inflammation.

La jeune L... n'a pas été complétement déflorée ; mais elle présente une déformation et un élargissement des parties extérieures de la génération qui peuvent avoir été produits par des tentatives répétées d'intromission d'un corps dur et volumineux, comme le membre viril.

Il est impossible de déterminer d'une manière précise la date et le nombre de ces actes ; il est permis néanmoins d'affirmer qu'ils remontent à plus d'un mois, et se sont renouvelés un assez grand nombre de fois.

OBSERV. XII. — *Attentats à la pudeur répétés. — Déformation de
la vulve chez une petite fille de onze ans.*

Visite, le 28 décembre 1852, à Vincennes, de la jeune I...

Enfant de onze ans, forte, physionomie étrange, difficultés
pour se laisser examiner. Parties sexuelles volumineuses. Grandes
lèvres fortes, velues. Ouverture de la vulve dilatée. Hymen non
déchiré, mais refoulé et rétracté de telle sorte, que l'orifice du
vagin est élargi, sans cependant pouvoir admettre un corps
aussi volumineux que le membre viril. Fourchette déprimée,
mais non déchirée ; muqueuse rouge sans inflammation, ni ulcération, ni écoulement. Santé générale bonne.

La jeune I... n'a pas été déflorée, mais elle présente une déformation caractéristique des parties sexuelles, qui résulte de
tentatives répétées d'intromission du membre viril. Ces tentatives remontent à une époque assez éloignée et impossible à
préciser, mais qu'il est permis d'évaluer au moins à deux ou
trois mois. Il n'existe aucune trace de violences extérieures, non
plus qu'aucun signe d'affection vénérienne ancienne ou récente.

OBSERV. XIII. *Attentats à la pudeur répétés sur une petite fille de
onze ans. — Déformation caractéristique des organes sexuels.*

Visite à l'hospice des Enfants-Trouvés, le 19 septembre 1849,
de la jeune A... G...

Cette enfant, âgée de moins de onze ans, présente dans toute sa
personne un développement physique et intellectuel fort au-
dessus de son âge. Sa physionomie, quoique peu ouverte, est
assez heureuse. Elle est seulement fort pâle ; son teint est flétri
et ses yeux fortement cernés. Avant même que nous nous soyons
suffisamment expliqué sur les questions que nous lui adressons
relativement aux violences dont elle aurait été l'objet, elle s'em-
presse de devancer nos interrogations en nous opposant des dénégations obstinées. Elle se prête avec peine à l'examen auquel
nous devons la soumettre, et paraît redouter une douleur qui
lui serait déjà connue. Nous parvenons cependant à constater
les particularités suivantes :

Les parties extérieures de la génération sont remarquables par un développement anticipé et tout à fait extraordinaire. Le pubis est couvert de poils assez abondants et très-longs; les grandes lèvres, fort développées déjà, en sont également pourvues ; le clitoris est d'un volume très-supérieur à celui qu'il présente d'ordinaire à cet âge; mais ce qui frappe surtout, c'est l'absence de toute fraîcheur et l'aspect flétri de ces parties. Quand on écarte les petites lèvres, on voit que l'entrée de la vulve est notablement élargie et présente une disposition infundibuliforme très-marquée. L'hymen, qui se trouve refoulé au fond de cette espèce d'entonnoir, n'est pas complétement détruit : mais il est réduit à un anneau assez étroit dont l'orifice central est fort agrandi ; le bord libre de cette membrane est irrégulier, rouge, tuméfié ; à sa base, on voit aussi une rougeur très-vive, due à une irritation assez profonde de la membrane muqueuse qui revêt l'entrée du vagin. Une sensibilité exagérée accompagne cette irritation, et le contact de cette partie détermine chez l'enfant quelques douleurs.

Il n'existe pas d'autres traces de violence. On ne trouve pas non plus les signes d'une affection vénérienne communiquée.

Conclusions. De l'examen qui précède nous concluons que :

1° Le développement précoce, l'aspect et la disposition particulière des organes sexuels chez la jeune A. G... sont l'indice certain d'une dépravation prématurée et d'actes vénériens répétés. 2. Il y a eu chez cette enfant non pas défloration complète, mais refoulement de la membrane hymen, élargissement de l'orifice vulvaire et irritation vive de ces parties, produits par l'introduction forcée et fréquemment renouvelée d'un corps dur, comme serait le pénis. 3° Il est impossible de fixer d'une manière précise l'époque à laquelle remonterait le premier accomplissement de ces actes attentatoires à la pudeur; il est néanmoins très-vraisemblable qu'ils remontent à plus d'une année.

Observ. XIV. — *Attentats à la pudeur répétés sur une petite fille âgée de douze ans et demi. — Déformation caractéristique.*

Visite de la jeune M. F..., douze ans et demi.

Quoique d'une taille et d'une physionomie non exagérées, développement vraiment extraordinaire des organes sexuels et de tous les attributs extérieurs de la nubilité. Vulve largement ouverte. Membrane hymen réduite à un anneau très-lâche, ne formant qu'un simple repli autour de l'orifice béant du vagin, dont les dimension sont de nature à permettre l'introduction libre et facile du membre viril volumineux. Il n'y a d'ailleurs aucune trace encore apparente de déchirure, d'inflammation ou de lésion quelconque.

OBSERV. XV. — *Attentats à la pudeur répétés. — Déformation caractéristique chez une jeune fille de treize ans et demi.*

Visite, le 5 janvier 1854, de la jeune A. H..., à Charonne, âgée de treize ans et demi.

Jeune fille grande, assez développée, quoique non nubile. Organes génitaux surtout présentant un développement presque complet et des poils assez nombreux recouvrant les grandes lèvres et le pubis. Vulve saillante et très-largement ouverte. Clitoris très-volumineux. Hymen, sans être entièrement détruit, profondément refoulé et en partie déchiré, en partie relâché, de manière à laisser béant et très-élargi l'orifice du vagin, dont la dilatation permet l'introduction facile du doigt.. D'ailleurs ni inflammation, ni rougeur, ni écoulement. Santé générale excellente.

1º La jeune A.H... n'a pas été complétement déflorée ; 2º mais les parties sexuelles sont le siége d'une déformation caractéristique, qui résulte manifestement de tentatives répétées d'intromission d'un corps dur et volumineux, comme le membre viril. 3º Ces tentatives ne sont pas toutes récentes, et l'état de la jeune A. H... indique des habitudes déjà anciennes de débauche. 4º Il n'existe pas d'autres traces de violences, non plus qu'aucun signe d'affection vénérienne ancienne ou récente.

OBSERV. XVI. — *Attentats à la pudeur répétés. — Déformation caractéristique de la vulve.*

Visite le 5 avril 1854, à l'hospice Sainte-Eugénie, de la jeune E. R..., âgée de quatorze ans et demi, formée depuis deux mois ; scrofuleuse ; organes sexuels prématurément développés : grandes et petites lèvres énormes, allongées, grosses, repliées : en les écartant, elles laissent béant un infundibulum au fond duquel se trouve l'orifice élargi du vagin. La membrane hymen est incomplétement déchirée, mais considérablement relâchée, au point d'admettre sans difficulté l'index. Flueurs blanches très-abondantes. Pas d'affection vénérienne.

1° E. R .. incomplétement déflorée. 2° Déformation caractéristique et élargissement des parties sexuelles indiquant une longue habitude d'attouchements et de tentatives répétées d'intromission d'un corps volumineux et dur, comme le membre viril. 3° Elle ne porte pas d'autres traces de violence, non plus qu'aucune marque d'affection syphilitique ou autre, ancienne ou récente.

OBSERV. XVII. — *Attentats à la pudeur répétés. — Déformation ancienne et caractéristique des organes sexuels.*

Au mois de février 1863, par suite d'une commission rogatoire de province, j'ai eu à donner mon avis sur un cas jugé contradictoirement par deux médecins.

La jeune I. S... âgée de 7 ans, est petite pour son âge, mais d'une bonne constitution. Le développement des parties sexuelles n'a rien de prématurément exagéré, mais elles sont le siége d'une déformation caractéristique que les deux premiers experts ont reconnue comme nous. La membrane hymen n'est pas détruite, mais elle est réduite à une bande circulaire très-amincie et qui ne ferme pas l'entrée du vagin. L'orifice de ce canal est notablement élargie. Au niveau de la fourchette, qui est presque complétement effacée, on reconnaît une petite cicatrice qui est en rapport avec l'ulcération superficielle précédemment constatée. Le clitoris et les autres parties qui composent les organes génitaux extérieurs n'offrent rien d'anormal. Il n'existe plus actuellement aucune trace de l'inflammation et de l'écoulement qui ont été précédemment notés.

En résumé, la jeune I. S. n'est pas déflorée, mais elle présente une déformation caractéristique de la vulve ; un amincissement de la membrane hymen, une déchirure de la fourchette et un élargissement de l'orifice du vagin qui indiquent, à n'en pas douter, des tentatives répétées d'intromission d'un corps volumineux et dur comme le membre viril.

Ces désordres ne peuvent être attribués ni à une disposition naturelle ni à des attouchements de l'enfant sur elle-même.

Il est impossible de déterminer avec certitude l'époque à laquelle ils se sont produits, mais rien ne s'oppose à ce qu'ils remontent à la date qui a été indiquée.

L'un des médecins consultés s'était livré à de longues dissertations sur l'état de l'hymen. Il trouvait la membrane très-bien développée, tout à fait intacte, et cependant, dit-il, on voit l'intérieur du vagin. Ce qui implique contradiction, car jamais rien de pareil ne se rencontre chez les petites filles.

OBSERV. XVIII. *Attentats à la pudeur répétés commis par un père sur sa fille.*

La jeune L..., âgée de 15 ans, est petite, non formée, mais présentant des signes de nubilité. La vulve très-développée est large et le clitoris très-gros. L'hymen relâché, non déchiré, le vagin béant.

La santé générale n'est pas altérée.

Il résulte de cet examen que :

1° la jeune L..., bien que non complétement déflorée, présente des signes génitaux qui attestent des attouchements et des rapprochements sexuels répétés qui peuvent avoir été accomplis par un homme adulte.

2° Ces actes remontent à une époque déjà ancienne, mais dont il n'est pas possible de préciser exactement la date.

OBSERV. XIX. — *Attentats à la pudeur répétés. — Déformation caractéristique.*

Visite le 13 octobre 1870, en présence du père et de la belle-mère. — Accusé âgé de 21 ans.

Adèle V..., âgée de 11 ans et demi, de constitution assez délicate, très-avancée pour son âge.

Les parties sexuelles présentent un développement prématuré. La vulve s'ouvre largement. Les grandes et les petites lèvres s'écartent très facilement et découvrent un vestibule évasé et profond, au fond duquel se voit l'orifice du vagin refoulé et élargi. La membrane hymen n'est pas déchirée, mais manifestement dilatée et relâchée ; elle ne ferme nullement l'entrée du vagin. Le clitoris est très-volumineux eu égard à l'âge de l'enfant.

Il n'y a d'ailleurs aucune trace d'irritation récente, ni rougeur, ni gonflement, ni sensibilité exagérée, ni écoulement.

Les traits de l'enfant portent l'empreinte d'une fatigue habituelle ; mais la santé ne paraît pas altérée.

En résumé : 1º La jeune Adèle V..., sans être complétement déflorée, porte la trace d'attouchements et de tentatives répétées d'intromission dans les parties sexuelles d'un corps plus volumineux que le doigt de l'enfant.

2º Ces actes ne sont pas récents et ont dû commencer à une époque déjà éloignée et continuer pendant un temps assez long.

OBSERV. XX. — *Attentats à la pudeur répétés.* — *Actes de sodomie. Déformation caractéristique.*

Le 8 février 1868, j'ai visité une petite fille de sept ans, forte et présentant les organes génitaux prématurément développés. Le clitoris très-volumineux est turgescent et violacé ; la vulve large et béante ; l'hymen refoulé rouge offre une déchirure incomplète de son bord libre.

L'anus présente des lésions caractéristiques. L'orifice est dilaté, largement ouvert, le sphincter forcé est rouge et irrité. La santé générale n'est pas altérée. En résumé : 1º La jeune fille dont il s'agit n'est pas complétement déflorée. 2º La défloration des parties sexuelles atteste qu'elle a subi des tentatives violentes d'intromission d'un corps plus volumineux que le doigt de l'enfant. 3º Elle porte des traces manifestes d'attentat contre nature.

OBSERV. XXI. — *Tentative de viol et attentats répétés par un père sur sa fille.* — *Déchirure incomplète de l'hymen.* — *Déformation singulière.*

La jeune M..., âgée de treize ans, victime de son père, est très-petite et grêle pour son âge, non formée et présentant à peine un léger duvet sur le pubis.

L'hymen est déchiré, non pas d'une manière complète, mais

vers l'extrémité droite, où l'on voit un fragment rétracté qui
forme une espèce de caroncule myrtiforme isolée. Le reste de
l'hymen est refoulé, aminci, mais subsiste. L'orifice du vagin
est en outre notablement élargi; mais ni les dimensions du
vagin ni l'écartement de ces lambeaux ne sont suffisants pour admettre même actuellement l'introduction complète du membre
viril. Il n'y a d'ailleurs ni ulcération, ni écoulement, ni maladie
quelconque. Santé générale non altérée, quoique peu robuste.

La jeune M. est incomplétement déflorée.

Les désordres qui existent dans les organes génitaux ne peuvent être le produit de simples attouchements, ceux-ci excluant
l'idée de violence et de déchirure, et n'ayant pu amener le refoulement de l'hymen.

Ils doivent être attribués à des tentatives répétées, mais in-
complètes, d'intromission d'un corps plus volumineux que le
doigt d'un enfant et analogue au membre viril.

Il est impossible de préciser exactement l'époque à laquelle
remontent ces désordres; mais on peut affirmer qu'ils sont anciens et peuvent répondre à la date assignée par la déclaration
de l'enfant.

OBSERV. XXII. — *Attentats à la pudeur répétés commis par un
père sur sa fille. — Déformation des parties sexuelles. — Relâchement de la membrane hymen permettant, malgré son intégrité, l'intromission complète.*

A. R. P..., âgée de quatorze ans et demi, d'un tempérament
lymphatique, d'une constitution molle, quoique en apparence
assez bonne, présente un développement physique plus avancé
que ne le comporte son âge. On remarque particulièrement que
les seins sont assez volumineux, la poitrine et le bassin larges,
développés, l'embonpoint assez considérable. Cependant cette
jeune fille n'est formée que depuis un mois et a eu ses règles
deux fois, les 8 et 30 juillet 1847. Elle dit qu'il y a longtemps
qu'elle était devenue aussi forte qu'elle l'est actuellement. Ce
développement précoce doit être attribué à l'excitation prolongée que les habitudes anciennes et avouées de masturbation ont
dû produire dans les organes de la génération, et, par suite,
dans la constitution de la jeune R. P... Depuis assez longtemps
aussi, et même avant son séjour à Paris, qu'elle n'habite que

depuis un an, la nommée R. P... est sujette à des flueurs blanches continuelles qui paraissent même avoir augmenté sous
l'influence des excès d'onanisme auxquels elle s'est livrée. Cette
fille n'a d'ailleurs jamais eu aucune maladie depuis qu'elle est
à Paris. Elle n'a suivi non plus aucun traitement pour l'écoulement leucorrhéique dont elle est atteinte. Les capsules dites de
copahine-Mége, trouvées à son domicile, étaient, à ce qu'elle
prétend, destinées à son père, qui, du reste, n'en faisait plus
usage depuis longtemps.

Nous constatons que les organes génitaux sont dans l'état
suivant :

Le pubis est couvert de poils assez abondants. Les parties génitales sont généralement flétries. Les grandes et les petites
lèvres sont brunes et flasques ; celles-ci sont surtout développées
outre mesure. La membrane hymen offre un relâchement considérable ; elle est de plus déformée et inégalement divisée par
deux dépressions peu profondes entre lesquelles se trouvent des
replis saillants en forme de tubercules. Cette disposition pourrait
être prise pour une déchirure incomplète, si l'on ne remarquait
que le bord libre de la membrane présente seul des échancrures
dont les bords ne sont d'ailleurs ni boursouflés, ni rouges, ni
enflammées, et ne présentent aucune trace d'excoriation, aucune
cicatrice ancienne ou récente. Le petit doigt introduit avec précaution dans le vagin, n'éprouve aucune constriction, et fait
constater d'une manière directe la flaccidité et le relâchement de
toutes ces parties, qui, de plus, sont lubrifiées par l'écoulement
d'une matière blanchâtre analogue à celle qui constitue les
flueurs blanches.

Aucune ulcération, aucun gonflement, n'existent à l'orifice de
la vulve. On remarque seulement que les grandes lèvres et la
partie interne et supérieure des cuisses sont le siége d'une affection particulière de la peau désignée sous le nom d'eczéma,
et spécialement caractérisée par une forte rougeur et une éruption de petites vésicules dont la présence détermine une démangeaison des plus vives. Cette éruption nous paraît résulter de
l'écoulement leucorrhéique habituel.

Conclusions : 1° La fille A. R. P... ne présente pas les signes
de la défloration. 2° La membrane hymen n'est ni déchirée ni
rompue, mais présente un relâchement et une déformation ancienne due, ainsi que la flétrissure observée, aux habitudes journalières d'onanisme avouées par la fille R. P... 3° Cette flaccidité

des parties extérieures de la génération a pu rendre facile l'introduction du membre viril, sans qu'il en résultât une déchirure complète de l'hymen et des désordres nouveaux.

Appelé avec mon regrettable collègue, H. Bayard, à nous expliquer sur les conclusions du rapport d'un expert précédemment appelé, nous avons démontré qu'il n'y avait pas *rupture*, mais simplement *déformation* de la membrane hymen.

Nous ferons remarquer que, s'il y avait eu déchirure et plaie récente remontant soit à deux, soit même à huit ou dix jours, on eût infailliblement trouvé les bords de cette plaie encore tuméfiés, rouges, incomplétement cicatrisés, surtout si l'on considère le retard qu'aurait nécessairement apporté à la cicatrisation le contact d'un liquide étranger, comme le sang des règles. Or les termes mêmes du rapport montrent que rien de semblable n'existait.

Pour la quatrième conclusion, on ne peut déterminer, ainsi que le fait remarquer le docteur X..., la nature du corps volumineux introduit dans les parties génitales. Mais, par les motifs que nous avons ci-dessus exposés, il n'est pas impossible qu'il y ait eu intromission du pénis.

Dans la cinquième conclusion, M. X... admet que si la défloration n'a pu être opérée à l'époque du 31 juillet dernier, mais qu'elle remonte à une époque plus éloignée, cela n'implique point l'impossibilité d'un viol à l'époque ci-dessus. Or nous avons établi dans notre rapport qu'il n'y avait pas eu, à proprement parler, défloration, c'est-à-dire rupture de l'hymen, mais simplement déformation de cette membrane; mais, du reste, d'après le caractère des désordres que M. X... lui-même a constatés, il n'était pas fondé à établir que le viol ait eu lieu plutôt avant le 31 juillet qu'à cette époque même.

Pour la sixième, nous n'avons pas trouvé non plus les signes d'une affection syphilitique; mais nous avons constaté d'une manière certaine, positive, un écoulement blanchâtre de flueurs blanches, qui, d'après la déclaration de cette fille, aurait lieu depuis longtemps. Les habitudes de masturbation avouées par elle en expliquent suffisamment la cause.

Enfin, nous pensons que les circonstances dans lesquelles l'examen a été fait par M. le docteur X..., c'est-à-dire la présence de règles, ont dû rendre plus difficile une exacte appréciation des faits.

*OBSERV. XXIII. — Attentats à la pudeur répétés par un père sur sa
fille. — Rapprochements sexuels incomplets suivis de grossesse.*

Visite, le 2 juillet 1854, du nommé D..., accusé d'avoir rendu
sa fille enceinte.

La conformation de cet homme est normale. Les actes qu'on
lui reproche auraient consisté, au dire de sa fille, en approches
répétées suivies de frottements contre ses propres parties et d'é-
jaculations. Ces rapprochements auraient eu lieu pendant plusieurs années de suite et un assez grand nombre de fois. Or, bien
que la jeune fille n'ait pas eu la sensation d'une introduction
complète, il est extrêmement vraisemblable que le membre viril
a peu à peu refoulé les parties et pénétré d'une manière presque
insensible au moins à l'entrée de la vulve. L'état des organes
de la demoiselle D... n'ayant pas été constaté, on n'a pu vérifier
quelle disposition affectait chez elle la membrane hymen, et l'é-
troitesse du vagin reconnue au moment de l'accouchement par
M. le docteur Legrand n'a pu empêcher ce rapprochement incom-
plet mais direct et répété qu'avoue la jeune fille.

Or ce seul fait suffit parfaitement pour expliquer la grossesse,
la fécondation pouvant s'opérer dans des rapports sexuels incomplets, alors même que la défloration n'aurait pas eu lieu ;
surtout, comme cela est arrivé dans le cas présent, lorsque des
rapports ont été fréquents, répétés, et qu'ils se sont accomplis
dans des conditions qu'il est permis de considérer comme faciles.

Bien que la conformation du nommé D... n'ait rien d'anormal, et que l'état d'étroitesse constaté chez sa fille indique
qu'elle n'a pas dû subir d'actes sexuels complets, les faits
qu'elle impute à son père peuvent être l'unique cause de sa
grossesse.

*OBSERV. XXIV. — Constatation de virginité. — Vice de conformation
du vagin. — Déformation de la vulve.*

Visite de la femme C. D..., âgée de quarante et un ans, disant
n'avoir jamais subi les approches d'un homme, contrairement
aux allégations de l'inculpé X..., qui prétend avoir été son

amant et explique ainsi des dons qui lui sont imputés comme des vols.

Cette fille est forte, brune et bien constituée. Le bassin est très-développé. Les parties extérieures de la génération tout à fait normales. Les grandes et les petites lèvres offrent des dimensions peu exagérées. Elles s'ouvrent largement et laissent voir une sorte de vestibule infundibuliforme profond, à l'extrémité duquel est une sorte de bourrelet saillant formé par la membrane hymen percée au centre d'une ouverture à bords frangés dans laquelle on n'admet qu'avec peine l'extrémité du petit doigt. On constate aussi une étroitesse tout à fait anormale du vagin, dont les parois sont contractées, rigides, et ne pourraient, dans aucun cas, admettre le membre viril le moins volumineux. La membrane muqueuse qui revêt l'intérieur de la vulve est le siége de quelques petites éraillures, et n'a pas l'aspect et la coloration qu'elle présente le plus ordinairement chez les femmes vierges. La fille D... déclare d'ailleurs que sa santé est régulière, qu'elle n'a jamais éprouvé de trouble dans la menstruation, et qu'elle n'a été atteinte d'aucune affection particulière des organes génitaux.

De l'examen qui précède, nous concluons que : 1º la fille C. D... présente un vice de conformation des organes génitaux qui ne lui permet pas l'accomplissement régulier de l'acte sexuel, mais qui ne s'oppose pas à l'intromission incomplète du membre viril ; 2º la membrane hymen n'a pas été détruite, mais elle est refoulée profondément, et cette circonstance, jointe à la déformation caractéristique des parties extérieures de la génération, indique que la fille C. D... peut, sans avoir été déflorée, avoir subi les approches d'un homme.

OBSERV. XXV. — *Attentat à la pudeur.* — *Déchirure partielle de l'hymen par l'introduction brusque du doigt.*

A... N..., quatorze ans et demi, visitée le 4 mai 1851, formée, mais très-peu développée, présente l'hymen non déchiré dans toute sa hauteur, comme cela a lieu par le fait de la défloration. mais perforé à sa partie inférieure au-dessous du bord libre qui a été respecté et forme une bride transversale au-devant de l'ouverture du vagin. Plaie circulaire, bords réguliers, rouges, viola-

cés, en voie de cicatrisation. La fourchette a été déchirée superficiellement, ecchymose à son centre. — Non déflorée.

Déchirure des parties extérieures qui entourent l'hymen, mais
elle ne résulte pas de l'intromission du membre viril.

Cette lésion a été faite par des attouchements extrêmement
violents et la perforation par la brusque introduction du doigt.

OBSERV. XXVI. — *Attentat à la pudeur et viol commis sur deux petites filles. — Défloration complète. Inflammation de la vulve et du
vagin.*

Des déclarations que nous ont faites ces deux enfants, dont le
récit concorde assez exactement, il résulte que, du 25 au 26 août
dernier, dans la soirée, le sieur M... les aurait attirées chez lui,
et, après leur avoir donné à souper, les aurait décidées à se coucher toutes deux dans un lit, pendant que lui partagerait celui
de son jeune fils. Il n'aurait pas tardé à venir les rejoindre, et,
après quelques attouchements, il se serait d'abord approché de
la jeune G..., sur laquelle il se serait étendu en s'efforçant de lui
introduire le membre viril entre les jambes. Il l'avait quittée ensuite pour se porter sur la jeune B..., envers laquelle il aurait
renouvelé sa tentative ; mais il était revenu sur L. G... et ne
l'aurait quittée que parce que son fils s'était réveillé. Elles ont
prétendu toutes deux qu'il leur avait fait bien mal ; mais aucune
ne se rappelle exactement avoir été mouillée à la suite des mouvements que se donnait le sieur M... pendant qu'il était couché
sur elles. La jeune G... croit pourtant se souvenir que sa compagne B... en avait fait la remarque. Elles disent aussi que le lendemain quelques gouttes de sang se trouvaient sur les draps. Il
paraît que ces enfants, n'osant pas rentrer chez leurs parents,
revinrent plusieurs soirs de suite se réfugier encore chez l'homme
qui les avait entraînées une première fois et qui, à ce qu'elles
assurent, n'a cependant pas renouvelé ses infâmes attaques.
Dans cet intervalle, elles ont été laver elles-mêmes au canal la
chemise qu'elles portaient, afin d'en faire disparaître des taches
jaunâtres qu'elles y avaient observées dès le lendemain du jour
où elles avaient couché chez le sieur M... Enfin les enfants
furent rendues à leurs parents, qui ne tardèrent pas à s'a-
percevoir qu'elles étaient affectées toutes deux d'un écoulement
vaginal.

L'examen individuel auquel nous avons soumis ces deux enfants nous a donné les résultats suivants :

La jeune M. B..., âgée de treize ans, est d'une assez bonne
constitution, sa taille et en général son développement physique
sont au-dessous de son âge. Elle n'est pas encore régiée, son
teint est frais, sa santé en apparence bonne. Sa mère affirme
qu'elle s'est toujours bien portée et qu'elle n'a jamais eu notamment aucun écoulement blanc. Chez cette enfant, les parties
sexuelles offrent un développement régulier, et commencent à se
couvrir d'un léger duvet. Les petites lèvres sont allongées et dé-
bordent un peu les grandes lèvres. Lorsqu'on les écarte on voit
suinter entre les replis de la vulve une matière jaune verdâtre
très-épaisse. La face interne des petites lèvres et la membrane
muqueuse qui tapisse l'entrée du vagin ne sont pas uniformé-
ment rouges et enflammées, mais on voit sur le côté et surtout
dans le pli profond que forment le pourtour de l'hymen et la paroi latérale du vagin, de petites plaques extrêmement rouges,
gonflées, au milieu desquelles se remarquent de petites ulcérations superficielles recouvertes par une couche épaisse de mucus
purulent. La membrane hymen n'est pas détruite, elle offre seulement un boursouflement assez notable de son bord libre et de
sa face antérieure, sans déchirure ni déformation. Son ouverture
naturelle, peut-être un peu élargie, ne l'est pas assez pour admettre même l'extrémité du petit doigt. La fourchette est intacte,
le clitoris peu développé; le méat urinaire n'est pas enflammé.
L'enfant ne se plaint d'ailleurs d'aucune douleur. Les ganglions
de l'aine ne sont pas engorgés.

L'extérieur de la jeune G..., âgée seulement de douze ans et
demi, contraste avec celui de sa compagne. Elle est pâle, son
teint est fatigué et flétri, ses yeux caves et cernés. Elle n'est cependant pas plus développée que ne le comporte son âge, et n'est
pas réglée. Sa mère déclare aussi qu'elle n'a jamais eu, à aucune
époque, d'écoulement leucorrhéique. Les parties sexuelles ne sont
pas garnies de poils ni même de duvet; elles ne sont pas anor-
malement développées. Avant même d'écarter les grandes lèvres, on voit la vulve baignée par une matière jaune verdâtre
très-abondante, et qui rendrait toute exploration impossible si
l'on ne faisait laver l'enfant. Il est facile alors de constater qu'il
n'y a pas de rougeur vive et générale de la vulve; les petites lèvres et l'entrée du vagin sont le siège d'une irritation peu aiguë,
sans boursouflement, sans ulcération, sans aucune espèce de

douleur. La membrane hymen est divisée dans toute sa hauteur
en deux lambeaux qui forment de chaque côté deux replis assez
larges, sinueux, comme froncés, fermant en partie l'orifice du vagin et agglutinés par la matière de l'écoulement, de manière à
simuler une membrane hymen intacte. Ces replis, dont les bords
ne sont pas plus vivement enflammés qu'elle, se laissent d'ailleurs facilement écarter et laissent voir l'ouverture béante du
vagin, dans laquelle le petit doigt pénètre sans difficulté, et d'où
s'écoule, à la moindre pression, un mucus abondant. La fourchette est un peu rouge, sans déchirure ni ulcération. Il n'y a
pas non plus d'engorgement des ganglions inguinaux.

Les chemises portées actuellement ou durant ces derniers
jours par les filles B... et G... sont fortement tachées par l'humeur jaune verdâtre qui s'écoule de leurs parties sexuelles.
Elles ne présentent d'ailleurs rien qui mérite d'être particulièrement noté.

Des faits précédemment exposés nous concluons que : *A.* En
ce qui concerne la fille B... : 1º La défloration n'a pas eu lieu
chez cette jeune fille. 2º Elle est atteinte d'un violente inflammation des parties extérieures de la génération avec écoulement
vaginal abondant.

B. En ce qui concerne la jeune G... : 1º Cette jeune fille est
déflorée. La membrane hymen est chez elle complétement divisée. 2º Elle est, en outre, affectée d'un écoulement de pus abondant qui se fait par le vagin.

C. En ce qui les concerne toutes deux : la nature de l'écoulement que présentent ces deux enfants paraît identique, et, si l'on
considère que le sieur M..., comme cela a été constaté, est actuellement affecté d'un écoulement blennorrhagique uréthral, il
est extrêmement probable que la maladie des jeunes B... et G...
leur a été communiquée par le contact du sieur M...

OBSERV. XXVII. — *Attentats et actes d'obscénités contre nature
commis sur une petite fille de sept ans et sur un petit garçon de
cinq ans, désordres locaux très-remarquables.*

J'ai rapporté déjà le fait de ces domestiques qui ont exercé les
plus dégoûtantes violences sur les deux enfants de leur maître,
et dont les détails se sont déroulés devant la cour d'assises de la
Seine au mois d'avril 1866.

Voici les désordres que j'ai constatés chez ces enfants.

La petite fille, brune et âgée de sept ans, est grasse, d'une constitution strumeuse prononcée. Les parties inférieures de son corps sont excessivement développées. Les cuisses sont très-grosses. La vulve est énorme et couverte de poils. Le clitoris est volumineux, les petites lèvres saillantes et dures, offrant une turgescence inusitée.

Le vestibule est large, infundibuliforme. Au fond apparaît une sorte de tubercule rouge mamelonné formé par la membrane hymen refoulée et en partie déchirée. Le vagin contracté n'admet pas le doigt. Il n'y a ni inflammation, ni écoulement, ni maladie communiquée.

La fourchette est effacée. L'anus à peine séparé de la vulve est très-élargi, presque béant, capable de recevoir un corps plus volumineux que le doigt.

Les fesses très-saillantes sont noires et meurtries d'ecchymoses larges et profondes par suite des corrections que la mère inflige à sa fille et auxquelles celle-ci se soumet comme à l'unique moyen de réprimer les dispositions perverses de son imagination et de ses sens.

Le petit garçon, âgé de cinq ans, a le pénis long et le prépuce très-mobile. L'anus n'offre qu'un certain degré de dilatation.

OBSERV. XXVIII. — *Tentative de viol.* — *Traces de violences graves.*

Visite, le 16 juin 1854, de la fille F..., victime d'une tentative de viol dans le cimetière du Père-Lachaise,

Dix-huit ans et forte, bien formée. Parties sexuelles, seins flétris, et pas de traces de violences à l'extérieur. Hymen non divisé, mais relâché, orifice élargi au point d'admettre même le pénis. Petite déchirure incomplète sur le bord libre avec prolongement d'une excoriation superficielle sur la fourchette. Pas d'écoulement ni d'inflammation.

Gonflement très-douloureux de la cuisse, qui est comme foulée par une dislocation de la hanche qui rend la marche très-pénible, presque impossible. Pas de traces apparentes de contusions. Douleur à la poitrine. Gonflement douloureux du cou. Pas déflorée, mais traces d'habitudes assez vicieuses, et violences manifestes et récentes datant de trois semaines au plus.

Observ. XXIX. — *Tentative de viol. — Suicide de la victime. —
Traces de violence.*

Autopsie, le 1er mai, à la Morgue (avec le docteur Robert(et) du
cadavre de la fille H..., qui s'est jetée par la fenêtre dans la nuit
du 29 au 30 avril 1849.

Jeune fille de grande taille, parfaitement conformée. Rigidité
cadavérique très-prononcée. Pas de putréfaction.

La tête est le siége de fractures comminutives des os du crâne
et de la face, et notamment des deux maxillaires, avec plaie. Déformation des traits. Écrasement du nez.

A la partie antérieure du cou, au-devant du larynx, vers la
base du sternum, on voit de nombreuses excoriations superficielles, dont deux surtout ont la forme exacte des ongles ; au-dessous des téguments de cette région, il existe des ecchymoses
disposées régulièrement de chaque côté du larynx et de la trachée, et formées par du sang coagulé qui pénètre jusque dans
l'épaisseur des muscles. Ces ecchymoses, par leur situation profonde et par leur peu d'étendue, ainsi que par leur disposition
régulière, n'ont pas évidemment été produites par la chute du
corps; elles paraissent manifestement résulter de la pression du
cou. En effet, elles sont très-distinctes d'ecchymoses et d'épan-
chements sanguins très-abondants qui existent sous la clavicule
droite fracturée vers son extrémité acromiale. Les quatre côtes
supérieures droites sont également brisées, et du sang est infiltré
dans les parois de la poitrine. Les poumons sont sains ; ils offrent
seulement à leur surface quelques ecchymoses superficielles. Le
cœur nage dans une grande quantité de sang liquide épanché
dans le péricarde, et qui s'est écoulé par une rupture survenue
à la jonction de l'auricule avec l'oreillette droite. Les ventricules
sont vides et fortement revenus sur eux-mêmes.

Parois de l'abdomen intactes, si ce n'est à la partie inférieure
gauche au niveau de l'épine iliaque antérieure et supérieure, où
l'os brisé fait saillie à travers les téguments déchirés. Organes
abdominaux à l'état normal, sans rupture ni épanchement. Estomac contenant une grande quantité de matières alimentaires, notamment de carottes incomplétement digérées.

Ecchymoses nombreuses sur le devant des jambes, sur les braet l'avant-bras. Fracture du poignet gauche avec infiltration de sang considérable dans les muscles.

Les parties génitales extérieures sont bien conformées et assez développées. Les petites lèvres sont très-grandes, assez brunes ; la petite lèvre droite a, à sa face interne, une petite excoriation peu profonde, linéaire, ressemblant à un coup d'ongle. Clitoris volumineux. Hymen complétement détruit. Orifice de la vulve étroit, mais béant, et pouvant admettre le pénis. Caroncules myr-tiformes tout à fait revenues sur elles-mêmes. Matrice peu volu-mineuse, ne contenant pas de produit de conception, renfermant une grande quantité de mucosités filantes n'ayant pas l'odeur spermatique et qui sont recueillies entre deux lames de verre pour être examinées ultérieurement. Les parties voisines des or-ganes génitaux sont le siége de lésions caractéristiques. La ré-gion hypogastrique présente un grand nombre d'excoriations superficielles transversalement placées, dont deux ont la forme des ongles. Au-dessous de ces excoriations, et dans le tissu cellu-laire du mont de Vénus, on trouve des ecchymoses et une infil-tration de sang coagulé. A la partie interne et supérieure des cuisses, des ecchymoses disposées régulièrement et présentant tout à fait l'empreinte des doigts, avec infiltration de sang sous-jacente,

Conclusions : 1º La mort de la demoiselle H... est le résultat des fractures du crâne et de la rupture du cœur produites par la chute du corps, sans qu'il soit possible de déterminer si elle a été volontaire ou involontaire. 2º Le cadavre présente en outre sur les cuisses et autour des parties sexuelles des traces de con-tusions ou de pressions exercées avec les mains, et qui parais-sent indiquer que la mort a été précédée d'une tentative de viol. 3º Néanmoins la défloration n'est pas récente. La demoiselle H... n'a pas eu d'enfants, mais elle a cessé depuis longtemps d'être vierge. 4º On trouve encore autour du larynx et de la trachée des ecchymoses et des excoriations résultant d'une forte pression exercée sur le col.

Examen des matières recueillies lors de l'autopsie dans la matrice et les organes sexuels de la demoiselle H... placées entre deux la-mes de verre et mises sous scellé. Portion demi-liquide ; por-tion desséchée. La liqueur ne contient pas la plus petite quantité de sperme. Elle est uniquement formée de mucus, et analogue à la matière qui humecte la surface intérieure des parties gé-nitales chez la femme. Il est permis d'affirmer que la demoiselle

H... n'a pas eu à subir complétement l'acte du coït au milieu des violences commises sur sa personne quelques instants avant qu'elle se donnât la mort.

Examen de l'inculpé D... le **2** mai. Le sieur D... nie toute espèce de violence et de lutte : il avoue avoir fait des attouchements sur les parties où l'on a trouvé des ecchymoses à l'autopsie de la demoiselle H... Il aurait introduit le pénis de cinq centimètres seulement, ce qui est plus que suffisant pour qu'il y ait eu défloration complète.

Examen de toutes les parties du corps.

La tête, le col, le tronc, les membres inférieurs, les organes génitaux ne présentent aucune trace de contusions, de plaies ou de violences quelconques, récentes ou anciennes. Sur les membres supérieurs nous constatons : à la main droite, d'une part, à la base du pouce, et, d'une autre part, à la face palmaire du petit doigt, deux petites excoriations très-superficielles, très-peu étendues, qui peuvent remonter à trois ou quatre jours. Les ongles des deux mains sont remarquables par leur longueur et leur forme acérée.

A l'avant-bras, du côté gauche, sur le bord externe du membre, un peu au-dessus du poignet, il existe cinq empreintes bleuâtres d'une teinte encore peu marquée, superposées les unes aux autres, et disposées très-régulièrement, suivant une ligne courbe à concavité antérieure. Celle de ces empreintes qui est la plus rapprochée du poignet est plus large et plus apparente que les autres. Ces traces paraissent résulter d'une forte pression exercée sur l'avant-bras par les doigts réunis, et être produites par des ecchymoses sous-cutanées qui deviendront sans doute plus visibles dans quelques jours, à mesure que le sang épanché pénétrera, en se résorbant, les couches les plus superficielles de la peau.

CONCLUSIONS : 1º L'inculpé D... porte à la main droite deux petites excoriations de date récente, pouvant résulter d'une lutte, mais trop peu caractérisées pour que l'on doive les attribuer avec certitude à cette cause. 2º Il présente en outre à l'avant-bras gauche des traces d'ecchymoses pouvant remonter à trois jours, et que leur disposition, leur forme, tous leurs caractères, indiquent comme ayant été produites par la pression violente de la main qui serre le bras avec force ou qui cherche à l'éloigner et à le retenir, comme il arrive dans une lutte. 3º Il

n'existe pas d'autres traces de contusions ou de blessures récentes sur les différentes parties du corps de l'inculpé D...

OBSERV. XXX. — *Viol.* — *Défloration complète sur une petite fille*
de douze ans.

Joséphine C...., âgée de douze ans, est une enfant bien conformée, d'une bonne constitution, et dont le développement
physique n'est ni au-dessus ni au-dessous de son âge. Ses traits
sont réguliers, sa physionomie agréable : son visage a de la
fraîcheur et toutes les apparences de la santé; ses yeux ne sont
pas cernés. Cette enfant paraît très-intelligente et d'un esprit
très-ouvert : ses réponses sont remarquables par une grande
convenance et une invariable précision. Les expressions dont
elle se sert contrastent par leur retenue avec les tristes détails
dans lesquels elle est forcée d'entrer; et son récit, loin d'an-
noncer une dépravation naturelle, ne montre qu'une science
malheureusement trop précoce, mais qu'elle déplore et dont elle
a honte. Voici d'ailleurs, en résumé, les faits tels qu'ils ressortent des réponses de cette jeune fille.
Le sieur C..., qui vit en concubinage avec la mère de Joséphine, profitant des instants où il se trouvait seul avec cette
enfant, qui, il y a un an à peu près, demeurait chez sa mère,
l'attira à plusieurs reprises vers lui, et, après lui avoir fait des
caresses et d'indignes attouchements, alla, suivant l'expression
de la jeune C..., jusqu'à « lui faire des choses qui n'étaient pas à
faire. » Pressée par nous de s'expliquer, elle avoue que le sieur
C..., la couchant sur son lit, lui mit son affaire entre les cuisses et
poussa avec force en s'agitant vivement. L'enfant cherchait à se
dégager et poussait des cris que firent taire les menaces de C...
Ces actes se renouvelèrent à plusieurs reprises pendant l'espace de
deux à trois mois. La première fois Joséphine vit ses parties et ses
vêtements tachés de sang; depuis, bien qu'elle souffrît encore,
elle remarqua seulement que sa chemise était souillée par une
liqueur blanchâtre. Elle se décida à confier à sa mère ce qui
s'était passé, et C..., l'ayant appris renouvela ses menaces et
les mit même à exécution en lui reprochant de faire comme sa
sœur aînée, qui avait eu apparemment aussi à se soustraire à
de pareilles tentatives. Depuis cette époque la jeune C... a ressenti, à plusieurs reprises, de la difficulté à marcher et de la

cuisson, de la douleur, en urinant. Ayant quitté la maison de sa mère, elle fut mise en apprentissage chez un sieur G..., fabricants de jouets d'enfants. Cet homme se porta aussi sur elle à des actes infâmes, qui n'allèrent cependant pas jusqu'à des tentatives de coït. Étant pris de vin, il se montra à elle dans un état de nudité complète, l'embrassa et lui mit le doigt dans les parties les plus secrètes du corps. C'est après cette scène qu'elle quitta cette maison et se réfugia chez son frère, de la conduite duquel elle a toujours eu à se louer, et dont elle ne se serait jamais séparée, s'il n'avait eu le malheur de perdre récemment sa femme. Joséphine affirme qu'elle n'a jamais eu aucun rapport avec des petits garçons de son âge, et qu'elle ne s'est jamais livrée, soit avec ses compagnes, soit seule, à aucun attouchement indécent; elle aurait, dit-elle, été prémunie contre cette funeste habitude par les conseils de son frère, et la terreur salutaire qu'il lui a imprimée. Elle ajoute qu'elle a un vif regret d'être trop instruite et d'avoir appris de ses corrupteurs, qui ne lui ont rien caché, la manière de faire des enfants. A part les douleurs peu durables qu'elle a éprouvées à la suite des violences de C..., elle n'a ressenti aucun autre accident, et notamment n'a été sujette à aucun écoulement leucorrhéique. M. le directeur de l'hospice des Enfants Trouvés, qui ignorait d'ailleurs les raisons qui avaient motivé le dépôt de la jeune C..., nous a déclaré que sa conduite, depuis trois semaines qu'elle est dans l'établissement, était bonne, et qu'on n'avait remarqué en elle aucune mauvaise habitude : on a été frappé seulement de la finesse et du développement précoce de son intelligence. Elle n'a pas été soumise à la visite des médecins ou chirurgiens de l'hospice.

Après avoir recueilli ces divers renseignements, nous avons examiné avec le plus grand soin toute la surface du corps, et particulièrement les parties sexuelles de la jeune Joséphine. Il n'existe nulle part aucune trace de violence, de plaie ou de contusion, soit ancienne, soit récente. Quant aux parties génitales externes, elles se présentent dans l'état suivant. Elles sont généralement très-développées et très-ouvertes. Les grandes lèvres s'écartent largement, surtout à la partie postérieure, et laissent voir l'orifice vulvaire très-dilaté. La fourchette est déprimée, mais sans déchirure. La membrane hymen, incomplétement déchirée, forme deux lambeaux que l'on écarte facilement, et qui, en se séparant, laissent voir béant l'orifice du vagin. Les replis de la membrane divisée sont sinueux et irrégulièrement cicatrisés. Ils sont, ainsi que la membrane muqueuse qui tapisse l'entrée de la vulve, assez rouges, boursouflés et sensibles au toucher. Il n'y a d'ailleurs ni écoulement, ni excoriation récente, ni ulcération. La lésion de la membrane hymen, indépendamment de l'infiltration légère et chronique dont elle est le siége, n'offre pas les caractères d'une déchirure nouvelle.

De tous les faits et de l'examen qui viennent d'être exposés, nous concluons que : 1° la jeune Joséphine porte les traces d'une défloration qui remonte à une époque impossible à préciser, mais non récente ; 2° outre la déchirure de la membrane hymen, l'état des parties génitales externes, la dilatation de l'orifice vulvaire, démontrent qu'il y a eu introduction forcée d'un corps dur et volumineux comme pourrait être le pénis en érection ; 3° il n'existe chez cette enfant aucune trace d'un écoulement spécifique ou d'une maladie communiquée.

OBSERV. XXXI. — *Viol.* — *Défloration complète.* — *Signes encore apparents après trois semaines.*

Visite de la jeune Octavie P..., âgée de dix-sept ans et demi.

Le 21 juin dernier, l'inculpé s'était précipité sur elle, elle avait d'abord été jetée la face contre terre, mais il l'avait relevée lui-même en lui saisissant et lui maintenant les bras avec force ; enfin, la renversant sur le dos et pendant qu'elle était étendue sur des planches qui tenaient le col et la partie supérieure du tronc un peu élevée, vive douleur, écoulement de sang. Ne s'est pas aperçue que son corps ou ses vêtements aient été souillés par un autre liquide. Depuis ce jour, une époque menstruelle a passé sans que ses règles aient paru, d'où crainte de grossesse. Détails donnés sans hésitation avec simplicité.

Taille assez élevée. Constitution délicate et hors d'état de soutenir une lutte avec l'homme même le moins vigoureux. Bonne santé. Pas de marque d'affection constitutionnelle scrofuleuse ou autre. Parties sexuelles bien conformées. Grandes et petites lèvres fermant complétement l'entrée du vagin, qui est profondément situé. Rigidité et apparence de fraîcheur de toutes ses parties excluant toute idée d'habitudes solitaires ou de dépravation précoce. Orifice du vagin très-étroit. Rougeur vive de la face interne des petites lèvres. Hymen présentant à sa partie moyenne et un peu à droite une déchirure profonde, qui s'étend presque jusqu'à la fourchette. Les deux bords de la plaie sont irrégulièrement cicatrisés. Il existe, notamment à gauche, un bourrelet saillant. L'hymen ainsi déchiré forme de chaque côté un repli qui n'est nullement rétracté, ce qui prouve que le coït n'a pas été répété. Injection très-forte et rougeur de toutes ces parties. Pas d'écoulement, soit sanguin, purulent ou muqueux. Pas d'ulcération. Léger engorgement des ganglions de l'aine, surtout à gauche.

Ni à la partie inférieure du ventre, ni dans la région des reins, ni sur les cuisses, ni sur les jambes, aucune trace de contusions récentes ; mais sur les membres supérieurs et sur le haut du corps marques de violences tout à fait caractéristiques.

Avant-bras droit : à la partie moyenne et le long du bord interne, cinq ecchymoses d'une couleur jaune verdâtre disposées très-régulièrement suivant une ligne courbe à concavité tournée en avant et paraissant manifestement résulter d'une pression très-violente exercée avec la main. Du côté gauche, au-dessus du poignet, il existe également en avant et en arrière une double ecchymose en tout semblable aux précédentes. A la base du cou, en arrière et entre les deux épaules, une trace moins apparente et presque entièrement effacée d'une ecchymose étendue transversalement. Au niveau de l'épaule droite, longue excoriation recouverte d'une croûte légère, paraît de da'e plus récente que les ecchymoses.

Traces de contusions non indiquées par la jeune Octavie, qui n'en soupçonnait pas même l'existence. Elles avaient pu d'ailleurs échapper à un premier examen, les ecchymoses devenant plus apparentes à mesure que leur résolution s'opère.

1º La jeune Octavie porte les traces d'une défloration récente, caractérisée par la déchirure complète de la membrane hymen et remontant à trois semaines environ. 2º Cette déchirure est le résultat de l'intromission forcée et complète d'un corps dur et volumineux, comme le membre viril. 3º Les traces de contusions multiples qui existent sur les membres supérieurs, et qui, par leur nature et par leur siége, sont l'indice manifeste d'une lutte, semblent démontrer que la défloration doit être attribuée à un viol.

OBSERV. XXXII. — *Viol.* — *Défloraison complète sans rétraction
des lambeaux.*

Visite de la jeune V..., seize ans, violée par C... Bonne constitution, organes bien conformés. A la face interne des petites
lèvres une rougeur vive, indice d'une irritation qui persiste
encore à un certain degré, mais sans ulcération ni écoulement.
Hymen complétement déchiré dans toute sa hauteur. Fourchette
elle-même entamée. Elle présente actuellement une rougeur
inflammatoire due à la cicatrisation récente de la partie divisée.
Lambeaux n'ayant subi aucune rétraction, mais non réunis et
laissant l'ouverture du vagin assez largement ouverte pour admettre le membre viril. Il n'existe sur les cuisses et aux environs des parties sexuelles, non plus que sur les bras, aucune
trace de violence.

1º La jeune V... a été complétement déflorée. 2º La défloration
est récente et remonte à quelques jours seulement. 3º L'état des
parties sexuelles démontre que, si l'acte du coït a été commencé,
il n'a pas été répété, et qu'il n'y a pas chez la jeune V...
d'habitude de débauche. 4º Il n'existe aucun signe d'affection
vénérienne ancienne ou récente. 5º Sur le bas de la chemise
taches de sperme et de sang provenant du contact de l'hymen
déchiré.

OBSERV. XXXIII. — *Viol suivi d'une grossesse sans rétraction des
lambeaux.*

La jeune B..., âgée de quinze ans, réglée à treize, est grande
et fortement développée. Examinée par moi le 8 avril 1859. Elle
est enceinte de cinq à six mois. La vulve est saillante, large et
de couleur violacée, comme à cette époque de la grossesse.
Appelé à rechercher si elle porte les traces d'une débauche habituelle ou si au contraire elle n'a subi l'approche d'un homme
que lors de la défloration qu'aurait immédiatement suivie la
grossesse, nous constatons que l'ouverture du vagin est très-
étroite et presque complétement fermée par la membrane hymen
divisée dans toute sa hauteur, mais dont les lambeaux, n'ayant
subi aucune rétraction, sont restés accolés l'un à l'autre. Au

premier abord la membrane hymen semblerait intacte. Quant
au vagin lui-même, il est très-peu dilaté et très-rétréci. — Les
seins, très-développés par le fait de la grossesse, offrent une
absence totale de développement des mamelons, qui sont comme
chez une jeune fille pubère non déflorée.

La fille B... est enceinte de près de six mois, mais l'état des
parties sexuelles et des seins indique de la manière la plus positive que cette jeune fille n'a pas eu de rapports fréquents avec
des hommes, et que la grossesse peut, comme elle le déclare,
être le résultat d'une seule approche dans laquelle aurait été
opérée la défloration.

Observ. XXXIV. — *Viol d'une fille par son père. — Grossesse
probable.*

La jeune C...., visitée par moi, le 7 janvier 1866, est âgée de
seize ans, très-forte et réglée depuis plusieurs années Elle présente tous les signes d'un commerce sexuel répété et dès longtemps établi. Mais de plus je constate sur la peau de l'abdomen
quelques éraillures, et sur mes questions, la jeune fille déclare,
qu'il y a huit mois environ, elle a eu un retard des règles qui a
duré près de six mois et n'a cessé que par une perte abondante
et l'apparition douloureuse de caillots. Ce qui rend très-probable
une grossesse interrompue dans son cours par une fausse couche
et complique ainsi le viol certain de la jeune C...

Observ. XXXV. — *Viol suivi de grossesse chez une jeune fille de
douze ans.*

Le 2 décembre 1870 j'ai visité la jeune Ch .., âgée de douze
ans et demi. Elle est très-forte. Les parties pourvues de poils; la
vulve très-large, turgescente, violette. L'hymen est déchiré; les
bords en sont peu rétractés. Le vagin très-dilaté permet facilement le toucher.

La jeune C... a eu ses règles pour la première fois au mois de
mai. — Elle a vu encore en juin et juillet.

La matrice volumineuse remonte presque à l'ombilic. Le col
utérin est élargi. Les seins fort développés et durs, l'aréole d'un
noir foncé.

La défloration est ancienne, les actes sexuels ont été fréquemment répétés et la grossesse est très-probable.

En effet, cette jeune fille est accouchée au mois de mai 1871
d'un enfant qui a vécu, elle venait d'avoir treize ans.

OBSERV. XXXVI. — *Viol. Défloration complète. Fausse allégation
de sommeil magnétique.*

Visite de la jeune Élisa B... Seize ans. Formée depuis deux
mois. Jamais de relations avec d'autres hommes que l'accusé
D... Reproduit le récit d'expériences magnétiques tentées sur
elle, sur les effets qu'elle ressentait, explications contradictoires,
embarrassées, imposture, prétend sentir aux mains et nulle
part ailleurs. Elle reconnait pourtant qu'elle a éprouvé une
sensation nullement agréable et même douloureuse lorsque le
sieur D... la tenait sur ses genoux. La position qu'elle indique
est d'ailleurs complétement en désaccord avec le fait. Elle ne
tarde pourtant pas à revenir à la vérité, et dit qu'elle était sur
une chaise. Elle avoue avoir eu conscience de ce qui s'est passé
et s'être sentie mouillée. Confesse en outre que l'acte n'a pas été
unique et s'est répété une huitaine de jours plus tard dans l'établissement d'un marchand de vins, où le sieur D... l'avait conduite et sans qu'il ait eu recours cette fois à sa jonglerie magnétique.

Développement physique avancé; présente tous les signes de
la puberté; parait d'une bonne constitution. Santé, au dire de
la femme V..., affaiblie, énervée, sommeil léger et troublé.
Principales fonctions régulières. Elle avait ses règles quand elle
est entrée chez elle.

Les parties sexuelles de la jeune B... sont bien conformées.
L'aspect de la vulve n'implique pas un long commerce avec les
hommes, ni des habitudes de débauche. Membrane hymen déchirée dans toute sa hauteur. Lambeaux non rétractés, ferment
encore presque complétement l'entrée du vagin, qui n'est pas
notablement élargie et qui n'admet qu'avec quelque difficulté
l'extrémité du doigt indicateur. Parties lubrifiées par une matière séreuse peu abondante et blanchâtre; une légère rougeur
se remarque à la fourchette. Pas d'inflammation. Bords de l'hymen
cicatrisés. Pas de lésion autre. Pas d'affection vénérienne ancienne ou récente.

1° La jeune Élisa B... est déflorée. 2° La défloration est complète ; sans être toute récente, elle ne remonte pas à une époque très-éloignée, et très-probablement pas au delà de quelques semaines. 3° L'état des parties sexuelles, et notamment la non-rétraction des lambeaux de la membrane hymen et l'étroitesse du vagin, indiquent d'une manière certaine que la jeune B... n'a subi qu'un petit nombre de fois les approches d'un homme, et n'était pas livrée à des habitudes de débauche. 4° L'état constaté chez la jeune Élisa B... ne peut en aucune façon être attribué à des manœuvres exercées par la jeune fille sur elle-même. 5° Les allégations de cette jeune fille relatives au sommeil magnétique dans lequel elle a prétendu avoir été plongée, pendant qu'elle était l'objet des violences de l'inculpé, sont contradictoires et notoirement fausses.

OBSERV. XXXVII. — *Viol. Défloration complète. Rétraction des lambeaux de l'hymen.*

Visite, à Aubervilliers, de la jeune Marie B..., victime d'un viol de la part de son père, B..., dit M..., journalier.

Jeune fille de quinze ans, réglée depuis deux ans. Bonne constitution ; attributs de la nubilité. Parties sexuelles bien conformées, régulièrement et complétement développées. Poils encore peu abondants. Vulve souillée de sang menstruel. Pas de traces de violences ni déchirures. Hymen détruit complétement ; ses débris rétractés forment de chaque côté un repli de quelques millimètres dont les abords amincis et mousses ne sont le siége d'aucune solution de continuité, d'aucune cicatrice récente. L'orifice du vagin est largement ouvert et suffisamment dilaté pour admettre sans résistance le membre viril. Pas de maladie vénérienne.

Ni sur les bras, ni sur les mains, ni sur les cuisses ou autour des parties, ni sur les seins ou la face, aucune ecchymose ou plaie résultant de violences, aucun indice de lutte.

A la suite de notre examen, et en présence de sa mère, la jeune Marie B.. pressée de questions par nous, a confessé que, ainsi que nous l'avions reconnu, elle a eu, à une époque déjà assez éloignée, des relations avec des jeunes gens du pays.

1° La jeune Marie B... a été déflorée. 2° La défloration est complète : elle remonte à plusieurs mois, et l'état des parties génitales

indique que les rapprochements sexuels ont eu lieu à plusieurs reprises. 3° Il n'existe sur aucune partie du corps de traces de violences ou d'indice d'une lutte récente. 4° Les vêtements ne présentent
non plus aucune lacér. tion que l'on puisse rapporter à une rixe.
La chemise est souillée pas le sang menstruel, de telle sorte qu'il
est impossible d'y reconnai re à la simple vue des taches d'une
autre nature.

CBSERV. XXXVIII. — *Viol. Défloration complète. Rétraction des
lambeaux de l'hymen. Maladie syphilitique communiquée.*

Visite de la jeune H.., âgée de treize ans. Forte, quoique de
petite taille et peu développée pour son âge. Intelligence extrêmement bornée. Donne très-peu de renseignements. Le sieur M...
l'aurait prise debout contre un mur.

Parties sexuelles très-développées eu égard à la constitution
et à l'âge de la jeune H.. , qui n'est pas encore réglée. La grande
lèvre du côté droit est le siége d'un gonflement encore assez
marqué et présente une teinte violacée. Il n'y a plus d'ulcérations
à la face interne, mais on y voit une cicatrice récente. La membrane hymen est complétement détruite ; ses débris sont à peine
apparents, tant la rétraction des lambeaux est considérable. Entrée de la vulve largement ouverte, fourchette fortement déprimée. Pas d'écoulement vaginal. Pas d'autre signe d'affection
vénérienne, soit ancienne, soit récente, autre part que sur les
grandes lèvres du côté droit.

Visite du nommé M... A noter l'exiguïté de sa taille, qui a
pu faciliter le mode de rapprochement indiqué par la jeune H..
et lui permettre de faire violence à cette enfant en la maintenant
debout contre un mur. Il reconnait avoir été atteint, vers le mois
de décembre dernier, d'une affection syphilitique pour laquelle
il a été traité à l'hôpital du Midi, et qui consistait en ulcérations
et en plaques muqueuses disséminées dans l'aine et à la partie
interne et supérieure de la cuisse droite, ainsi qu'au pourtour de
l'anus et du périnée. Il affirme n'avoir eu à la verge ni chancre
ni écoulement. Nous constatons qu'il n'est actuellement affecté
d'aucun mal vénérien, mais qu'il porte des cicatrices caractéristiques dans les régions qu'il a lui-même indiquées, cicatrices
qui peuvent remonter à l'époque déjà mentionnée. Le membre

viril, de petite dimension, ne présente d'ailleurs rien à considérer de particulier.

1º La fille Ad. H... a été complétment déflorée 2º La complète destruction et la rétraction des lambeaux de la membrane hymen, ainsi que l'élargissement de l'orifice du vagin, démontrent que l'intromission d'un corps dur comme le membre viril n'a pas eu lieu seulement une fois, mais a été répétée à plusieurs reprises. 3º Cette jeune fille porte en outre les traces d'une affection vénérienne récente, évidemment communiquée par le contact d'une personne infectée. Cette maladie est aujourd'hui presque complétement guérie. 4º L'acte coupable commis sur la fille H... a pu être consommé complétement dans la position où elle prétend s'être trouvée, c'est-à-dire debout, surtout par un homme de très-petite taille comme est l'inculpé M... 5º Le nommé M... porte les traces d'une maladie syphilitique récente, dont la nature est tout à fait analogue à celle dont a été atteinte la jeune H... 6º Le siége des ulcérations qu'a présentées l'inculpé M... répond de plus très-exactement à celui des chancres qui ont été observés chez la fille H... C'est en raison de ce siége que le chirurgien qui a donné ses soins à cette enfant a pu croire que le contact impur avait été borné aux parties génitales externes. Mais le membre viril, n'offrant aucune lésion chez le sieur M..., a pu être introduit complétement dans les parties sexuelles de la fille H... sans y déterminer d'autres désordres que ceux que nous y avons constatés.

Observ. XXXIX. — *Viol. Maladie syphilitique communiquée. Visite de l'inculpé. Concordance de la date du mal.*

Le 3J avril 1863, j'ai procédé à la visite de la jeune C..., âgée de onze ans et demi. Forte, mais non nubile. Malade depuis août dernier. Elle est entrée en février à l'hôpital de Lourcine.

Actuellement elle est atteinte de vaginite chronique, l'hymen est déchiré et les lambeaux irrités. Il existe une cicatrice de chancre aux petites lèvres et des plaques muqueuses en partie effacées par l'influence d'un traitement mercuriel. Les ganglions inguinaux et cervicaux sont tuméfiés et endurcis. Une roséole et des plaques dans la gorge complètent les signes d'une syphilis dont l'origine concorde exactement avec celle qu'a eue l'inculpé, qui porte une pléiade ganglionnaire dans l'anus et une cicatrice

forme de chancre au prépuce, et avoue avoir commencé à en
être atteint au mois de juillet. Il n'a d'ailleurs rien d'actuel.

OBSERV. XL. — *Viol datant de quatre jours. Défloration complète.*
Renversement des lambeaux. Signes de violence. Taches.

La fille Zélie, violée le 8 février 1859, vers huit heures du soir,
a été visitée par moi le 12 à midi. Âgée de dix-neuf ans, de très
petite taille et d'une constitution très-peu robuste, d'ailleurs
parfaitement nubile et depuis longtemps réglée. A eu sa dernière
époque vers le 20 du mois dernier. Les parties sexuelles de cette
jeune fille sont très-bien conformées ; elles offrent à l'intérieur
toutes les apparences de la meilleure santé et des habitudes les
plus sages. Les grandes lèvres écartées laissent voir la membrane
hymen complétement déchirée dans toute sa hauteur, formant
quatre lambeaux, renversés en dehors et nullement rétractés. Les
bords de cette double déchirure ne sont pas encore cicatrisés ;
ils présentent un peu de gonflement, une assez vive rougeur et
une surface ulcérée, recouverte d'une légère exsudation purulente.
L'orifice du vagin est béant et laisse suinter une liqueur légèrement visqueuse, incolore, qui atteste un commencement d'irritation de la muqueuse vaginale. La fourchette n'a pas été déchirée. Une assez vive douleur existe dans les aines et surtout à
gauche, par suite de l'écartement forcé des cuisses. En arrière on
voit à la fesse droite une large excoriation superficielle et déjà sé-
chée, qui a la forme d'un coup d'ongle ; à la face interne du genou
gauche, la peau a été froissée et conserve une teinte bleuâtre,
un peu violacée. Sur la cuisse de même côté existe une longue
égratignure. La poitrine, qui a été fortement comprimée, est douloureuse dans la région épigastrique ; on n'y remarque d'ailleurs pas d'ecchymoses ; les seins n'en offrent pas non plus. Les
poignets présentent des traces de violences plus marquées. Du
côté gauche une large empreinte bleuâtre occupe la face intérieure de l'avant bras et atteste une forte pression bornée sur cette
partie. A droite le poignet a été foulé et une petite tumeur s'est
formée au niveau de l'articulation sur l'avant-bras et sur la main.
De ce côté on voit deux longues égratignures récentes.

Chemise d'une grande malpropreté, sur les deux pans en
avant et en arrière, nombreuses taches de sang d'une teinte pâle,
très-peu épaisses, de forme irrégulière, et faites par essuie-

ment de la surface ensanglantée. Une tache verdâtre de matière fécale. **Sur** le pan de derrière trois taches plus régulièrement arrondies de 6 à 8 centimètres, d'une teinte grisâtre et d'une consistance fortement empesée. **Nombreux spermatozoïdes.**

La fille Zélie D... est déflorée.

La défloration est complète et toute récente, ne remontant pas au delà de quatre jours.

L'état des organes indique que la fille D.. n'était pas livrée à la débauche ou à de mauvaises habitudes.

Il existe sur les membres et sur diverses parties du corps des traces non équivoques de violences récentes.

La chemise que portait la fille D... le jour de l'attentat dont elle a été victime présente des taches de sang résultant du contact de la membrane hymen déchirée et des taches manifestement formées par du sperme.

OBSERV. XLI. — *Viol. Défloration complète. Renversement des lambeaux de l'hymen.*

Visite, le 21 septembre 1859, de la jeune Hermance V..., âgée de douze ans et demi. Violée depuis trois mois par le nommé L... qui l'a prise huit ou dix fois.

Intelligence peu développée. Organes sexuels bien conformés. Poils assez abondants. Vulve largement ouverte. Membrane hymen complétement divisée, lambeaux rétractés et renversés en dehors, formant de chaque côté un repli muqueux très-étroit, et ne se réunissant qu'à la base, au niveau de la fourchette, où l'on distingue un épaississement caractéristique, résultat d'une cicatrice assez récente. L'orifice du vagin est assez dilaté pour admettre sans difficulté l'extrémité du doigt indicateur. L'enfant n'accuse aucune douleur durant cette exploration. Les parties ne sont le siége d'aucune inflammation, et ne présentent ni rougeur anormale ni écoulement. Pas de traces de violences sur le corps.

1º La jeune V... a été complétement déflorée. 2º La défloration remonte à plus d'un mois. 3º L'état des parties montre que cette jeune fille a eu à subir plusieurs fois les approches d'un homme.

OBSERV. XLII. — *Viol.* — *Défloration complète. Troubles de la
santé générale.*

Visite, le 24 novembre 1853, de la jeune P..., violée le 9 courant, âgée de dix-sept ans. Bien développée, nubile. Bonne
conformation; non flétrie par la débauche. Hymen déchiré dans
toute la hauteur; lambeaux non rétractés, flottant devant l'orifice
du vagin, qui, à peine entr'ouvert, n'admet que difficilement
l'extrémité du petit doigt. Ni dilatation de la vulve, ni élargissement de l'anneau du vagin. Bords de la membrane hymen
déchirés irrégulièrement et présentant à gauche surtout une vive
rougeur. Il n'y a ni écoulement ni ulcération de nature vénérienne, ou même simple inflammation. On ne trouve pas non
plus de traces actuellement appréciables de contusions ou d'ecchymoses, qui auraient pu du reste s'effacer depuis l'époque où
les violences auraient été exercées sur la personne de la jeune
P....

Nous devons ajouter que cette jeune fille se plaint de douleurs d'estomac, de troubles du système nerveux et de la santé
générale, qui peuvent être le résultat des violences dont elle
aurait été victime.

1° Fille P... complétement déflorée. 2° La défloration est récente
et ne remonte qu'à quelques jours, à l'époque assignée par la
fille P... 3° L'état des parties sexuelles indique d'une manière
certaine que la défloration est le résultat d'une violence isolée
et qu'elle n'a pas été suivie d'actes successifs et répétés.

OBSERV. XLIII. — *Viol. Défloration complète. Troubles de la santé
générale.*

Visite, le 22 août 1851, de la jeune K..., dix-sept ans, victime d'un viol il y a deux ans. Santé très altérée, larmes. Souffrances remontant à l'époque du viol. Inflammation chronique.
Écoulements, douleur. Ulcération en partie cicatrisée. Membrane
hymen complétement déchirée dans toute sa hauteur, lambeaux
non rétractés, bords cicatrisés. Entrée du vagin très-étroite.
Anus non déformé ni élargi.

1° Complétement déflorée. 2° Défloration ancienne non suivie d'actes répétés de coït. Violences non renouvelées. 3° Rien n'indique la pédérastie consommée. 4° Sous l'influence des violences la santé est restée profondément altérée, et il est à craindre qu'elle n'en ressente pour toujours les funestes conséquences.

OBSERV. XLIV. — *Viol commis par un père sur sa fille. — Actes répétés. — Désordres locaux et généraux.*

J'ai procédé, le 15 décembre 1859, à la visite de la jeune Elisa T..., âgée de treize ans, victime de son père. Cette jeune fille, assez développée, n'est pas encore réglée. Les parties sexuelles, notamment, offrent des signes anticipés d'une nubilité accomplie. La membrane hymen est complétement déchirée. Les lambeaux irréguliers, multiples, dès longtemps cicatrisés, ont subi une rétraction complète. Le vagin est notablement élargi et peut permettre l'intromission facile d'un corps volumineux comme le membre viril d'un adulte. Le clitoris est très-développé. Les parties sont baignées de flueurs blanches abondantes; mais on ne trouve aucune trace d'ulcération soit ancienne, soit récente, et, d'après la déclaration même de la jeune fille, la maladie dont elle a été atteinte aurait simplement consisté en un écoulement blennorrhagique. La jeune Elisa T... est pâle, étiolée, et, sans être atteinte d'aucune affection caractérisée, elle paraît d'une santé très-délicate et d'une constitution altérée.

Le sieur T... est de petite taille; ses organes sexuels, bien que régulièrement conformés, sont fort peu développés. Ils ne portent aucune trace appréciable d'une affection vénérienne soit ancienne, soit récente. Cet homme avoue avoir eu un écoulement blennorrhagique qu'il attribue au contact de sa femme dans l'état de grossesse. On n'en trouve d'ailleurs aucun signe actuellement apparent.

1° La jeune E. T... est complétement déflorée.

2° La défloration n'est pas le résultat d'une acte isolé; elle a été suivie d'approches répétées qui remontent à une époque impossible à préciser, mais certainement très-ancienne.

3° Il n'existe chez cette jeune fille aucune trace actuellement appréciable d'une affection vénérienne; mais celle-ci, ayant consisté en un simple écoulement, a dû nécessairement disparaître.

4° La santé générale est d'ailleurs altérée, et ces rapports

sexuels précoces ont dû nécessairement influer d'une manière
très-fâcheuse sur sa constitution.

5° Le prévenu T... ne conserve aucune trace de maladie syphilitique ancienne ou récente; mais il a pu être atteint d'un écoulement blennorrhagique dès longtemps disparu, qu'il a pu communiquer à sa fille.

6° Sa conformation et celle de la jeune fille ne s'opposent
nullement d'ailleurs aux rapprochements dénoncés par celle-ci.

OBSERV. XLV. — *Viol et actes de sodomie consommés par un père
sur sa fille.*

La jeune G..., âgée de quinze ans, est très-forte. C'est une
femme faite. Son père a abusé d'elle dès l'âge de dix ans. Examinée par moi le 18 janvier 1866, elle présente une défloration
complète, ancienne et sans grande rétraction des lambeaux. Le
vagin est assez étroit.

L'anus offre une disposition infundibuliforme très-marquée;
l'orifice est dilaté, béant; le sphincter relâché ne contient pas
les matières. Il n'y a d'ailleurs aucune trace de maladie.

La défloration et la sodomie sont constantes et datent de plusieurs années, sans qu'il soit possible de préciser l'époque à
laquelle ces actes de violence ont débuté.

OBSERV. XLVI. — *Névralgie de la vulve à la suite d'un viol pratiqué
dans des circonstances exceptionnelles.*

Mademoiselle C. D..., âgée de trente-huit ans, sans enfants,
d'un tempérament sanguin, d'une forte constitution, fut exposée,
il y a deux ans, aux violences d'un homme qui, pour la posséder
sans défense, l'avait d'abord plongée dans l'ivresse, en lui faisant boire du vin de Champagne mêlé de liqueur. Tel est du
moins le récit qu'elle nous fit. Elle ajouta que c'était l'unique
fois qu'elle eût subi les approches d'un homme; la conformation
des organes sexuels venait en effet à l'appui de son assertion.
Elle était restée sans connaissance; lorsqu'elle reprit ses sens,
elle se trouva ensanglantée; la vulve portait des traces de déchirure. Les jours suivants, des démangeaisons, de la chaleur, des
cuissons se développèrent: il survint un écoulement crémeux,

et les déchirures se transformèrent en ulcères : ceux ci se cica-
trisèrent plus tard à l'aide de quelques cautérisations pratiquées
par un médecin qu'elle avait consulté à ce sujet. L'inflammation
et l'écoulement se dissipèrent peu de temps après, mais les douleurs qu'elle avait éprouvées dès les premiers jours de son accident s'accrurent au lieu de disparaître. Marjolin, consulté à ce
sujet, lui donna ses soins pendant six mois sans amélioration
positive. C'est alors qu'elle se présenta au Dispensaire le 26 novembre 1841. Les souffrances consistaient dans une cuisson
brûlante à l'orifice vulvaire, se propageant au sphincter de l'anus,
sans augmentation au passage de l'anus ; il y avait de plus la
sensation continuelle d'une tumeur située entre les couches du
plancher périnéal. La vulve, examinée avec un soin minutieux,
n'offrait absolument rien d'insolite, si ce n'est un pertuis étroit,
dans la rainure des grandes et des petites lèvres, pertuis pouvant à peine recevoir un petit stylet, et allant se terminer en
cui-de-sac du côté du rectum. L'absence de toute autre cause
p'us explicite put faire regarder cette fistule borgne comme la
source des souffrances : elle fut incisée dans toute son étendue,
on pansa la plaie comme une fistule ordinaire, et ses bords ne
tardèrent pas à se cicatriser. Mais les douleurs, momentanément
calmées, reprirent bientôt leur caractère habituel. Depuis cette
époque jusqu'au mois de mai 1842, on a successivement essayé
sur la malade les lotions d'ea u roide, l'assa fœtida, la valé-
riane, etc ; tout cela sans succès durable.

Les douleurs vulvaires de cette femme sont-elles nerveuses et
ont-elles succédé aux violences qu'elle a supportées? Il ne semble
pas qu'on puisse élever le moindre doute à ce sujet. Sans doute
il a fallu des prédispositions particulières pour qu'une phlegmasie de cette nature se transformât si promptement en névrose.
Ces prédispositions étaient, chez notre malade, l'approche de
l'âge critique, époque éminemment propre aux aberrations fonc-
tionnelles, la force de la constitution et l'abstinence des fonctions
que la nature a destinées à ces organes.

OBSERV. XLVII. — *Hémorrhagie grave chez une jeune fille de onze ans, à la suite d'un viol consommé par un homme de trente-cinq ans.*

Le viol venait à peine d'être consommé sur la malheureuse enfant, que l'hémorrhagie se déclara et se montra rebelle à tous les moyens employés en pareille circonstance. Le tamponnement, toutefois, et les styptiques ne furent pas employés, à cause de l'excessive sensibilité des parties. Le docteur Borelli évalue la perte de sang qui eut lieu dans la journée qui suivit l'attentat à environ deux kilogrammes, quantité énorme, si l'on tient compte de l'âge de l'enfant, sans compter ce qu'elle a continué de perdre encore. Quant aux lésions rencontrées et décrites par ce médecin, il les résume ainsi : « Le sang qui imprégnait les linges était rutilant ; les grandes lèvres étaient tuméfiées, rouges à leur face externe et douloureuses; les petites étaient comme effacées. L'orifice du vagin était obturé par un caillot sanguin adhérent; c'était entre certains points de son pourtour et les parois vaginales que s'écoulait le sang provenant de plus haut.

« On ne distinguait aucune trace des caroncules myrtiformes, de la fourchette, de la fosse naviculaire, du vestibule ; l'hymen était profondément déchiré dans toute sa circonférence; le méat urinaire n'offrait rien de particulier, cependant l'émission des urines était brûlante et atrocement douloureuse. Du reste, l'ensemble des parties de la génération était tellement sensible et douloureux, qu'il fut impossible de se livrer à aucun attouchement pour soumettre les organes à un examen quelconque. »

Ajoutons qu'il n'existait d'autre trace de violence ou de mauvais traitements que les lésions dont nous avons parlé, et que la région hypogastrique était elle même très-douloureuse, surtout à la pression. Ce ne fut qu'à partir du quinzième jour, après des accidents inflammatoires qui nécessitèrent l'emploi de la saignée, joint à un traitement énergique, que le docteur Borelli put examiner à fond les organes. A cette époque, les grandes lèvres étaient encore engorgées et érythémateuses à leur face muqueuse. L'orifice du vagin était libre, mais considérablement élargi; l'hymen, déchiré sous forme rayonnée, et dont les débris caronculaires sont rouges, était encore douloureux. La fourchette et la fossette naviculaires ont été déchirées; l'intérieur du vagin était

très-sensible, surtout le long du trajet du canal de l'urèthre. Il
ne restait aucun vestige du vestibule; l'entrée du vagin, énor-
mément distendue, occupe sa place : la muqueuse de ce conduit,
comme hypertrophiée, était pendante, telle qu'on l'observe chez
les femmes qui ont eu un grand nombre d'enfants, ou qui ont
fréquemment usé du coït. C'est, sans aucun doute, dans le point
de la cavité du vagin correspondant à l'urèthre que doivent exister les plus grands désordres, si l'on en juge d'après la direction violente imprimée au membre viril en érection dans la consommation du viol. L'introduction du doigt est aujourd'hui
praticable, quoique douloureuse; elle ne décèle aucun désordre
au col de l'utérus.

Observ. XLVIII. — *Viol suivi d'assassinat sur une femme âgée de
soixante-huit ans. Blessures profondes.*

Autopsie à Passy de la femme E..., trouvée morte dans un
champ. Soixante huit ans, très-décrépite. A la tête, autour de la
bouche, large excoriation, avec ecchymose résultant d'une forte
pression exercée par la main pour fermer la bouche. Au cou,
ecchymoses profondes de chaque côté du larynx. Injection et
exhalation de sang dans les voies aériennes. Cœur contenant du
sang noir tout à fait fluide. A la tête aucune lésion, infiltration
de sérosité dans les méninges. Pas d'apoplexie. Viscères abdominaux sains. Estomac rétréci, muqueuse fortement plissée, injection vive, une petite quantité de liqueur alcoolique.

Organes génitaux : vulve très-largement ouverte, à admettre
presque la main, laisse écouler du sang très-abondant. A l'entrée
du vagin, plaies, déchirures profondes par des ongles enfoncés.
Mamelon gauche complétement arraché avec les dents. Plaie
irrégulière. Infiltration de sang profonde.

Observ. XLIX. — *Viol suivi d'assassinat. Attentats à la pudeur sur
six petites filles.*

Autopsie à Auteuil, le 8 juillet 1850, de la jeune A..., treize
ans, fortement constituée, embonpoint assez notable, parfaitement conformée. Putréfaction déjà fort avancée, a envahi surtout la tête, la partie antérieure de la poitrine et du ventre. Les

mains et les pieds, dont l'épiderme est légèrement blanchi et plissé à l'extrémité des doigts, présentent en outre dans la rainure des ongles une petite quantité de gravier et de vase. Il n'y a ni plaie ni excoriation sur les mains. Sur les bras et particulièrement à la partie antérieure, au-dessus du poignet, en trouve plusieurs ecchymoses superposées, dirigées transversalement, et résultant d'une pression violente exercée sur les membres supérieurs.

La face est souillée par un liquide bleuâtre et sanguinolent, qui s'est écoulé de la bouche et des narines. Après l'avoir lavée avec soin, nous constatons autour de la bouche une large excoriation avec ecchymoses, et l'impression d'ongles enfoncés dans les chairs. Deux marques semblables existent au-dessous de l'œil droit, dont la paupière inférieure est assez fortement contuse. Outre ces traces de vio'ences, qui ont été manifestement faites pendant la vie, on remarque sur le visage de nombreuses déchirures, ponctuées sans rougeur, sans ecchymoses, avec simple desséchement de l'épiderme, et produite par le frottement du corps inanimé sur le sable. Les téguments du crâne sont infiltrés de sérosité sanguinolente, qui s'est accumulée par un effet cadavérique. Les os sont intacts. Les enveloppes et la substance même du cerveau ne sont le siége d'aucune altération.

La région du cou est le siége d'une congestion sanguine considérable. Une infiltration de sang coagulé existe de chaque côté du larynx. Les téguments sont envahis par la putréfaction à un degré trop avancé pour qu'on y distingue des traces de contusions ou des ecchymoses. L'intérieur de la trachée et des bronches contient une petite quantité d'un liquide trouble, brun, non spumeux, mélangé à quelques graviers. Les poumons sont gorgés de sang, surtout à la partie postérieure. Le cœur est compiétement vide et ne contient ni sang ni liquide, ni caillots.

Les viscères abdominaux sont à l'état normal. L'estomac est vide : il ne renferme pas même une cuillerée de liquide, mais seulement quelques parcelles de fromage blanc encore adhérentes à la paroi interne du viscère. Les matières fécales distendent le tiers inférieur de l'intestin grêle.

Les organes génitaux sont assez développés. Quelques poils commencent à ombrager le pubis et les grandes lèvres. Le clitoris n'est pas volumineux et n'a pas les dimensions exagérées que lui donnent ordinairement les mauvaises habitudes. Lorsque les grandes et les petites lèvres sont écartées, on voit que la vulve est largement ouverte. L'hymen est en partie déchiré ; la solution de continuité s'étend dans les deux tiers de sa hauteur du bord libre à la base ; les lambeaux n'ont subi aucune rétraction. Toutes ces parties, imbibées par l'eau, sont blafardes. La plaie de l'hymen ne présente pas de traces de cicatrisation commençante. Il n'y a pas d'autre lésion aux parties sexuelles. La surface interne de la matrice est le siége d'une forte congestion.

Conclusions : 1º Le corps de la jeune A... porte les traces d'une défloration incomplète et récente, et de violences exercées sur sa personne pour fermer la bouche, étouffer les cris et maintenir les bras immobiles. 2º La mort est le résultat de la strangulation. Elle a eu lieu plus de quatre heures après le dernier repas, et a été opérée à l'aide d'une forte pression exercée sur le cou et sur la bouche. 3º Le corps n'a été jeté à l'eau qu'après qu'il était privé de sentiment; il y a séjourné quarante-huit heures environ.

Élisabeth L..., dix ans et demi, assez forte et développée. Viol consommé. Organes sexuels régulièrement développés portant les traces de violences récentes. Entrée de la vulve agrandie par suite de la dépression de la fourchette. Hymen déchiré dans toute sa hauteur, lambeaux tuméfiés, rouges, enflammés, assez douloureux, très légèrement rétractés. Un suintement muqueux, peu abondant, humecte ces parties. Ganglions inguinaux gonflés ; santé générale bonne. Ecchymoses, suite de pression violente à la partie moyenne du bras droit.

Marie L..., neuf ans et demi, grande et forte pour son âge, nie d'abord, avoue ensuite ; viol consommé. Développement des organes génitaux très-avancé. Grandes et petites lèvres, clitoris très-développés. Ouverture du vagin béante. Hymen déchiré de haut en bas : solution récente, inflammation peu intense ; lambeaux commençant à se rétracter; fourchette excoriée, en partie cicatrisée, pas de contusions sur les membres, santé et constitution bonnes.

Marie B..., huit ans et demi, peu avancée intellectuellement et physiquement. Inflammation très-vive des parties extérieures de la génération, surtout de l'hymen. A son bord libre, déchirure incomplète avec boursouflement des lèvres de la plaie. Base du repli hyménéen enfoncée de manière à faire paraître l'entrée de la vulve plus large et plus profonde. Fourchette non déprimée.

Suintement peu abondant d'humeur. Ganglions engorgés. Santé générale et constitution bonnes. Pas de contusions.

Françoise T..., neuf ans et demi, très-petite et très-peu développée, dit que le sieur B... a fait simplement des attouchements. A part un peu de rougeur limitée à la base des petites lèvres, les parties sexuelles ne sont le siége d'aucune lésion. Hymen intact.

B., fille de l'inculpé, petite, chétive, physionomie ayant un caractère d'hébétude et d'imbécilité. Intelligence très-peu développée. D'après la dame P., accès nerveux singuliers, convulsions, cris inarticulés. Corps couvert d'ecchymoses sur le tronc et les membres. Organes génitaux en rapport avec l'âge de l'enfant. Partie postérieure de la vulve dilatée et ouverte en arrière, offre une disposition infundibuliforme qui n'est pas sans analogie avec celles que l'on observe chez les pédérastes, et qui est surtout visible quand on examine l'enfant par derrière. Pas de blessure de cette partie. Hymen ni déchiré ni relâché, mais seulement refoulé. Anus déformé.

CONCLUSIONS : Les jeunes Elisabeth L..., L... et B..., portant les traces de violences exercées sur leurs personnes et caractérisées, chez les deux premières par une défloration complète, chez la troisième par une défloration incomplète, résultant de l'intromission du membre viril.

1° La jeune T... est seulement atteinte d'un irritation légère des parties extérieures de la génération, qui peut tenir à des attouchements plus ou moins violents, exercés soit avec le doigt, soit avec un corps irritant comme le pénis.

2° Les différentes lésions caractéristiques de viol et d'attentat à la pudeur ne remontent pas, chez les unes et chez les autres, au delà de quinze jours.

3° La jeune L... porte en outre sur les bras des marques d'une violente pression, qui a eu pour objet de paralyser la résistance de l'enfant.

4° La jeune B... n'a pas été déflorée, mais elle présente une conformation particulière des parties sexuelles, qui résulte des tentatives répétées d'intromission du membre viril.

5° Les contusions très nombreuses dont le corps de cet enfant est couvert doivent être attribuées à de mauvais traitements, auxquels elle aurait été en butte dès longtemps.

3 août. Visite à Mazas du sieur B... qui se dit atteint d'un vice de conformation des organes sexuels qui l'empêche de voir

des femmes autrement que faites. Allégation dénuée de fondement. Il manque un testicule, et autour du méat il y a la trace
d'anciennes ulcérations peut-être syphilitiques ; mais rien de
cela n'est de nature à empêcher l'acte vénérien.

OBSERV. L. — *Viol suivi d'assassinat. — Désordres locaux très-
graves.*

J'ai fait à Neuilly, le 24 avril 1860, l'autopsie du cadavre de
la veuve G... femme âgée, peu robuste. L'extérieur du corps
porte les traces de violences multipliées dont le siége, la disposition et la forme sont tout à fait significatifs. A la face, au front
notamment, sur le nez et autour des narines et de la bouche,
on voit des contusions et excoriations avec infiltration de sang
coagulé dans le tissu cellulaire sous-cutané. Une forte pression
a été exercée sur la bouche ; l'intérieur des lèvres est profondément meurtri et ecchymosé ; une dent manque à la mâchoire supérieure, mais très-anciennement.

Le cou porte des traces semblables de violences. A l'extérieur
on trouve : du côté gauche deux petites excoriations en forme
de coups d'ongle, et à la base du cou, à droite, une excoriation
arrondie, large et profonde, résultant d'un frottement rude. Les
muscles qui entourent le larynx sont infiltrés de sang coagulé.
Le conduit aérien renferme de l'écume sanguinolente et la membrane muqueuse qui le revêt est d'un rouge vif. Les poumons,
volumineux et très-fortement congestionnés à la base, sont par-
semés à leur surface de bulles emphysémateuses formées par la
rupture des vésicules sous l'influence de l'obstacle apporté à la
respiration. Le cœur renferme du sang à demi coagulé.

Une autre série de blessures se remarque à la partie postérieure du tronc. Le dos, dans toute sa largeur, présente une
surface parcheminée, rugueuse, excoriée profondément par
places et traversée par de longues estafilades linéaires qui ont
dû donner une certaine quantité de sang et sont recouvertes
de croûtes. Au-dessous de ces téguments, du sang coagulé est
infiltré dans certains points du tissu cellulaire. Et il n'est pas
douteux que ces violences aient eu lieu avant que la vie ait été
détruite. Nous constatons encore au niveau des reins les marques d'une pression profonde. Sur les membres inférieurs l'épiderme est enlevé à certains endroits, notamment aux genoux ;

mais il n'y a là ni rougeur, ni infiltration de sang, ni aucun des
caractères propres aux blessures faites pendant la vie. Aux membres supérieurs, au contraire, les marques d'une violente pression se remarquent aux deux poignets en une coloration d'un
rouge sombre qui répond à une ecchymose profonde.

Les parties sexuelles enfin ont été le siége des plus graves
violences et en offrent à l'extérieur les traces les plus évidentes.
De chaque côté de la vulve, à la face interne des petites lèvres
et à l'entrée du vagin, il existe des taches ecchymotiques très-
foncées ayant la forme d'empreintes de doigts, comme si ces
parties avaient été saisies avec la dernière brutalité. Une exsudation sanguine s'est faite au niveau de ces ecchymoses, qui
répondent à une infiltration de sang coagulé dans le tissu cellulaire sous-muqueux.

On retrouve à une certaine hauteur, dans le vagin, et presque
sur le col de l'utérus, des ecchymoses qui attestent des violences
qu'on ne rencontre pas d'ordinaire dans un simple rapprochement sexuel. La matrice est d'ailleurs tout à fait à l'état normal.

Les autres organes sont également sains. Il n'existe pas de
fracture du crâne et le cerveau est intact.

L'estomac renferme une assez grande quantité d'aliments
presque complétement digérés.

1° La veuve G... a été victime d'un viol consommé pendant
qu'elle vivait encore, mais après qu'elle avait subi les plus durs
traitements et après que le corps avait été traîné sur le sol privé
de sentiment.

2° Des coups ont été portés à la tête et sur le visage; les cris
ont été étouffés à l'aide d'une forte pression exercée sur la bouche
et sur l'ouverture des narines; la résistance paralysée à la fois
par l'évanouissement résultant des blessures de la tête et par
l'immobilité des bras violemment maintenus.

3° La veuve G... a été ensuite étranglée à l'aide des mains
fortement serrées autour du cou.

4° La mort a eu lieu quelques heures après le dernier repas.

L'inculpé A..., que j'ai visité à Mazas, est âgé de trente-huit
ans, petit, mais vigoureux et porte aux mains et au visage plusieurs blessures caractéristiques.

La main droite est le siége de nombreuses excoriations en
forme de coups d'ongles disséminés sur la face dorsale. Une
écorchure profonde qui offre les mêmes caractères existe au

milieu de la lèvre inférieure. Outre ces blessures on est frappé de l'aspect des deux yeux. Un épanchement de sang occupe les deux conjonctives et une large ecchymose entoure les paupières.

L'examen le plus minutieux de toutes les parties du corps ne nous fait reconnaître aucune autre trace de coups. Il n'en existe pas notamment aux organes sexuels. Au-devant de la jambe gauche seulement, on voit une contusion superficielle d'origine mal définie.

Interrogé par nous sur les causes des dernières blessures que nous venons d'énumérer, le nommé A... dit, pour celles de la main, qu'il ignore d'où elles proviennent; pour celle de la lèvre, il l'attribue à une piqûre qu'il se serait faite avec une fourchette. Ni l'une ni l'autre de ces explications n'est admissible, mais celle qui concerne la double contusion des yeux l'est moins encore. Le détenu prétend que ces ecchymoses sont venues toutes seules et qu'il ne les avait pas lorsqu'il a été conduit au dépôt de la Préfecture. La dernière partie de cette allégation peut être vraie, mais il ne s'ensuit pas que ces marques si manifestement dues à des coups se soient développées spontanément. On sait, en effet, que les ecchymoses n'apparaissent le plus ordinairement que deux, trois ou quatre jours après la contusion.

1° Le nommé A.. porte au visage et à la main droite des traces non douteuses de lutte et de rixe; 2° ces blessures, consistant en coups de poing et d'ongles, datent de quelques jours seulement et peuvent remonter précisément à l'époque du 22 au 23 avril; 3° les explications données par le nommé A... touchant l'origine de ses blessures sont manifestement fausses.

Il existait des taches de sperme sur les jupons de la veuve G...

Observ. LI. — *Viol suivi d'assassinat. Déchirure du vagin. Arrachement des intestins.* (Recueillie par M. le docteur L. Pénard, de Versailles.)

Le 13 octobre 1856 succombait à Feucherolles, à une heure du matin, la femme L. B..., âgée de soixante ans, victime de violences horribles qui la veille avaient été exercées sur elle. M. le docteur Louis Pénard, appelé par la justice, rend compte en ces termes de sa mission.

Avant de faire l'examen et l'autopsie du cadavre, nous nous sommes transporté avec M. le procureur impérial et M. le juge d'instruction sur la route où le crime avait été commis ; à l'endroit même où s'est consommé cet horrible attentat, nous avons trouvé une clef qu'on a dit appartenir à la victime et un débris humain dont il était difficile, à première vue, de distinguer précisément la nature ; après un examen attentif, je l'ai reconnu pour être un morceau long de 5 centimètres environ, d'un intestin garni d'appendices graisseux et présentant en conséquence les caractères d'un fragment du gros intestin. J'ai conservé ce débris dans de l'esprit-de-vin. Revenu à Feucherolles, j'ai procédé à l'examen du cadavre. Je l'ai d'abord débarrassé des vêtements que la malheureuse victime avait conservés lorsqu'elle a été placée dans un lit par les soins et dans le propre domicile de M. Hubert, médecin à Feucherolles.

Au menton, à droite et à gauche du maxillaire inférieur, au-devant du larynx et à l'angle interne de la clavicule gauche, sur l'articulation sterno-claviculaire gauche, on trouve des ecchymoses multiples, assez prononcées, d'une étendue variable, quelques-unes affectant une forme circulaire, comme celle qui résulterait de la pression plus ou moins violente d'un ou plusieurs doigts. A la face antérieure du bras droit, au tiers supérieur du membre placé dans l'extension, on constate une dépression très-profonde où l'on pourrait facilement loger une noix ordinaire. Pour me rendre un compte exact de cette dépression, j'ai dû mettre les muscles à nu et j'ai alors constaté qu'elle était produite par une déchirure, une sorte de broiement pour ainsi dire, au tiers supérieur du muscle biceps, comme réduit en bouillie à ce point de sa hauteur ; cet écrasement de la fibre musculaire d'un muscle puissant atteste à la fois la brutalité de l'attaque et l'énergie de la défense. Au bras gauche, à la face interne et au poignet, on remarque aussi quelques ecchymoses d'un diamètre variable.

En haut de la cuisse droite et dans le pli inguinal gauche, en en voit également quelques-unes allongées et étroites. Le bas-ventre, les cuisses, sont couverts de sang, dans lequel d'ailleurs repose et baigne tout le bassin.

L'appareil vulvaire est baigné de sang. En écartant les grandes lèvres, on voit pendre entre elles, par l'orifice ou au moins ce qui était l'orifice vaginal, un bout d'intestin d'une longueur de 3 à 4 centimètres environ. L'angle inférieur de l'orifice vaginal est profondément déchiré dans une étendue de 3 centimètres à peu près, et la déchirure côtoyant le côté droit de l'orifice anal descend plus bas que lui, de telle sorte qu'il y a un pont de tissus intacts qui sépare l'anus de la plaie vaginale. Le ventre est tendu, résistant, ballonné.

En l'ouvrant avec précaution, je constate d'abord un épanchement sanguin considérable ; la masse intestinale est distendue et rougeâtre. A gauche, dans la région du rectum, je trouve une sorte de bouillie noirâtre, magma sanguin, et au milieu de ce détritus de tissu cellulaire gorgé de sang j'aperçois un bout d'intestin flottant dans la cavité abdominale ; je constate qu'il fait suite à la partie du gros intestin qu'on nomme l'S iliaque du côlon, et qui devient plus bas le rectum ; au-dessus de la masse qui constitue la vessie et l'utérus, on aperçoit une anse intestinale dont la direction est transversale et qui, au milieu de sa longueur, est rompue de telle façon que les deux portions de l'intestin présentent à leur extrémité rupturée leur orifice béant. Les deux portions, quoique séparées, ne flottent pas dans la cavité abdominale, maintenues qu'elles sont en leur place par le mésentère qui les relient. La vessie, l'utérus, d'ailleurs, sont d'un très-petit volume et ne présentent aucun désordre. En promenant le doigt du haut en bas de l'orifice vaginal, on rencontre bientôt cette portion d'intestin dont nous avons parlé plus haut et qui proémine en dehors ; en déprimant cette portion d'intestin de haut en bas, on la fait pénétrer dans cette profonde déchirure qui descend plus bas que l'orifice anal. En opérant de légères tractions sur ce bout d'intestin, on voit qu'il était la continuation de la partie supérieure du rectum lui-même ; car ces tractions font sortir par l'anus quelques matières fécales. En replaçant dans le ventre ce bout d'intestin qui pend entre les grandes lèvres, on reconnaît qu'il ferait suite à cette portion flottante au côté gauche de la cavité abdominale, portion dont je viens de parler tout à l'heure, s'il n'y manquait une certaine longueur. En rapprochant la longueur qui manque de celle du débris trouvé sur la route, on constate que toutes les parties rapprochées formeraient un tout complet : les extrémités d'ailleurs de ces différentes portions d'intestin, tant de celle flottante dans le ventre que de celle qui pend entre les grandes lèvres et de celle du débris conservé, sont frangées, étirées, comme le sont des membranes violemment brisées, rompues, et non régulièrement coupées.

Voici maintenant, selon moi, ce qui a dû se produire à l'instant du crime : le meurtrier, après avoir assailli la victime vi-

goureusement, ainsi que l'attestent les ecchymoses précitées et
la profonde meurtrissure, le broiement du bras droit, aura plongé
sa main droite vers les parties sexuelles, sa main droite, car la
déchirure du périnée est dirigée de gauche à droite, et la dépression du bras droit de la victime a dû être produite par la
pression de la main gauche du meurtrier. C'est la seule situation qui donne l'équilibre de statique nécessaire pour que tous
les désordres que l'autopsie a révélés puissent se produire dans
leur sauvage énergie. La main droite donc est arrivée vers les
parties sexuelles; les doigts auront alors fatalement écarté les
grandes lèvres, je dis fatalement, parce que la disposition naturelle des organes chez une femme de mœurs régulières, la résistance qu'elle a dû naturellement opposer, font que le hasard a
dû être pour quelque chose dans cette circonstance. Les doigts
écartant donc les grandes lèvres, rencontrant l'orifice vaginal,
poussés par une sorte d'impulsion frénétique, auront pénétré de
vive force dans le ventre en effectuant la profonde déchirure
dont nous avons parlé, et, rompant la cloison vagino-rectale,
la main aura pénétré tout entière dans le ventre. Les doigts
auront labouré toute la cavité abdominale; rencontrant l'anse
intestinale de l'iléon, ils l'auront déchirée en respectant le mésentère, auront accroché l'anse intestinale qui résulte des nombreuses inflexions et courbures de la fin du gros intestin et
l'auront violemment ramenée par la plaie d'entrée; peut-être
ces deux arrachements auront-ils été simultanés. Toujours est-il
que la violence de l'effort a été telle, la compression de l'intestin
par le meurtrier si serrée, qu'une portion de l'intestin a été arrachée, celle que nous avons trouvée sur la route. L'effort a été si
énergique, que malgré les mouvements d'une longue marche
que la pauvre femme avait à faire encore pour regagner Feucherolles, malgré les mouvements qu'il lui a fallu faire nécessairement pour monter l'escalier de la chambre où elle a été
couchée, pour se placer dans le lit où elle allait succomber
quelques heures après, la portion d'intestin qui avait été violemment amenée au dehors est restée engagée dans la plaie
vaginale, afin d'attester, pour ainsi dire, comment le crime
s'était produit. Sans cette circonstance, en effet, qui fait assister
nettement, sans contestation possible, à tous les phénomènes,
à tous les détails, à l'œuvre tout entière du crime, il eût été impossible peut-être de le comprendre, et partant de l'expliquer.

Les conclusions découlent naturellement de ce qui précède :

ce sont les horribles blessures que j'ai constatées qui ont causé la mort ; avec de pareilles violences, il n'y a pas eu de temps ni de place pour un viol ordinaire. Probablement qu'exaspéré par une résistance désespérée ou d'autres circonstances qu'il ne m'est pas donné d'examiner, le meurtrier aurait été pris d'un accès de frénésie sauvage ; c'est alors que sa main, trouvant dans cette frénésie même une vigueur et une énergie instantanées, aura produit les désordres relatés plus haut. C'est bien certainement à sa robuste constitution que la pauvre victime, souffrant des tortures horribles et perdant tout son sang, a dû de pouvoir se traîner encore dans un trajet de quinze cents pas environ jusqu'à Feucherolles.

J'estime donc que le crime dont elle a été l'objet a causé sa mort, et que le débris humain trouvé sur la route de Davron est une partie de l'intestin rectum qui a été arrachée par le meurtrier.

Obsern. LII. — *Viol suivi d'assassinat. — Énormes désordres locaux.*

J'ai fait l'autopsie, le 21 juillet 1864, à la morgue, de la jeune Paggy, petite fille âgée de sept ans et demi, grande, bien développée et vigoureusement constituée. Le corps de cette enfant est souillé de boue et de terre séchées, il est de plus couvert de blessures, nous en comptons dix-sept disséminées à la tête, sur la poitrine, dans le ventre et les reins. Elles consistent en plaies régulières, toutes égales, faites par un instrument tranchant et perforant, à lame étroite. Toutes ont été faites pendant que l'enfant vivait encore, ainsi que l'atteste l'infiltration de sang coagulé dans les tissus sous-jacents ; ces nombreuses blessures se groupent de la manière suivante :

L'oreille droite et le menton sont profondément divisés et de profondes contusions existent à la tempe droite et sur le front.

Du même côté, au cou, deux plaies qui n'intéressent que les muscles, sont superposées.

A la partie latérale droite de la poitrine on compte : cinq petites plaies dont quatre sont superficielles et dont la dernière a glissé sur les côtes en laissant une longue traînée de sang épanché dans l'épaisseur des tissus.

En arrière, à gauche, dans la région des reins et dans l'hypochondre, il existe cinq plaies de même forme et de même dimension que les précédentes dont quatre pénètrent à l'intérieur des cavités viscérales, l'une dans la poitrine où le poumon gauche est refoulé par un vaste épanchement de sang, les trois autres à l'intérieur de l'abdomen où l'ouverture de l'artère rénale a déterminé un énorme épanchement de sang. L'estomac lui-même a été perforé en trois points par l'instrument vulnérant. Il est d'ailleurs distendu par une grande quantité d'aliments dont la digestion est à peine commencée et parmi lesquels on reconnaît beaucoup de pain et des pois à peine entamés.

Des désordres non moins graves, mais d'une autre nature, existent du côté des organes sexuels. Ceux-ci sont largement déchirés, la vulve largement béante, l'hymen rompu, le périnée détruit et la cloison entre le vagin et l'anus en partie disparue, l'insertion du vagin détachée, de telle sorte que le sang épanché dans l'abdomen s'écoule par la vulve ; ces lésions attestent les violences effroyables dont les parties génitales ont été le siége. La présence du sang s'oppose à ce qu'on recherche et à ce qu'on retrouve de la liqueur séminale dans l'intérieur du vagin.

En résumé :

1° La jeune Paggy est morte victime d'un viol et d'un assassinat.

2° Le viol a été consommé chez cette enfant avec la dernière atrocité.

3° Le meurtre a été commis à l'aide d'un instrument piquant et tranchant que l'assassin a plongé plus de quinze fois dans le corps de la malheureuse enfant, qui en ouvrant la poitrine, le ventre, l'estomac, a déterminé une hémorrhagie mortelle.

4° La mort de la jeune Paggy a suivi de très-peu son dernier repas.

TROISIÈME PARTIE.

DE LA PÉDÉRASTIE ET DE LA SODOMIE.

« Que ne puis-je, s'écriait Fodéré, éviter de salir ma plume de l'infâme turpitude des pédérastes ! » Comme lui, j'ai longtemps hésité à faire entrer dans cette étude le tableau repoussant de la pédérastie ; mais je ne pouvais m'empêcher de reconnaître qu'elle en forme le complément indispensable, et en même temps la partie la moins connue. Je me suis donc décidé non-seulement à ne pas passer sous silence ce triste sujet, mais encore à lui accorder des développements qu'aucun auteur ne lui a donnés jusqu'ici, soit en France, soit à l'étranger. Je dois seulement à mes lecteurs, je me dois à moi-même, de faire connaître les motifs puissants qui m'ont déterminé.

La question de la pédérastie a pris depuis quelque temps, dans la pratique de la médecine légale, sinon partout, du moins à Paris, une place considérable, et qui tend à s'accroître chaque jour. Sans vouloir affirmer, comme je l'ai entendu faire souvent, que ce vice soit de plus en plus répandu, il est d'autres raisons à invoquer de l'augmentation considérable des cas dans lesquels le médecin légiste est appelé à en constater les traces matérielles et les effets physiques. D'une part, en effet, la surveillance plus active de l'autorité, excitée par des scandales publics dont on aurait peine à se faire une idée, a amené une répression plus fréquente et plus sévère de la pédérastie. D'une autre part, ces habitudes honteuses sont devenues un moyen et comme un procédé particulier de vol, pour lequel se sont formées des associations coupables, dont le personnel a fourni de nombreuses occasions d'examen aux médecins légistes appelés à assister la justice dans ses poursuites ténébreuses. Enfin, dans des circonstances plus graves, la pédérastie a servi de prétexte et en quelque sorte d'amorce à l'assassinat, et est venue jeter ainsi un élément nouveau, une complication inattendue, dans les recherches médico-légales auxquelles donnent lieu ces grands crimes. C'est là ce qu'exprimait d'une manière saisissante, dans le rapport fait à la chambre du conseil, dans l'affaire de la rue du Rempart, au mois de juillet 1845, un des magistrats les plus éminents par l'esprit et par le caractère qui aient honoré les hautes fonctions de juge d'instruction, M. le baron A. de Saint-Didier : « On peut dire que dans Paris la pédérastie est l'école à laquelle se forment les plus habiles et les plus audacieux criminels. »

Ces considérations suffisent pour faire apprécier l'importance que peut offrir aujourd'hui l'étude médico-légale de la pédérastie ; mais elles ne peuvent donner une idée des difficultés que celle-ci présente et qui sont de plus d'un genre. L'ombre qui enveloppe ces faits, la honte et le dégoût qu'ils inspirent, en ont, de tout temps, éloigné les regards des observateurs ; et l'on ne doit pas s'attendre à trouver dans les auteurs les données nécessaires à la solution des problèmes de médecine légale que soulève la pédérastie.

Il y a même à cet égard quelque chose d'étrange dans le silence que gardent les Anciens sur les signes et sur les effets de ce vice, que l'antiquité semblait s'être approprié sous le nom d'*amour grec*. Si les poètes satiriques les ont stigmatisés en des vers trop souvent cités pour avoir besoin d'être rappelés ici (1), il est curieux de voir qu'aucun médecin ne

---

(1) On en trouvera la citation exacte et complète, et le commentaire ingénieux, dans le livre plein de charme, donné aux érudits et aux méde-

les a mentionnés, que Paul d'Egine (1) et Marcellus Empiricus (2), qui ont décrit les maladies de l'anus, et Celse (3), qui indique, avec son exactitude ordinaire, les rhagades, les condylomes, n'attribuent aucune de ces lésions à la pédérastie. Le Deutéronome, cité par le docteur Jeannel, a dit avec énergie aux sodomistes que la loi hébraïque punissait du dernier supplice : « Le Seigneur vous frappera de l'ul-« cère d'Égypte, et la partie de votre corps qui sert à l'éva-« cuation des excréments, sera affectée de gale et de déman-« geaisons incurables. » Il faut arriver à Zacchias (4), bien placé pour l'observation, au milieu de l'Italie du XVIIe siècle, pour trouver une exposition sagace, quoique incomplète, des signes de la pédérastie. Ces traits ébauchés par Zacchias sont à peu près les seuls qui reparaissent dans quelques écrits spéciaux (5), et dans les traités généraux des médecins légistes modernes, qui donnent à peine quelques lignes insuffisantes à cette question difficile. Le plus récent et le plus complet, celui de Taylor (6), consacre quelques lignes à la sodomie et à la bestialité. Le célèbre professeur de Guy's Hospital ne s'arrête pas aux preuves médicales de ces faits qui, suivant lui, sont en général suffisamment établis sans

cins, par P. Ménière, sous le titre de *Études médicales sur les poëtes latins*. Paris, 1858. Je note spécialement les passages de l'*Étude sur Juvénal*, p. 351, et *sur Martial*, p. 433. Il sera intéressant pour être complet de se reporter aussi au remarquable ouvrage du docteur Jeannel de Bordeaux, *De la prostitution publique, et parallèle complet de la prostitution romaine et de la prostitution contemporaine*. 2e édit. Paris, 1863, p. 22.

(1) *De re medica* (*Medic. art. principes*, 1567, t. I, p. 586).

(2) *De medicamento* (*ibid.*, t. II, p. 387).

(3) *De re medica*, liber VII (*ibid.*, t. II, p. 165).

(4) *Quæstiones medico-legales*, liber IV, t. II, quest. V. Lugduni, 1726, p. 540.

(5) Treutzel, *De Sodomia*, Erfurt, 1723. — Hartmann, *Pædicatorem noxium esse*. Francfort, 1776. — H. Kaan, *Psychopathia sexualis*, Leipzig, 1844, p. 41.

(6) Taylor, *The principles and practice of medical jurisprudence* London, 1865.

l'intervention du médecin. Il reconnait, toutefois, que les procès pour sodomie sont fréquents. Ce crime est puni, en Angleterre, de la servitude pénale à perpétuité. Mais « les fausses accusations, ajoute-t-il, sont en ce genre plus nombreuses encore que pour le viol. Elles constituent trop souvent un moyen d'extorsion qui réussit très-bien. C'est donc là une question plutôt légale que médicale, d'autant qu'elle s'agite le plus souvent entre soldats et gens de police de la pire espèce. » Casper, de Berlin (1), dans le mémoire que nous avons déjà cité, et dans son *Traité pratique de médecine légale*, a pu dire avec raison : « Toutes ces erreurs se sont reproduites d'auteur à auteur, depuis Zacchias, par manque d'observations pratiques. Les meilleurs auteurs, les auteurs français eux-mêmes, acceptent *bona fide* les leçons de leurs prédécesseurs. »

C'est ce défaut que j'ai la confiance d'avoir évité, non par une vaine prétention, mais parce que tant d'occasions d'études m'ont été offertes dans les nombreuses expertises où l'examen des pédérastes avoués m'a été confié, que j'ai pu acquérir une expérience personnelle, qui me permettra d'aborder avec plus de certitude et plus d'autorité l'histoire des signes de la pédérastie.

Si je dis, en effet, que, dans deux circonstances, l'autorité ayant résolu sinon de faire disparaître, du moins d'étouffer pour un temps les scandales de la pédérastie, un coup de filet jeté dans cette fange ramena une première fois quatre-vingt-dix-sept, et une seconde fois cinquante-deux individus pris en flagrant délit, et que je fus appelé à visiter; si j'ajoute qu'en y joignant les autres explorations du même genre que j'ai eu à faire, le nombre des pédérastes que j'ai examinés dans quatre-vingt-dix affaires atteint presque trois

(1) Casper, *Sur le viol et la pédérastie au point de vue de la médecine légale*, loc. cit., et *Traité pratique de médecine légale*. Paris. 1862, t. I, p. 116.

cents ; qu'enfin j'ai été admis à compulser les dossiers de toutes les grandes affaires d'escroquerie ou d'assassinat dans lesquelles la pédérastie a joué un rôle, on me permettra de m'appuyer, avec quelque confiance, sur les résultats de cette vaste enquête.

Voulant mettre à profit les renseignements très-divers et très-curieux qui s'offraient à moi, j'ai voulu ne négliger aucun côté de la question, et, sans prétendre marcher sur les traces de Parent-Duchâtelet et donner un pendant au livre qui a popularisé son nom, j'ai cru devoir, à son exemple, recueillir et consigner ici quelques faits qui, sans être étrangers aux applications spéciales que doit chercher le médecin légiste, intéresseront surtout le moraliste et le magistrat.

Je me propose donc, après avoir défini la pédérastie, de donner un aperçu sommaire des conditions dans lesquelles elle s'exerce, de retracer, avec toute l'exactitude possible, les signes physiques de la pédérastie, et de passer en revue les questions médico-légales qui s'y rapportent.

DES CONDITIONS GÉNÉRALES DANS LESQUELLES S'EXERCENT LA PÉDÉRASTIE ET LA SODOMIE.

Le vice honteux pour lequel les langues modernes n'ont pas de nom, a conservé, dans la dénomination de *pédérastie*, la marque de son origine antique, et la signification expressive qu'indique l'étymologie παιδὸς ἐραστής, *pueri amator*, l'amour des jeunes garçons. Il importe de s'en tenir aux termes de cette définition, et de réserver le mot plus général de *sodomie* pour les actes contre nature, considérés en eux-mêmes, et sans acception du sexe des individus entre lesquels s'établissent des rapports coupables.

Des attentats contre nature commis sur des femmes. — Les violences sodomistes auxquelles les femmes peuvent être exposées arrivent rarement à la connaissance de la justice et appellent plus rarement encore l'examen du médecin expert.

Chose singulière ! c'est principalement dans les rapports conjugaux que se sont produits les faits de cette nature. Plusieurs arrêts de la Cour suprême ont consacré le principe que le crime d'attentat à la pudeur peut exister de la part d'un mari se livrant sur sa femme à des actes contraires à la fin légitime du mariage, s'ils ont été accomplis avec violence physique. Telle est la doctrine qu'un arrêt du 19 mai 1854 appliquait au mari d'une femme L..., chez laquelle j'avais pu constater les traces des plus graves désordres résultant de violence contre nature et qui a tout récemment encore, dans des cas que je citerai, servi de base à des poursuites criminelles.

C'est en général très-peu de temps après le mariage que les hommes adonnés à ces goûts dépravés commencent à les imposer à leurs femmes. Celles-ci, dans leur innocence, s'y soumettent d'abord ; mais plus tard, averties par la douleur ou renseignées par une amie, par leur mère, elles se refusent plus ou moins opiniâtrément à des actes qui ne sont plus dès lors tentés ou accomplis que par violence. Dans ces cas l'expert aura à constater, outre les traces de sévices et des désordres locaux du côté de l'anus, les preuves matérielles de l'existence de rapports sexuels réguliers. Il est bon d'ailleurs, dans ces délicates recherches, de ne pas s'en laisser imposer par les déclarations des femmes. J'ai été appelé dernièrement à en examiner une qui se prétendait victime des violences de son mari et qui, pressée de s'expliquer, n'avait en réalité à lui reprocher que des exigences immodérées, des ardeurs un peu brutales, mais qui n'avaient rien d'antinaturel. Il est inutile d'ajouter que l'examen de cette femme ne nous fournit qu'un résultat absolument négatif. En dehors de l'état de mariage on ne trouve guère d'exemple de violences sodomiques consommées ; mais les tentatives ne sont pas aussi rares. — Nous n'avons ici qu'à enregistrer ces faits et à en signaler la portée morale. Mais nous aurons à les mettre à profit plus tard dans l'étude des signes de la sodomie. Les filles publiques, chez lesquelles ces habitudes honteuses se rencontrent trop souvent, nous fournissent à cet égard quelques données dignes d'être rapprochées des caractères que nous ont offerts les pédérastes.

Attentats sur de jeunes garçons mineurs. — Il faut donner une place à part dans l'histoire de la pédérastie aux attentats commis sur de jeunes garçons de six à douze ans par des hommes débauchés dont les excitations et l'exemple corrupteur ont plus d'une fois appelé avec la juste sévérité des lois les investigations d'une expertise médicale. Les scandaleux débats d'une affaire correctionnelle jugée le 6 janvier 1856 par la cour impériale d'Amiens ont révélé des détails qui peuvent servir à caractériser cette forme particulière de la pédérastie. Un individu attirait habituellement chez lui un certain nombre de jeunes garçons pour se livrer avec eux à des actes obscènes ; il en réunissait plusieurs dans un lit commun, se livrait devant tous et sur chacun d'eux à des actes de débauche, et leur tenait des discours de nature à les pervertir, les flétrissant autant par le rapprochement les uns des autres que par son contact personnel.

J'ai vu aussi, dans des circonstances qui semblent se multiplier aujourd'hui, des enfants, que certaines professions amènent et rassemblent à Paris, devenir victimes de la brutalité des individus qu'ils assistaient comme apprentis ou dont ils partageaient la couche par suite de la promis-

cuité qui règne dans les plus pauvres logements garnis de
la capitale.

De la prostitution pédéraste. — Mais les conditions les plus
communes et aussi les plus dangereuses dans lesquelles
s'exerce la pédérastie, sont celles d'une véritable prostitution, qui, si elle ne s'abrite pas sous la tolérance qui protége
la prostitution féminine, n'en est pas moins comme elle très-
répandue, organisée en quelque sorte, et en constitue, dans
certaines grandes villes, comme le complément nécessaire.

C'est sous cette forme que se montraient presque au
grand jour dans les sociétés antiques les monstruosités de
l'amour grec ou socratique, digne frère du *Lesbius amor*
qui menace de renaître aujourd'hui dans la corruption d'un
certain monde. C'est sous cette forme que Zacchias l'obser-
vait à Rome au dix-septième siècle ; qu'on la rencontre
encore en Italie, où l'étranger est poursuivi par de vils
proxénètes qui proposent indifféremment à son choix *bella
ragazza* ou *bello ragazzo :* et qu'elle s'affiche en quelque
sorte dans l'Afrique française, où les jeunes Maures s'offrent
pour ainsi dire publiquement, et où a grandi, au point
d'envahir la Métropole, la plaie honteuse de la pédérastie.
A Paris, enfin, la prostitution pédéraste a pris dans l'ombre
un accroissement presque incroyable et a reçu une organi-
sation clandestine destinée surtout à favoriser l'industrie
coupable désignée sous le nom de *chantage*, et que nous
ont apprise, dans tous ses détails infâmes, les révélations
de plus d'un procès fameux, depuis l'affaire dite de la rue
du Rempart en 1845, où figuraient 17 accusés, jusqu'à ces
poursuites multipliées qui, pendant quelques années, amenèrent devant les tribunaux correctionnels des bandes de
quinze et vingt pédérastes à la fois, et qui, maintenant plus
rares, semblent avoir lassé la justice sans décourager les
coupables.

J'ai dit que je ne reculerais pas devant l'ignominie du tableau : c'est ainsi qu'il faut en tracer les traits les plus hideux, et emprunter jusqu'au langage des êtres dégradés dont je veux essayer d'ébaucher la repoussante image.

Les hommes qui se livrent au genre d'escroquerie dit *chantage*, et qui, dans leur argot, prétendent *s'occuper de politique*, ne sont, le plus ordinairement, que des voleurs d'une espèce particulière, qui, sans être toujours adonnés eux-mêmes à la pédérastie, spéculent sur les habitudes vicieuses de certains individus, pour les attirer, par l'appât de leurs passions secrètes, dans des pièges où ils rançonnent sans peine leur honteuse faiblesse. Mais à côté de ces hommes enrichis par le vol et mis avec une certaine recherche, on trouve de jeunes garçons, corrompus et perdus par eux, qui sont à leurs gages, qu'ils enrôlent, qu'ils dominent et qu'ils désignent dans leur effrayant cynisme comme les *outils* dont ils se servent pour attirer leurs dupes et saisir leurs victimes. Ces misérables enfants, détournés quelquefois du travail honnête de l'atelier, plus souvent ramassés dans la boue des carrefours et dans l'oisiveté des mauvais lieux, sont lancés chaque soir dans les endroits déserts et bien connus où ils savent *lever* facilement leur triste proie. Tantôt se plaçant dans une foule, autour d'un bateleur ou devant l'étalage d'un marchand de gravures ils provoquent les assistants qui se trouvent derrière eux en *faisant de la dentelle*, c'est-à-dire en agitant les doigts croisés derrière leur dos, ou ceux qui sont devant à l'aide de la *poussette*, en leur faisant sentir un corps dur, le plus souvent un long bouchon qu'ils ont disposé dans leur pantalon, de manière à simuler ce qu'on devine et à exciter ainsi les sens de ceux qu'ils jugent capables de céder à leur appel. Lorsqu'ils ont réussi à se faire accoster, les individus avec qui ils marchent se présentent tout à coup, et, usurpant la qualité et le langage d'agents de police chargés de faire respecter la morale outragée, finissent par se faire payer leur indulgence, et ne rendent les dupes à la liberté que moyennant la rançon d'une somme souvent considérable.

Quelques-uns réunissent à la fois le double rôle de leveur et de chanteur. Après avoir provoqué à la débauche celui qui a eu le malheur de les aborder, ils changent tout à coup de ton, le prennent, comme ils disent, au *saute-dessus*, et, se donnant pour des agents de l'autorité, les menacent d'une arrestation qu'ils consentent à grand'peine à ne pas faire, si leur discrétion est largement rétribuée.

On ne saurait se figurer à quel point a été poussée la criminelle industrie du vol à la pédérastie. Ce n'est pas seulement aux hasards d'une rencontre dans un lieu public que le chantage demande des victimes. Accompagnant à son domicile le malheureux qui n'a pu lui payer sur-le-champ son silence, le faux agent, qui a réussi à se procurer un nom et une adresse, s'assure ainsi une riche capture, qu'il exploitera dans des proportions qui dépassent tout ce que l'on pourrait imaginer. Aussi les chanteurs prennent-ils de grandes précautions pour garder le secret des découvertes qu'ils font de cette manière, et pour cacher aux jeunes gens qu'un modique salaire associe à leurs infâmes manœuvres la mine précieuse dont ils veulent se réserver la possession. Ils se constituent ainsi une sorte de clientèle qu'ils se repassent et se revendent entre eux. On n'a pas oublié le déplorable exemple donné en ce genre par un homme dont le nom haut placé dans la science a été livré à la publicité par une indiscrétion de la presse judiciaire, que nous nous garderons bien d'imiter. Les chanteurs avaient réussi à lui inspirer une telle terreur, qu'il n'hésitait jamais à se soumettre à leur exigence, et que certains d'entre eux comptaient sur sa bourse comme sur la leur. Pendant plus de vingt ans, il s'est laissé ainsi ran-

çonner par plusieurs générations d'escrocs, qui se léguaient
un revenu assuré, et qui plusieurs fois se sont disputés à
sa porte à qui prélèverait l'impôt en quelque sorte quoti-
dien que leur garantissait sa honteuse faiblesse. « Ce n'est
pas cinquante mille francs, s'écriait devant la justice l'un
des révélateurs qui avaient participé le plus activement à
ces déprédations, c'est plus de cent mille qu'il a donnés ;
ça dure depuis trente ans ; on se le repassait ; il a donné
ainsi à des individus qui sont morts et à d'autres qui sont
retirés des affaires. » A côté de ce fait monstrueux, j'en citerai un autre qui donne, à un double point de vue, un
singulier aperçu des mœurs des pédérastes. Dans l'affaire
de la rue du Rempart, un vieil Anglais avoua qu'ayant été
déjà victime d'escroquerie de même espèce, il prenait la
précaution, lorsqu'il allait courir les rues pour satisfaire
ses honteuses passions, de se vêtir misérablement et de ne
jamais donner que de petites sommes, pour ne pas éveiller
la cupidité de ceux avec lesquels son immoralité le mettait
en rapport. Mais son calcul fut déjoué par l'astuce de deux
jeunes escrocs, qui le suivirent jusqu'à un hôtel de belle
apparence où il habitait, et qui, pénétrant jusque dans son
appartement, se vengèrent de sa fausse indigence en le
dévalisant complétement.

Mais, dans la criminelle pratique du chantage, la prostitution pédéraste n'occupe, pour ainsi dire, qu'un rang secondaire. Elle s'exerce encore dans d'autres conditions, où
se révèlent plus exactement son véritable caractère et son
analogie avec la prostitution féminine. Comme celle-ci, elle
a son personnel spécial, ses lieux de réunion consacrés, ses
habitudes particulières.

Nous verrons plus tard dans quelle classe se recrutent
ceux qui sont descendus assez bas pour faire un métier de
leurs corps et se livrer aux souillures de passions antinatu-
relles que le plus souvent ils ne partagent pas. Car les jeunes

garçons que flétrit le nom de *tantes* sont souvent attachés à
des femmes chez lesquelles ils attirent et reçoivent habituellement les pédérastes. Si l'on voit quelquefois des pédérastes battus et rançonnés par les souteneurs de filles, on
voit à l'encontre certaines maîtresses de maison réunir
ainsi chez elles les deux sexes ; et une fille de mauvaise vie
déclarait, dans une enquête, que les deux tiers des hommes
qui se présentaient chez elle y venaient uniquement pour
lui demander de petits garçons. Une autre raconte qu'elle
rencontrait habituellement sur la voie publique des jeunes
gens qui provoquaient comme elle des hommes à la débauche et avec qui elle et ses camarades avaient le tort de
rire et de plaisanter habituellement. « Ils viennent toujours,
ajoutait-elle, demander aux femmes de les recevoir avec les
hommes qu'ils accostent, parce qu'ils ne savent où aller. »
Un jeune garçon, qui s'est fait un nom dans cette hideuse
phalange, a été, au moment de son arrestation, trouvé por-
teur d'une carte de fille publique. Le concert des deux
prostitutions est si constant, que l'on a vu des proxénètes
employer, pour attirer les pédérastes, des filles déguisées
en hommes ; et que, plus souvent, des jeunes gens ont re-
vêtu des habits de femme pour tromper la surveillance des
agents, ou dissimuler les honteuses préférences des hommes
qui les recherchaient et les amenaient avec eux. Une maî-
tresse d'hôtel garni, qui a été comprise dans les poursuites
commencées dans la rue du Rempart en 1845, faisait venir
un jeune homme chez elle, et l'affublait de vêtements de
femme avant de le livrer à un individu qui accomplissait
avec lui des actes effrénés de débauche. Une autre fois, elle
l'envoyait chez son coiffeur pour qu'on lui ajustât une perruque de femme toute bouclée. Elle l'habillait ensuite avec
ses propres vêtements, lui donnait son chapeau et son voile,
et le remettait ensuite à un homme qui fréquentait habituellement sa maison et qui avait demandé lui-même « qu'il

fût arrangé ainsi. » La métamorphose est parfois si complète, que l'on dit d'un jeune pédéraste, connu sous le nom de la *Fille à la mode :* « Si M. Duval, le chef du bureau des mœurs, voyait le petit R. avec une robe au lieu d'un pantalon, il serait fort embarrassé. »

Cette promiscuité, ce mélange des prostitués des deux sexes, était intéressant à signaler; car on peut y trouver une preuve de ce fait important que les pédérastes avérés peuvent avoir des relations avec des femmes. Il faut cependant faire à cet égard une distinction, et reconnaître que ce sont surtout ceux qu'on appelle des *tantes*, c'est-à-dire ceux qui se prostituent aux véritables pédérastes, qui recherchent parfois à leur tour les rapports avec les femmes. Les chanteurs émérites emploient même souvent l'attrait d'une liaison de ce genre pour détourner les jeunes gens et assurer sur eux leur domination. Bien plus, un procès récent a fait connaître l'ignoble complicité de deux époux, dont l'un, qui le croirait? offrait sa femme à de jeunes garçons en récompense des infâmes jouissances qu'il leur demandait lui-même.

Je m'arrête sans avoir épuisé les traits de ces mœurs sans nom dont je pourrais encore accumuler ici les plus horribles témoignages. Il est cependant certaines variétés de pédérastes dont l'existence doit être au moins connue des magistrats qui pénètrent ces mystères, et des experts appelés à constater les différents signes qui peuvent caractériser ce vice sous toutes ses formes. Mais je reculerais devant ces détails immondes si l'on ne me permettait pas de les cacher sous une courte périphrase latine. Omnes flagitiorum species apud παιδεραστάς concurrunt; et variis quas nequitia genuit sectis nomen peculiare servat abjectorum istorum hominum sermo. Qui manustupro dediti sunt, *casse-poitrine* appellantur. Cognomine *pompeurs de dard* sive *de nœud* (id est turpissima penis significatio) designantur

qui labia et oscula fellatricibus blanditiis præbent. Fœdissi-
mum tandem et singulare genus libidinosorum vivido co-
lore exprimit appellatio *renifleurs*, qui in secretos locos,
nimirum circa theatrorum posticos, convenientes quo com-
plures feminæ ad micturiendum festinant, per nares urinali
odore excitati, illico se invicem polluunt. » Casper a comme
moi rencontré de ces nombreuses spécialités qu'il exprime
de même dans la langue des satiriques latins, *irrumare*,
fellare. « J'ai été requis comme expert, dit-il, pour donner
mon avis sur de telles obscénités. C'est ici que l'on déses-
père pour un instant de la nature humaine. »

La prostitution pédéraste n'a pas, on le comprend, d'asile
toléré, mais elle n'est pas pour cela reléguée dans les ténè-
bres des lieux écartés et déserts. Si certains points de la
voie publique que je me reprocherais de désigner, mais dont
quelques-uns sont bien connus, sont le théâtre le plus ordinaire des provocations et même des actes obscènes des
pédérastes, il est aussi des maisons attitrées qui les attirent
et les recueillent. La plupart de ces établissements ont été
heureusement découverts et détruits par l'autorité. On y
retrouvait la trace des pratiques honteuses qu'ils abritaient.
Ainsi, dans l'un des plus hantés, des cabinets cachés derrière la maison étaient tapissés de dessins obscènes et d'ins-
criptions qui ne laissaient pas de doutes sur la nature des
scènes dont ces murs avaient été les témoins. Casper a noté
aussi ce goût particulier des images licencieuses, qui avait,
chez l'un des pédérastes dont il a connu d'histoire, accumulé
des copies de tous les modèles d'hermaphrodites dans leur
pose provocante, et de nombreux portraits de jeunes garçons. J'ai vérifié plus d'une fois moi-même cette particularité : et les perquisitions faites, à l'occasion d'un assassinat
dont je reparlerai, au domicile d'une société de pédérastes,
ont amené la découverte de tableaux obscènes, de photographies représentant les différents affiliés de cette réunion,

et enfin d'une grande quantité de fleurs artificielles, de guirlandes, de couronnes, destinées sans doute à leur servir, dans leurs orgies, d'ornements et de parures.

Il n'est pas sans intérêt de compléter ces données générales sur les conditions dans lesquelles s'exerce la prostitution pédéraste par quelques notions sur les pédérastes eux-mêmes, empruntées aux observations que j'ai recueillies moi-même, et qui ont porté sur 302 individus.

Leur répartition suivant les *âges* a donné les chiffres suivants :

Au-dessous de 15 ans.	32
De 15 à 25 ans.	88
De 25 à 35 ans.	40
De 35 à 45 ans.	39
De 45 à 55 ans.	35
De 55 à 65 ans.	6
De 65 à 70 ans.	5
Non indiqué	57
	302

Les *professions* auxquelles appartiennent les pédérastes ne peuvent fournir, on le comprend, aucune application générale ; et je ne prétends en faire aucune en indiquant seulement quelques-unes de celles qui m'ont donné le plus grand nombre d'individus à examiner :

Dans 160 visites, j'ai compté :

> 78 domestiques ;
> 54 commis marchands ;
> 16 militaires ;
> 12 tailleurs.

Les 142 autres appartenaient à 60 professions diverses.

Enfin, comme point de comparaison avec les prostituées, je citerai quelques-uns des *surnoms* par lesquels étaient désignés les principaux individus rangés parmi les *tantes* et les

leceurs: Pistolet, la Grille, le Paletot, Macaire, le Gendarme,
Coco, l'Auvergnat, Pisse-Vinaigre, Tuyau-de-Poële, la Mar-
seillaise, la Nantaise, la Pépée, la Bouchère, la Léontine, la
Folle, la Fille à la mode, la Fille à la perruque, la Reine
d'Angleterre. Je m'abstiens de toute réflexion sur ces dési-
gnations, déjà si expressives par elles-mêmes.

Nous n'avons guère parlé jusqu'ici que des prostitués pédérastes ; il nous resterait à dire un mot de ceux dont les
goûts dépravés et l'inexpliquable passion défrayent ce hideux métier. Mais que servirait de soulever ce voile derrière lequel je n'ai trouvé que le scandale et le dégoût ? Je
pourrais me demander, en physiologiste et en médecin,
quelles causes inconnues peuvent aider à comprendre l'a-
berration des pédérastes ; mais je veux épargner à ceux qui
me liront le douloureux et stérile étonnement que doit faire
naître la connaissance des caractères et de la position sociale des adeptes de la pédérastie. Je me bornerai donc à
signaler les déplorables facilités que viennent chercher à Paris un assez grand nombre d'étrangers qui figurent dans la
liste des victimes qu'a faites le chantage.

Il est un dernier point sur lequel il faut insister comme
sur une terrible conséquence de la prostitution pédéraste ;
c'est le danger auquel elle expose ceux qui en recherchent
les ignominieux plaisirs, et qui ont trop souvent payé de
leur vie les relations honteuses qu'ils avaient nouées avec
des criminels. Les exemples d'assassinats sur des pédérastes
ne sont pas très-rares ; et les circonstances dans lesquelles
ils se produisent ont cela de caractéristique que la victime va
d'elle-même en quelque sorte au-devant du meurtrier. Pour
ne citer que les crimes qui ont ému Paris, les assassinats de
Tessié en 1838, de Ward en 1844, de Benoît et de Bérard
en 1856, de Bivel et de Letellier en 1857, auxquels il faut
ajouter celui de l'enfant Saurel par Castex et Ternon
en 1866, ont révélé avec éclat la fin cruelle à laquelle peu-

vent être réservés ceux qui ne peuvent trouver que dans l'écume du monde le plus vil ces liaisons inavouées auxquelles ils vont demander la satisfaction de leurs monstrueux désirs.

Un cas plus récent a montré à un autre point de vue qu'une mort violente pouvait atteindre les pédérastes dans des circonstances accidentelles ou dans des rixes provoquées par leurs relations coupables. En 1861, on trouvait dans le vestibule d'une maison de Paris le cadavre d'un pédéraste bien connu, qui au milieu de la nuit était tombé ou avait été précipité par-dessus la rampe d'un escalier.

Je ne prétends pas faire comprendre ce qui est incompréhensible et pénétrer les causes de la pédérastie. Il est cependant permis de se demander s'il y a autre chose dans ce vice qu'une perversion morale, qu'une des formes de la *psychopathia sexualis*, dont Kaan a tracé l'histoire. La débauche effrénée, la sensualité blasée peuvent seules expliquer les habitudes de pédérastie chez des hommes mariés, chez des pères de famille, et concilier avec le goût des femmes ces entraînements contre nature. On peut s'en faire une idée en retrouvant dans les récits des pédérastes l'expression de leurs passions dépravées.

Casper a eu entre les mains un journal dont je lui emprunterai un extrait, dans lequel un gentilhomme de vieille race, adonné à la pédérastie, a consigné jour par jour, et pendant plusieurs années, ses aventures, ses passions et ses sentiments. Il avouait avec un cynisme sans exemple des habitudes honteuses qui remontaient à plus de trente années, et qui avaient succédé chez lui à un vif amour de l'autre sexe. Il avait été initié à ces nouveaux plaisirs par une entremetteuse ; et la peinture de ses sentiments a quelque chose de saisissant. La plume se refuse à retracer les orgies décrites dans ce journal et à répéter les noms qu'il prodigue à ses amants. Des dessins, qui illustrent cette pièce singulière, ajoutent encore à ce qu'elle offre d'étrange.

J'ai eu d'un autre côté l'occasion fréquente de lire la correspondance de pédérastes avoués, et j'ai trouvé, sous les formes de langage les plus passionnées, des épithètes et des images empruntées aux plus ardents transports du véritable amour.

J'en peux donner un exemple qui ne sera pas le document le moins curieux de l'étude que j'ai entreprise. Je cite textuellement cette pièce qui a pour titre : MA CONFESSION, et qui a été recueillie dans un grave procès de chantage au commencement de l'année 1845 :

« 1ᵉʳ *amour*. — Le premier que j'ai aimé, oh ! comment expliquer comment je l'ai aimé ! Comment dire le délicieux frémissement de mes sens lorsque j'entendais sa voix et le bonheur que j'éprouvais à épier son regard, et les tendres soins que je prenais à faire naître un sourire sur ses lèvres ! Et cependant, je dois en convenir, c'était le premier être qui faisait palpiter mon cœur tous les jours, qui parait mes rêves d'images toujours riantes, qui m'ouvrait une vie toute nouvelle, et dès lors je ne compris plus de bonheurs qui ne fussent pas lui, de sentiments qui ne fussent pour lui, de devoirs que je ne sacrifiasse à lui. Chacun de ses mots venait vibrer par tout moi comme une tendre mélodie ; son regard, souriant ou paisible, semblait se refléter en douces joies au fond de mon cœur, je comprenais que c'était ainsi que devait être la volupté des anges.

« Aussi, près de lui, je sentais pâlir tous les sentiments de la vie. Qu'étaient-ce maintenant pour moi que des préjugés imposés par les lois ou par l'habitude ! Qu'étaient-ce alors que les plaisirs de la société, les triomphes de l'amour-propre ! Que de fois pour rester près de lui je fuyais mes amis d'enfance. Oh ! pour lui que n'eussé-je point fait sur la terre ! Que n'ai-je point demandé au ciel, et quelle affection rivale aurait pu parvenir à mon âme !

« 2ᵉ *amour*. — Faut-il le dire pourtant ?... Trois années de cette première ivresse étaient à peine finies, qu'un autre sentiment vint envahir mon cœur. Nulle puissance ne put s'opposer à l'intérêt que m'inspira un être qui n'avait pas sur moi les droits du souvenir, mais dont le front candide éveillait en moi mille charmantes espérances. Il avait de grands yeux bleus, dans lesquels j'aimais à puiser la tendresse ; et lorsque sa tête s'appuyait sur mon épaule, lorsque sur ses lèvres venait errer mon nom, comme le premier accord de notre franche amitié, je me disais : Là aussi sera pour moi le bonheur d'être aimé !

« 3ᵉ *amour*. — Comment à quelque temps de là se trouva près de moi un gentil garçon, au teint pâle, aux yeux noirs, je n'ose vraiment vous le dire... Toutefois, puisque ma plume veut se vouer à la vérité, et que mon cœur doit ici trahir tous ses secrets, j'avouerai que cette nouvelle passion ne fut pas seulement un de ces épisodes piquants qui passent dans la vie d'un homme, comme ces étoiles éphémères, qui glissent à travers le ciel sans en déranger l'harmonie. Mon jeune amour vint prendre sa part aimante dans mon âme ; et pour l'y fixer, je lui prodiguai mes plus intimes caresses. J'aimai à suivre le développement de ses premiers sens, à rapporter à moi seul tous les efforts de sa sensibilité. Je ne dus point résister au nouveau qui s'offrait, j'en devins fou.

« 4ᵉ *amour*. — Oh ! si je pouvais environner de mystère ce qui me reste à vous dire, si je pouvais céler au fond de mon âme cette dernière faiblesse de la nature, *je m'arrêterais à ce nombre mystique de mes premiers amours*. Mais. hélas ! les destinées sont grandes, inexplicables ; et je dus malgré moi finir par adorer un enfant, tombé, je crois, de la voûte éthérée. Beau comme les chérubins qui soutiennent le voile sur le front de la Vierge, sa bouche toute petite avait un de ces sourires qui durent faire faillir Ève, si ce fut ainsi que le diable la prit ; dans ses yeux était une volupté d'innocence qui faisait tout espérer et tout pardonner. Aimable et gracieux, soumis à vos caprices, prévenant vos désirs, il vous couvrait de doux regards et de caresses charmantes ; il ne fallait pas le voir, ou il fallait l'aimer... et voilà pourquoi je l'aimai.

« **Et** cependant, si vous voulez comprendre, si vous voulez savoir comment je les aime tous, comment ils m'aiment, et comment nous vivons, soulevez le rideau qui ombre ce tableau... c'est un de ces mystères incompréhensibles que la nature seule révèle. »

Il est des cas dans lesquels il est difficile de ne pas admettre chez les pédérastes une véritable perversion maladive des facultés morales. A voir la dégradation profonde, la révoltante saleté des individus que recherchent et qu'admettent près d'eux des hommes en apparence distingués par l'éducation et par la fortune, on serait le plus souvent tenté de croire que leurs sens et leur raison sont altérés ; mais on n'en peut guère douter, lorsqu'on recueille des faits tels que ceux que je tiens d'un magistrat qui a apporté autant d'habileté que d'énergie dans la poursuite des pédérastes, M. le conseiller C. Busserolles, et que je ne peux taire. Un de ces hommes descendus d'une position élevée au dernier degré de la dépravation, attirait chez lui de sordides enfants des rues devant lesquels il s'agenouillait, dont il baisait les pieds avec une soumission passionnée avant de leur demander de plus infâmes jouissances. Un autre trouvait une volupté singulière à se faire donner par derrière de violents coups de pied par un être de la plus vile espèce. Quelle idée se faire de pareilles horreurs, sinon de les imputer à la plus triste et à la plus honteuse folie ?

DES SIGNES DE LA PÉDÉRASTIE.

J'en ai dit assez pour faire comprendre l'intérêt qui s'attache à la constatation précise et certaine des signes qui pourront faire reconnaître les pédérastes ; il me reste à démontrer l'existence et la valeur de ces signes, et à établir sur des faits positifs et sur des observations multipliées que le vice de la pédérastie laisse, dans la conformation des organes, des traces matérielles beaucoup plus nombreuses et beaucoup plus significatives qu'on ne l'avait cru jusqu'ici et dont la connaissance permettra au médecin légiste, dans le plus grand nombre des cas, de diriger et d'assurer des poursuites qui intéressent à un si haut degré la morale publique.

Je dois cependant, avant tout, confesser qu'il est des individus qui, notoirement adonnés à la pédérastie et avouant eux-mêmes leur honteuse passion, n'en conservent néanmoins aucune marque appréciable. C'est ce qui a fait dire à Casper que tous les signes locaux et généraux indiqués par certains écrivains, ne méritent aucune considération, attendu qu'ils peuvent tous manquer, et qu'ils manquent en réalité très-souvent. Mais, outre ce que ce raisonnement offre de vicieux, la proposition du médecin légiste de Berlin est complétement en désaccord avec les faits, et je n'hésite pas à la repousser. Je remarque d'ailleurs qu'il s'est lui-même trop défié de ses propres observations, ou qu'il n'a pas su toujours les interpréter fidèlement ; car, en parcourant l'histoire des douze cas qu'il a consignés dans son livre, et que je crois devoir citer plus loin textuellement (1), on le surprend plus d'une fois restant dans le doute ou même

____

(1) Voyez les observations qui terminent cette Étude, p. 260 et suiv.

concluant négativement, dans des circonstances où les lésions les plus caractéristiques, telles que la déchirure du
sphincter, par exemple, décelaient de la manière la plus positive la pédérastie. Pour moi, je n'ai trouvé que vingt-trois
fois, sur deux cent soixante-treize, des pédérastes avoués
chez lesquels il fût impossible de constater aucune trace
évidente, aucun caractère suffisamment certain. Je ne crains
donc pas de déclarer que l'absence des signes positifs est une
très-rare exception ; et je suis très-porté à penser que si l'on
a cru et professé le contraire, c'est parce qu'on a constamment négligé de faire une distinction importante entre les
pédérastes et de rechercher chez eux des signes en rapport
avec ces différences.

Or, c'est un point capital dans cette étude, que la pédérastie comporte en quelque sorte deux rôles, tantôt confon-
dus, plus souvent isolés, et dont la marque s'imprime d'une
manière variable chez les divers individus, suivant qu'ils
sont plus particulièrement livrés à des habitudes actives ou
à des habitudes passives. Si cette distinction n'a pas échappé
aux anciens quant au fait lui-même (*cynœdus* et *pathicus*), si
Eusèbe de Salles (1) désigne spécialement les seconds sous
le nom de *succubes*, si Casper se préoccupe de l'influence
que peut avoir sur la santé générale la part active ou passive que prend un individu dans ces rapports infâmes, aucun auteur ne paraît avoir seulement entrevu les conséquences qu'elle pouvait avoir au point de vue des traces
matérielles, caractères distinctifs de l'un ou de l'autre mode
de la pédérastie. On a ainsi laissé complétement de côté des
signes importants, spécifiques en quelque sorte, et qui peuvent seuls faire reconnaître toute une classe de pédérastes et
tout un ordre de faits sur lesquels, pour la première fois,
j'appelle toute l'attention des médecins légistes.

(1) *Médecine légale* (in *Encyclopédie médicale*).

Les indications que j'ai données précédemment sur les mœurs des pédérastes me dispensent d'entrer dans de nouveaux détails sur ce point, et suffisent à faire pressentir que les habitudes passives seront les plus communes et presque les seules dont on retrouvera les traces chez ceux qui se livrent à la prostitution pédéraste, tandis que ceux qui cèdent à l'entraînement des passions contre nature, au παιδὸς ἔρως pourront présenter exclusivement les signes des habitudes actives. Toutefois, chez le plus grand nombre de ces derniers, la débauche ne connaît ni frein ni limites, et l'on trouve sur leur corps avili l'empreinte du double rôle auquel ils se prêtent tour à tour. De là une bien plus grande fréquence des signes que l'on peut appeler passifs dans les constatations auxquelles donnera lieu l'examen médico-légal des pédérastes. J'ai tenu à poursuivre l'importante distinction dont je viens de parler, dans tous les cas que j'ai observés, et en tenant compte des signes physiques présentés par chaque individu, en même temps que des autres données que j'ai pu me procurer, j'ai trouvé que mes trois cent deux observations étaient ainsi réparties :

Habitudes exclusivement passives	139
Habitudes exclusivement actives.	32
Habitudes à la fois actives et passives.	101
Habitudes non caractérisées	30

J'aurai soin, dans l'énumération et dans l'étude des signes, de ne jamais perdre de vue cette différence capitale.

DES SIGNES GÉNÉRAUX DE LA PÉDÉRASTIE.

Mais avant d'arriver aux traits spéciaux qui peuvent résulter de tel ou tel genre d'habitudes, il est quelques signes généraux communs à tous les adeptes de la pédérastie, qu'il convient d'exposer auparavant, et qui sont singulièrement propres à donner de ces physionomies à part une idée saisissante et vraie.

De l'extérieur des pédérastes. — Le caractère des pédérastes, de ceux surtout qui, par passion ou par calcul, recherchent et attirent les hommes, se peint souvent dans leur extérieur, dans leur costume, dans leurs allures et dans leurs goûts, qui reflètent en quelque sorte la perversion contre nature de leurs penchants sexuels. Si ce fait ne s'observe pas toujours, il est du moins assez fréquent pour mériter d'être signalé : il est d'ailleurs bien connu de tous ceux qui ont été placés de façon à voir un grand nombre de ces pédérastes auxquels s'appliquent le nom de *tantes*.

Les cheveux frisés, le teint fardé, le col découvert, la taille serrée de manière à faire saillir les formes, les doigts, les oreilles, la poitrine chargés de bijoux, toute la personne exhalant l'odeur des parfums les plus pénétrants, et dans la main un mouchoir, des fleurs ou quelque travail d'aiguille : telle est la physionomie étrange, repoussante, et à bon droit suspecte, qui trahit les pédérastes. Un trait non moins caractéristique, et que j'ai observé cent fois, c'est le contraste de cette fausse élégance et de ce culte extérieur de la personne avec une malpropreté sordide qui suffirait à elle seule pour éloigner de ces misérables. J'ai vainement cherché sur les différentes parties du corps des pédérastes bien connus pour tels, quelque tatouage particulier analogue à ceux que l'on rencontre si souvent chez les filles publiques. Je n'ai absolument rien trouvé de pareil, malgré les observations spéciales que j'ai entreprises sur ce point (1). J'ai noté, un certain nombre de fois, la présence d'une botte figurée sur le dos de la verge ; mais je n'ai jamais remarqué chez les

____

(1 *Étude médico-légale sur le tatouage considéré comme signe d'identité* (Ann. d'hyg. et de méd. lég., 1855, 2ᵉ série, t. III, p. 271).

individus qui présentaient ce tatouage le moindre signe
d'habitudes contre nature. Il m'a paru que c'était là seulement une sorte d'emblème obscène étranger à la pédérastie.
La coiffure et le costume constituent l'une des préoccupa-
tions les plus constantes des pédérastes. Tessié, qui a péri,
en 1838, assassiné par Guérin qu'il avait attiré chez lui, avait
coutume de se faire friser chaque jour par un coiffeur qui,
entendu dans l'instruction, a déclaré qu'il aimait être coiffé
en boucles et qu'il lui tenait toujours une conversation très-
libre. L'auteur des mémoires qu'a cités Casper affiche les
mêmes prétentions; à cinquante-huit ans, il s'affuble d'une
perruque blonde toute bouclée. Le costume retient également quelque chose des habitudes efféminées des pédérastes. Le sentiment de coquetterie abjecte qui les porte à
rechercher l'attrait des formes, ne s'est jamais montré d'une
manière plus scandaleuse que chez ces jeunes gens parmi
lesquels se recrutait le personnel d'un repaire de pédérastes
désigné sous le nom de *maison des hussards*, à cause de la
veste d'uniforme qu'ils affectionnaient, et à l'aide de laquelle
ils attiraient les regards dans les lieux publics. Dernièrement encore, on trouvait dans la garde-robe d'un jeune
ouvrier, compromis dans l'assassinat de Letellier, un costume de soldat des guides, qui ne pouvait lui servir que de
semblable déguisement. Le type le plus frappant que j'aie
vu en ce genre, c'est cet individu qu'a rendu célèbre le
sobriquet de la *reine d'Angleterre*, jeune garçon de vingt et
un ans, se disant parfumeur et n'ayant en réalité d'autre
métier que la prostitution dont il portait au plus haut degré
la marque infamante. C'est de lui qu'un journal judiciaire
traçait ce portrait fidèle, lorsqu'il comparut devant le tribunal correctionnel : « Est-ce bien un homme ? ses cheveux, séparés sur le milieu de la tête, retombent en boucles sur ses joues comme ceux d'une jeune fille coquette.
Son cou est protégé par une simple cravate *à la Colin*, et le

col de la chemise retombe dans toute sa largeur sur les
épaules; il a les yeux mourants, la bouche en cœur, il se
dandine sur les hanches comme un danseur espagnol, et
quand on l'a arrêté, il avait dans sa poche un pot de ver-
millon. Il joint les mains d'un air hypocrite et fait des mines
qui seraient risibles, si elles n'étaient pas révoltantes. Du
reste, les pédérastes, à quelque classe qu'ils appartiennent,
se reconnaissent facilement entre eux. Casper a consigné à
cet égard une confidence précieuse : « Nous nous connaissons de suite par un simple regard, et je ne me suis jamais trompé en prenant quelques précautions. Sur le
Righi, à Palerme, au Louvre, dans les montagnes de
l'Écosse, à Saint-Pétersbourg, en débarquant à Barce-
lone, j'ai reconnu, en une seconde, des pédérastes que je
n'avais jamais vus! » Triste et bien éloquent aveu de
cette franc-maçonnerie honteuse et du cosmopolitisme de
ces dégradantes passions.

Des troubles généraux de la santé chez les pédérastes. —
Il n'est pas besoin de longs développements pour établir
que les actes de débauche contre nature, auxquels se livrent
les pédérastes, doivent inévitablement altérer la santé générale d'une manière plus ou moins profonde. J'ai pu juger
par moi-même dans trop de circonstances de l'aspect misé-
rable, de la constitution appauvrie et de la pâleur maladive
des prostitués pédérastes; j'ai trop bien reconnu la justesse
sinistre de cette expression de *casse-poitrine* réservée à quelques-uns d'entre eux, pour méconnaître que cet abus de
jouissances honteuses mine et détruit la santé; j'en citerai
plus loin un exemple frappant. J'en ai vus que l'épuisement
des forces physiques et intellectuelles a conduits à la phthisie pulmonaire, à la paralysie et à la folie.

Mais, tout en proclamant la réalité de ce danger, je suis
loin d'en faire une conséquence nécessaire et un signe cer-

tain de la pédérastie, et je ne tomberai pas dans l'exagération que Casper relève avec raison. Il ne m'en coûte
nullement de reconnaître que la soif, les sueurs, l'amai-
grissement, n'appartiennent pas spécialement à la pédérastie. Et je ne crois même pas utile de me demander avec
lui pourquoi ces jouissances contre nature ont de plus
mauvais effets sur la santé que les autres, et si l'entrée de
la liqueur spermatique dans le rectum peut exercer quelque
influence fâcheuse. Mais Casper commet, à mon sens, une
grave erreur, lorsqu'il croit que les rapports d'homme à
homme sont rarement complets et que l'imagination y a
autant de part que les sens. La simple observation des
désordres matériels produits par les rapprochements contre
nature ne peut laisser aucun doute sur leur étendue, et démontre clairement que la pédérastie constitue au moins, au
même titre que les excès vénériens, une source de maladie
et de dépérissement, sinon spéciale, du moins très-réelle et
très-active. Le médecin expert de Berlin, à qui l'expérience
a certainement fait défaut en ces matières, s'est laissé tromper par des déclarations qui, en les supposant sincères,
n'ont pas la signification trop absolue qu'il leur attribue.
C'est ainsi qu'il cite à l'appui de son opinion une confession
qui n'a qu'une portée individuelle : « Gardez-vous de croire,
monsieur, que j'exerce la pédérastie, je ne l'ai jamais faite.
Moi et la plupart des autres nous la détestons, nous nous
contentons... »

DES SIGNES D'HABITUDES PASSIVES DE PÉDÉRASTIE
ET DE SODOMIE.

Les traces d'habitudes passives qui sont, il est vrai, très-
communes, puisque nous les avons trouvées dans 246 cas
sur 302, sont les seules qui aient fixé l'attention des auteurs :

mais, malgré leur fréquence, elles sont encore très-incomplètement connues et à peine indiquées. Je m'attacherai à les décrire avec méthode et à en donner une idée assez nette pour que leur valeur, comme signe dans les expertises médico-légales, ne puisse plus être révoquée en doute ou livrée à l'arbitraire.

La sodomie laissera des traces différentes, suivant qu'elle consistera en un attentat contre nature récent et en violences isolées, ou qu'elle constituera une habitude ancienne et invétérée ; et il est important de distinguer avec soin l'un et l'autre ordre de signes. Zacchias a le premier fait ressortir cette distinction nécessaire et féconde.

L'*attentat récent* a des caractères trop tranchés pour qu'il soit possible de les méconnaître ; aussi sont-ils admis par ceux même qui sont le plus disposés à nier la réalité des signes de la pédérastie, et qui, à l'exemple de Casper, ne croiraient pouvoir conclure avec certitude que dans les cas où les tentatives contre nature d'un adulte sur un enfant amènent des déchirures et des désordres considérables.

Du reste, ces signes des attentats récents sont plus ou moins marqués, suivant le degré de violence employée, le volume des parties, la jeunesse de la victime et l'absence d'habitudes vicieuses antérieures. Ils varient, selon ces circonstances, depuis la rougeur, l'excoriation, l'ardeur douloureuse de l'anus, la difficulté de la marche, jusqu'aux fissures dites rhagades, aux déchirures profondes, à l'extravasation du sang et à l'inflammation de la membrane muqueuse et du tissu cellulaire sous-jacent. Cette inflammation peut être plus ou moins étendue, plus ou moins prolongée ; mais si l'examen n'a lieu que quelques jours après l'attentat, on ne trouvera, le plus souvent, que de la démangeaison et une coloration de l'anus dues aux modifications qu'a éprouvées le sang épanché.

Les lésions aiguës de la pédérastie ne sont pas toujours bornées à l'anus ; on peut trouver certains désordres caractéristiques du côté des organes génitaux. J'en ai rencontré un exemple curieux chez un jeune ouvrier maçon. que j'avais été chargé de visiter à l'hôpital du Midi. en 1853 ; ce garçon, d'une simplicité et d'une niaiserie sans pareilles, avait été, de la part de ses compagnons de chambrée, l'objet d'attouchements violents et prolongés, qui avaient déterminé une inflammation très-vive de l'urèthre. L'abus de l'onanisme peut produire, on le sait, de semblables désordres, et l'autorité de M. Ricord, dans le service duquel était placé ce garçon, a pleinement confirmé l'opinion que je m'étais faite moi-même de la cause singulière de cette affection : j'ai observé quelquefois aussi des excoriations et des ecchymoses sur les bourses. Je citerai plus loin un cas des plus remarquables et peut-être unique d'arrachement des téguments de la verge, recueilli à l'hôpital Necker par M. le docteur Foucher, chez un pédéraste qui avait eu à subir une lutte contre deux de ses pareils. On doit aussi prévoir le cas où des traces de coups et de blessures quelconques existeraient sur d'autres parties du corps.

Les *habitudes anciennes et passives* de pédérastie sont plus encore que l'attentat récent, importantes à caractériser. et c'est à les reconnaître que l'expert doit surtout s'attacher. Il serait impossible d'y parvenir, si l'on s'en tenait aux signes incomplets et insuffisants que l'on trouve mentionnés dans les auteurs. Je crois inutile d'en entreprendre ici la critique, mais j'aurai soin, en étudiant chacun des signes en particulier, de donner un aperçu de la place qu'ils occupent dans les descriptions écourtées que l'on trouve dans les livres.

Les signes caractéristiques de la pédérastie passive, que nous allons passer successivement en revue, sont le déve-

loppement excessif des fesses, la déformation infundibuliforme de l'anus, le relâchement du sphincter, l'effacement
des plis, les crètes et caroncules du pourtour de l'anus, la
dilatation extrême de l'orifice anal, l'incontinence des matières, les ulcérations, les rhagades, les hémorrhoïdes, les
fistules, la blennorrhagie rectale, la syphilis, les corps étrangers introduits dans l'anus.

L'énumération de ces différents signes ne peut donner une
idée de leur valeur ; il est absolument nécessaire de les
établir isolément et dans toutes leurs particularités essentielles.

État des fesses. — J'ai déjà parlé de l'affectation avec
laquelle certains pédérastes mettent leurs formes en évi-
dence, et recherchent les costumes qui peuvent le mieux
les désigner aux regards des débauchés. Il est constant, en
effet, que beaucoup de ceux qui se livrent à la prostitution
pédéraste offrent un développement excessif des fesses, qui
sont larges, saillantes, parfois énormes, et d'une forme
tout à fait féminine. Cette disposition est cependant loin
d'être constante, et j'ai noté souvent la conformation toute
contraire. Du reste, il faut faire ici une grande part à l'orga-
nisation individuelle. J'ai vu, par exemple, une disposition
très-singulière et certainement exceptionnelle chez un pédéraste dont les deux fesses étaient complétement réunies,
de manière à présenter une masse sphérique tout unie.
L'extrème embonpoint et l'extrème maigreur de ces parties
entraînent d'ailleurs des différences si considérables dans la
disposition de l'anus, que l'on ne doit jamais négliger d'y
avoir égard dans l'examen des pédérastes. Il faut remarquer aussi que la vieillesse, qui n'est pas à l'abri du vice,
amène dans ces parties une flaccidité qui peut en modifier
l'apparence et les formes.

Déformation infundibuliforme de l'anus. — L'infundibulum de l'anus est, dans l'idée non-seulement des médecins, mais du vulgaire, le signe unique et la seule véritable
marque de la pédérastie. Ce caractère doit sa notoriété à
Cullerier. Cependant il a été contesté et même nié par
Casper, qui s'en est rapporté moins à ses propres observations, dans lesquelles il est facile de retrouver l'indication
d'une disposition analogue à celle dont il s'agit ici, qu'aux
dénégations de MM. Jacquemin et Collineau, déjà cités par
Parent-Duchâtelet (1). Quelque estime que je professe
pour ces excellents esprits, je ne puis m'empêcher de dire
que leur opinion ne saurait être généralisée, et que si la
disposition infundibuliforme de l'anus est moins commune
chez les femmes et chez les filles publiques livrées à la sodomie qui ont fait le sujet de leur observation, il constitue
un signe très-réel et très-fréquent de la pédérastie. Seulement, je crois ce signe en général très-mal connu, et souvent très-difficile à bien apprécier, soit que l'on procède
maladroitement à l'examen, soit que l'on se fasse une idée
peu juste de la manière dont se forme cet infundibulum.

Il résulte, d'une part, du refoulement graduel des parties
qui sont situées au-devant de l'anus, et, d'une part, de la
résistance qu'oppose l'extrémité supérieure du sphincter à
l'intromission complète dans le rectum. Le sphincter, en
effet, forme au-dessus de l'anus une sorte de canal musculeux contractile, dont la hauteur atteint parfois jusqu'à
3 et 4 centimètres ; de telle sorte que la partie inférieure
de l'anneau peut céder et se laisser repousser vers la supérieure qui, résistant davantage, reste au fond d'une sorte
d'entonnoir, dont la partie la plus évasée est circonscrite
par le rebord des fesses, et dont la portion rétrécie se pro-

(1) Parent Duchâtelet. *De la prostitution dans la ville de Paris.* Paris,
1857, t. I, p. 214.

longe à travers l'orifice anal jusqu'au sphincter refoulé, réduit à un simple anneau qui ferme plus ou moins complétement l'entrée de l'intestin.

Mais si j'ai réussi à me faire comprendre, on doit voir que l'infundibulum sera plus ou moins large, plus ou moins profond, suivant l'état d'embonpoint ou de maigreur, et la saillie plus ou moins prononcée des fesses. Chez les individus très-gras, dont les masses fessières sont très-prononcées, l'infundibulum manque souvent : ou, du moins, formé uniquement au niveau et aux dépens du sphincter anal, il est très-court et ne s'aperçoit que lorsque les fesses sont très-fortement écartées, et lorsque l'on a soin d'exercer une traction assez forte sur les côtés de l'anus. Chez les individus très-maigres, il peut également faire défaut, parce que le rebord intérieur des fesses étant presque nul, il n'y a pas de refoulement des parties molles, et que l'anus se trouve ou superficiellement placé, comme on le voit surtout chez les femmes très-amaigries, ou au fond d'une excavation naturelle, qui n'affecte pas la disposition infundibuliforme. Celle-ci n'est jamais plus prononcée que chez les pédérastes d'un embonpoint modéré chez lesquels les fesses, un peu molles, vont en se déprimant depuis leur méplat jusqu'aux bords de l'ouverture anale, de manière à former un entonnoir à large ouverture, plus ou moins rétréci vers le fond, et que l'écartement des fesses rend facilement visible.

La déformation infundibuliforme de l'anus ainsi comprise, reste donc un signe presque constant et on ne peut plus probant des habitudes passives des pédérastes. Je trouve une démonstration nouvelle de la valeur qu'il mérite dans la manière dont il a été implicitement reconnu par ceux même qui l'ont le plus violemment contesté. Ainsi Casper, qui veut que la remarque de Cullerier sur l'ouverture en entonnoir du rectum, soit complétement rayée de la science.

pousse l'inconséquence jusqu'à décrire, comme l'un des deux symptômes auxquels il attache le plus d'importance, pour les avoir observés fréquemment, « un enfoncement en « forme de cornet des fesses vers l'anus, c'est-à-dire un « aplatissement de la surface interne des fesses dans la di- « rection de la rainure, de sorte que les côtés de l'angle se « rencontrent à l'orifice de l'anus. » N'est-ce pas là une des variétés de la déformation infundibuliforme de l'anus, telle que je viens de l'indiquer moi-même, et convient-il bien de vouloir enlever à un caractère de cette valeur toute signification médico-légale?

Relâchement du sphincter. Effacement des plis. Crêtes au pourtour de l'anus. — Le relâchement du sphincter est un signe non moins fréquent et aussi caractéristique que la déformation infundibuliforme de l'anus. Je l'ai noté le même nombre de fois. Bien que le plus souvent ce relâchement du sphincter se rencontre en même temps que l'infundibulum, il n'est pas rare de le rencontrer dans les cas mêmes où ce dernier caractère fait défaut, et je n'hésite pas à lui accorder au moins autant de valeur.

Il se présente, du reste, à des degrés très-variables, qui sont appréciables, non-seulement par le toucher, mais encore à la simple inspection. Car le relâchement du sphincter amène nécessairement un changement très-appréciable dans la conformation extérieure de l'anus. Zacchias (1) avait fort bien vu ce fait, qui a échappé à ceux qui l'ont copié, mais que les observations de Casper et les miennes ont bien confirmé.

Les plis qui existent naturellement autour de l'anus s'effacent, et, au lieu de former une étoile à plis radiés, il devient lisse et poli, *podice lævi* du poète.

____

(1) Zacchias, *Quæstiones medico-legales.* Lugduni, 1655.

Ce signe trouve grâce devant Casper, qui croyait, il est vrai, l'avoir inventé avant d'en trouver l'exacte description qui suit dans Zacchias : « Multo magis frequenter tam nefandi coitus usum significare poterit ipsius podicis constitutio qui cum ex natura rugosus existat ex hujusmodi congressu lævis ac planus efficitur, obliterantur enim rugæ illæ in ani curriculo existentes ob assiduam membri attritionem. » Je joins sans réserve mon témoignage à ceux que je viens de citer ; car j'attache, moi aussi, une grande valeur à l'effacement des plis de l'orifice anal. Mais ce n'est là que le premier effet des frottements répétés, et je crois possible et utile de pousser plus loin l'observation sur ce point.

A mesure que les rapports contre nature se renouvellent, le relâchement devient chaque jour plus considérable, d'autant plus que, ainsi que le remarque très-justement Zacchias, les individus adonnés à ces infâmes pratiques, afin d'éviter la douleur que provoquent les premières approches, et de les rendre plus faciles, recourent à des médicaments laxatifs et émollients, et surtout à des onctions fréquentes avec quelques corps gras. Sous l'influence de ce relâchement, de plus en plus prononcé, la membrane muqueuse de la dernière portion se ramasse à l'orifice anal, de manière à former un bourrelet saillant et épais. Dans certains cas, elle constitue des replis, des espèces de caroncules ou d'excroissances, que j'ai vues parfois assez développées pour simuler de petites lèvres semblables à celles qui, chez la femme, ferment l'entrée du vagin, et s'écartant comme elles, lorsqu'on exerçait une traction sur les bords de l'anus. Ce sont ces excroissances qui ont été souvent décrites sous le nom de crête, *crista*, *mariscæ* des satiriques latins, et qui ont une sorte de notoriété comme signe de la pédérastie. Zacchias a consacré cette opinion en écrivant les lignes suivantes : « Un signe beaucoup plus significatif

« consiste dans la présence de certaines caroncules ou ex-
« croissances de chair que l'on désigne vulgairement sous
« le nom de *crêtes*, et dont l'origine est le plus ordinaire-
« ment l'habitude de la sodomie. » Et l'on peut juger à quel
point elle est accréditée, quand je dirai que j'ai trouvé dans
le rapport secret d'un révélateur sur un pédéraste connu
cette remarque singulièrement explicite : « On dit que de
« petites crêtes qui restent à l'anus sont des preuves irrécu-
« sables. Il préférera avouer que de se laisser visiter par un
« homme de l'art ; il est atteint , en outre , d'une maladie
« vénérienne que des hommes lui ont communiquée. »

En résumé , le relâchement du sphincter, avec l'effacement des plis chez les uns, et chez les autres, le boursouflement et la saillie de la muqueuse, constituent un des signes
les plus communs et les plus caractéristiques des habitudes
passives de pédérastie.

**Dilatation extrême de l'orifice anal. Incontinence des ma-
tières.** — Le refoulement de l'anus d'une part, et la dilatation progressive du sphincter de l'autre, peuvent arriver
chez quelques individus à un tel degré, que l'orifice anal se
trouve réduit à un trou béant, parfois énorme, qui n'est plus
constitué que par un anneau circulaire sans contractilité et
sans relief. Chez les pédérastes très-maigres, il semble qu'un
trou a été percé à l'emporte-pièce sur une peau tendue.

Elle entraîne presque inévitablement une disposition
marquée à la chute du rectum , et en même temps une incontinence habituelle des matières fécales que j'ai observée,
et qui, sans être complète, entretient dans ces parties un
tel état de saleté et leur donne un aspect si horrible que
l'esprit et le cœur se soulèvent à la pensée qu'elles puissent
inspirer autre chose que le plus violent dégoût. La planche IV en peut donner une idée. Elle provient d'un individu
admis à l'hôpital de la Charité dans le service de M. le pro-

...sseur Bouillaud, et chez lequel M. Auguste Voisin, alors chef de clinique, a découvert les désordres effroyables qu'il a bien voulu faire figurer pour moi, et où l'on trouve réunis tous les signes les plus accusés de la pédérastie passive.

Ulcérations, rhagades, hémorrhoïdes, fistules à l'anus, etc. — L'habitude invétérée de la pédérastie passive expose certainement à des maladies de la partie inférieure du rectum, et j'ai, pour ma part, rencontré, dans un certain nombre de cas, des ulcérations profondes, des rhagades, des fistules qui pouvaient être très-légitimement attribuées à cette cause : mais il est impossible d'assigner à ces lésions variées un caractère spécifique, et de les considérer comme des signes positifs et constants de pédérastie. Elles ne présentent, en effet, alors même qu'elles dépendent le plus certainement de ce vice, absolument rien de particulier, ni pour le siége ni pour la forme ; et je ne puis m'associer à l'opinion de l'honorable et savant médecin de la prison Mazas, M. le docteur Jacquemin, qui les signale comme occupant le plus souvent le bord postérieur de l'anus.

J'en dirai autant des condylomes, des hémorrhoïdes, et des maladies plus graves du rectum, telles que le cancer, que les auteurs indiquent comme les suites possibles de la sodomie. Je suis loin de contester le fait, mais je crois que l'on s'exposerait aux plus graves erreurs si on se laissait aller à en exagérer la portée ; et je suis disposé à croire que les cas dans lesquels la pédérastie passive amène de semblables lésions sont, sinon tout à fait exceptionnels, au moins fort rares. Elles se rencontrent plus fréquemment peut-être chez les filles publiques adonnées à la sodomie. M. le docteur Venot de Bordeaux, dans un travail très-intéressant et très-pratique (1), mentionne chez ces prostituées, en dehors

(1) Venot (de Bordeaux), *De la pseudosyphilis chez les prostituées.* Bordeaux, 1859, p. 15.

de tout symptôme vénérien, de profondes déchirures du
sphincter, des fissures réfractaires aux procédés opératoires,
des hémorrhoïdes irritées, quelquefois suppurantes.

**Maladies vénériennes contractées dans les rapports contre
nature.** — Les rapprochements contre nature sont, comme
les autres, et, dans un grand nombre de cas, l'occasion et
l'origine de maladies vénériennes dont le siége particulier
peut être considéré comme un signe très-important de la
pédérastie. Je sais que quelques auteurs ne regardent pas ce
signe comme plus certain que ceux que j'ai précédemment
étudiés; mais c'est là, je ne crains pas de le dire, une proposition tout à fait fausse dans ce qu'elle a d'absolu. Sans
doute on ne peut nier que la syphilis, contractée même dans
des rapports sexuels réguliers, ne puisse déterminer des accidents du côté de l'anus; mais ce n'est pas de cette manière
qu'il convient de poser la question. Il faut prendre en considération, en même temps que le siége, la nature des lésions
symptomatiques de la syphilis; et si chez un homme on
trouve à la marge de l'anus un accident primitif caractéristique, un chancre, sans regarder cette circonstance comme
une preuve absolue de pédérastie, il est impossible de ne
pas y voir une extrême probabilité et un signe d'une très-
grande valeur. Il en acquiert bien plus encore si, sur deux
individus suspects, on rencontre chez l'un à l'anus, chez
l'autre sur les parties génitales, des chancres situés de façon
à se répondre exactement. Il faut remarquer à ce sujet que,
dans les rapports contre nature, les accidents se montreront
en général du même côté sur l'organe passif et sur l'organe
actif; ce qui est le contraire de ce que l'on observe dans les
cas de rapprochements naturels entre les deux sexes, et ce
qu'explique suffisamment la différence de position. J'ai noté
plus d'un exemple de ce genre dans lesquels la vérité jail-
lissait, pour ainsi dire, de la simple comparaison des deux

individus soumis à l'examen. Je signalerai aussi à l'attention des experts la présence d'un engorgement des ganglions de l'aine. qui, en l'absence de toute lésion des organes génitaux. peut mettre sur la voie d'un accident syphilitique localisé du côté de l'anus, et ce qu'il est à peine nécessaire de rappeler, la transformation possible sur place du chancre en plaque muqueuse que l'on observe si fréquemment dans la région anale.

Il est une particularité qui mérite d'être remarquée; c'est que. lorsque l'affection syphilitique résulte d'une violence pédéraste accompagnée de déchirure de l'anus, l'explosion des accidents est très-rapide, et peut suivre de très-près le rapprochement contre nature. J'ai vu un chancre de l'anus se développer, au bout de deux jours, chez un jeune garçon qui avait subi un attentat à la pudeur contre-nature.

Je ne mentionnerai qu'en passant un fait que je n'ai observé qu'une fois et qui n'est peut-être pas suffisamment établi. Je veux parler de la blennorrhagie anale résultant d'actes de pédérastie, et caractérisée par un écoulement verdâtre assez abondant, que j'ai rencontrée chez un individu qui avait eu des relations notoires avec un autre atteint de blennorrhagie uréthrale.

Corps étrangers introduits dans l'anus. — Parmi les monstruosités que peuvent enfanter les passions contre nature et que l'imagination la plus dépravée aurait peine à concevoir. il faut citer ces exemples enregistrés dans les fastes de la chirurgie (1). et qui ne peuvent plus passer pour très-rares. de corps étrangers introduits dans l'anus et dans le rec-

(1) Morand, *Collection de plusieurs observations singulières sur des corps étrangers, les uns appliqués aux parties naturelles, d'autres insinués dans la vessie et d'autres dans le fondement.* Mém. de l'Acad. royale de chirurgie, 1757, in-4, t. III, p. 620.

tum. Outre que ces faits se sont présentés pour la plupart chez des individus adonnés à la pédérastie, et peuvent par conséquent être rangés au nombre des signes de ce vice honteux, ils ont un très-grand intérêt, en ce qu'ils peuvent donner une idée des modifications extraordinaires et tout à fait inattendues, que les habitudes invétérées de sodomie peuvent apporter dans la forme et dans les dimensions de l'orifice anal et de la partie inférieure du gros intestin.

Lorsqu'on parcourt les observations des chirurgiens touchant les corps étrangers introduits dans le rectum, on y voit figurer un gros affiquet de buis, dont les femmes se servent pour tricoter, long d'un bon demi-pied, une navette, une fiole, une bouteille d'eau de la reine de Hongrie ; la queue de cochon introduite dans l'anus d'une fille publique, dont l'histoire, rapportée par Marchettis, est demeurée célèbre : un gobelet de verre haut de 3 pouces 1/2, et ayant un diamètre de 1 pouce 7/8 à la base, et de 2 pouces 5/8 au bord, introduit par une prostituée chez un Chinois sexagénaire en état d'ivresse et dont l'extraction fut faite avec succès par un chirurgien américain (1) ; une fiole à l'eau de Cologne longue de 28 centimètres, qui, introduite dans le rectum, était venue faire saillie sous les fausses côtes (2) ; un morceau de bois, long de 12 centimètres sur 7 de diamètre, et arrondi à son extrémité, retiré chez un homme dont l'anus était assez élargi pour admettre toute la main de l'opérateur, et chez lequel on trouvait de plus le prépuce déchiré et le méat urinaire fendu et dilaté démesurément : enfin beaucoup de mes lecteurs se souviendront d'un maître d'études qui est venu

(1) Observation du docteur Parker, rapportée par M. Suschenberger, chirurgien de la marine des États-Unis (*Gazette des hôpitaux*, 1849, p. 397).

(2) Communiqué par M. le professeur Velpeau à l'Académie de médecine, le 28 août 1849 (*Bulletin de l'Académie de médecine*, t. XIV, p. 1056).

mourir à l'Hôtel-Dieu, en 1847, des suites d'un défi infâme,
à l'occasion duquel il s'était introduit dans l'anus un verre
d'une espèce particulière désigné sous le nom de *chope* et
dont tout le monde connaît la dimension (1). L'extraction
très-laborieuse des fragments du verre brisé dans l'intestin
n'arracha pas une plainte à ce malheureux qui dévorait sa
honte; mais l'inflammation phlegmoneuse qui succéda aux
nombreuses déchirures de l'intestin ne tarda pas à l'emporter.
D'autres cas semblables, mais plus heureusement terminés,
ont été rapportés dans les recueils périodiques. Enfin je rappellerai ce fait, que j'ai précédemment cité, où deux enfants, le frère de cinq ans et la sœur de sept ans, avaient été
soumis à des pratiques monstrueuses et notamment à l'introduction dans l'anus de carottes, de pommes de terre, de
cuillers, d'où était résulté, pour la petite fille, une dilatation de l'anus, qui était près de se confondre avec le
vagin.

Ces faits sont bien de nature à montrer que la dilatabilité
de l'anus et du rectum est presque sans limites, ou plutôt
n'en a pas d'autres que celles que lui opposent naturellement les parois osseuses du petit bassin. Du reste, une
opération chirurgicale destinée à faire disparaître les atroces
douleurs de la fissure, et qui s'est considérablement répandue dans ces derniers temps, la dilatation forcée du sphincter, est venue jeter un grand jour sur ces cas singuliers et
jusque-là presque incompréhensibles d'élargissement de
l'anus et d'extensibilité excessive du rectum. Il est certain que la dilatation qui s'opère brusquement sous l'effort
du chirurgien, se fait plus lentement, mais tout aussi complètement chez le pédéraste livré aux habitudes passives.
L'élément nouveau, apporté dans la question par le traitement
chirurgical de la fissure à l'anus, ne saurait être négligé, et

____

(1) *Gazette des hôpitaux*, p. 501.

devra nous occuper au point de vue des moyens de défense
employés pour couvrir les traces de la pédérastie. Nous devons, quant à présent, nous borner à faire ressortir la signification véritablement décisive que ne saurait manquer d'a-
voir, aux yeux de l'expert, le fait de l'introduction dans le
rectum de corps étrangers volumineux.

Signes spéciaux de certaines habitudes obscènes. — Comme
je ne veux rien omettre de ce qui peut servir à caractériser
les diverses formes de la pédérastie et des moindres traces
qui peuvent la faire reconnaître, je mentionnerai la conformation particulière que peut offrir la bouche de certains
individus qui descendent aux plus abjectes complaisances.
J'ai noté, de la manière la plus positive chez deux d'entre
eux, une bouche de travers, des dents très-courtes, des lèvres épaisses, renversées, déformées, complétement en
rapport avec l'usage infâme auquel elles servaient. Fait qui
n'a d'ailleurs rien de plus extraordinaire que la déformation
du pénis, que je décrirai et que j'expliquerai plus loin. Une
autre fois j'ai vu un petit garçon de six ans infecté de syphilis par un rapprochement contre nature, en même temps
que je trouvais l'orifice anal, élargi, fendillé, entouré d'une
multitude de plaques muqueuses ulcérées : je constatais à
l'un des coins de la bouche la cicatrice profonde d'un
chancre.

DES SIGNES D'HABITUDES ACTIVES DE PÉDÉRASTIE.

J'ai dit que les actes contre nature comprenaient deux
sortes d'habitudes, tantôt distinctes, tantôt réunies, les unes
actives, les autres passives, et qu'il n'était pas moins important de savoir discerner et caractériser les unes que les autres. Je viens de décrire d'une manière plus complète, et je

crois pouvoir ajouter plus exacte, qu'on ne l'avait fait encore, les signes des habitudes passives, les seules dont se soient occupés les médecins légistes. J'arrive à la partie la plus délicate de ma tâche, celle qui a pour objet de faire connaître les signes des habitudes actives qu'ont absolument ignorés, que ne paraissent même pas avoir soupçonnés les auteurs tant anciens que modernes et de pénétrer ainsi plus avant dans l'étude des caractères auxquels on pourra reconnaître les pédérastes, à quelque catégorie qu'ils appartiennent. Personne ne sera tenté d'en nier l'importance en se reportant aux détails dans lesquels je suis entré sur le rôle particulier qui appartient aux auteurs et aux victimes dans les affaires de chantage et d'assassinat dont la pédérastie est le prétexte et l'occasion; mais tout le monde a le droit de me demander compte des faits sur lesquels je crois pouvoir fonder les nouveaux signes caractéristiques de la pédérastie active.

Il me sera permis sur ce point d'invoquer l'expérience personnelle que j'ai acquise et dont j'ai précédemment indiqué les éléments, et de dire que, sur les individus que j'ai examinés, j'ai trouvé les signes que je vais décrire, soit réunis à ceux qui sont propres aux habitudes passives. soit isolés et constituant l'unique trace du vice qu'il s'agit de reconnaître. Ces nombreuses observations, je les ai contrôlées par les déclarations des agents et des révélateurs, par les aveux d'un certain nombre d'inculpés, et par les diverses circonstances consignées dans chaque dossier, et propres à m'éclairer sur le caractère et les habitudes de chaque individu suspect. J'ai pu ainsi m'assurer de la valeur réelle des signes que j'avais remarqués. Ce n'est pas tout, mes déductions se sont trouvées confirmées par les récits mêmes de quelques auteurs, et de Casper notamment. qui a. dans certains passages. noté les mêmes particularités, sans en comprendre la signification et qui a ainsi mauvaise grâce.

pour ne pas dire autrement, à contester, en les dénaturant,
les conclusions que j'ai tirées à cet égard de plus de cent
observations concordantes et tout à fait décisives. Enfin, les
personnes habituées à voir des pédérastes ont fait chez
quelques-uns des remarques semblables. Il est à ma connaissance que M. le docteur Caron, médecin du dépôt de la
préfecture, a été frappé plus d'une fois de leur exactitude,
et je citerai le propos d'une fille publique qui est venue,
sans y penser, donner le témoignage le plus naïf en faveur
de la spécialité des signes de la pédérastie active. J'ajoute
que dans un procès récent et des plus graves, M. le docteur
Fauvelle, de Laon, a mis à profit en les vérifiant les signes
que je vais indiquer; je citerai plus loin les propres observations de ce médecin distingué.

Formes et dimensions du pénis. — De même que c'est du
côté de l'anus, que l'on recherche les traces des habitudes
passives, de même c'est sur le membre viril que l'on doit
s'attendre à trouver la marque des habitudes actives. En
effet, je ne crains pas d'affirmer que la conformation du
pénis chez les pédérastes présente, sinon toujours, au moins
fort souvent, quelque chose de caractéristique. Je sais combien les formes et les dimensions de cet organe sont variables, et pour me mettre, autant que possible, à l'abri des
causes d'erreur, j'ai depuis plusieurs années examiné à ce
point de vue tous les hommes placés dans le service d'hôpital qui m'est confié. Mais c'est précisément par cette
comparaison assidue que j'ai pu me convaincre de la réalité
des signes particuliers qu'il me reste à indiquer.

Les *dimensions* du pénis, chez les individus qui se livrent
activement à la sodomie, sont ou très-grêles ou très-volumi-
neuses : la gracilité est la règle très-générale, la grosseur la
très-rare exception ; mais, dans tous les cas, les dimensions
sont excessives dans un sens ou dans l'autre. Il est bien en-

tendu que je parle du membre viril considéré hors l'état
d'érection, et que, ainsi que je l'ai fait remarquer en parlant de la visite des individus accusés de viol ou d'attentat à
la pudeur, il faut tenir compte des changements que l'éré-
thisme vénérien doit apporter dans le volume de l'organe.

Quant à la *forme*, elle a quelque chose de beaucoup plus
remarquable et de vraiment caractéristique, variant d'ailleurs suivant les dimensions du pénis. Dans le cas où il est
petit et grêle, il va en s'amincissant considérablement, depuis la base jusqu'à l'extrémité, qui est très-effilée, comme
un doigt de gant, et rappelle tout à fait le *canum more*.
C'est là la forme la plus ordinaire, celle que j'ai rencontrée
un très-grand nombre de fois, et que Casper semble avoir
décrite, à son insu, lorsque chez l'un des sujets de ses observations (1), dont il dit qu'il était difficile de déterminer
si c'était un pédéraste actif ou un pédéraste passif, il note
que le pénis était long et assez mince, et que le prépuce
étroit couvrait un gland petit. C'est cette remarquable gracilité de la verge et cette extrême petitesse du gland qui
avaient frappé les yeux expérimentés de cette fille publique
qui, dans sa déposition concernant un individu qui voulait
exiger qu'elle se soumît à des actes de sodomie, signalait
d'elle-même chez lui cette conformation particulière : « un
membre très-mince, grêle, évidé par le bout. » Cette remarque, sortie d'une telle bouche, a par elle-même quelque chose de trop significatif, pour que j'aie cru pouvoir la
passer sous silence et dédaigner un semblable témoignage.

Lorsque, au contraire, le pénis est très-volumineux, ce
n'est plus la totalité de l'organe qui subit un amincissement
graduel de la racine à l'extrémité : c'est le gland qui, étranglé à sa base, s'allonge quelquefois démesurément, de
manière à donner l'idée du museau de certains animaux.

1) Casper. *Médecine légale*, t. I, p. 127. obs. 87.

De plus, la verge, dans sa longueur, est tordue sur elle-même, de telle sorte que le méat urinaire, au lieu de regarder directement en avant et en bas, se dirige obliquement à droite ou à gauche. Cette torsion et ce changement dans la direction de l'organe sont quelquefois portés très-loin, et paraissent d'autant plus marqués que ses dimensions sont plus considérables. J'ai vu la face dorsale de la verge tournée complétement à gauche et le méat devenu transversal.

Il est encore une autre forme particulière que peut affecter le pénis, et qui se rencontre plus spécialement chez les individus adonnés à la masturbation. Celle-là est bien connue ; et notre excellent confrère M. Jacquemin, s'il ne l'a pas découverte, l'a certainement rendue vulgaire dans les prisons, où je l'ai observée un très-grand nombre de fois. On peut la désigner sous le nom de pénis en massue : elle consiste en effet en un renflement globuleux de l'extrémité de la verge dont le gland est élargi et comme aplati.

Tels sont les différents caractères que peut fournir l'examen du membre viril chez les pédérastes. Quelque nouveaux qu'ils soient, quelque inattendus ou incertains qu'ils puissent paraître, je crois qu'il est facile d'en donner une explication qui en fera mieux saisir la réalité et la véritable portée.

Parmi ces déformations du pénis, les unes, telles que l'amincissement, l'étranglement et l'élongation du gland, répondent très-exactement à la disposition infundibuliforme de l'anus sur lequel elles se moulent en quelque sorte ; de même que la torsion et le changement de direction de la verge s'explique par la résistance de l'orifice anal proportionnée au volume du membre et exigeant pour l'intromission une sorte de mouvement de vis ou de tire-bouchon qui, à la longue, s'imprime sur l'organe tout entier. Rien ne doit surprendre du reste dans cette modification de la

forme d'un organe sous l'influence d'une compression répétée et d'une habitude invétérée. Je me contenterai de
signaler les nombreuses analogies que fournit à cet égard
l'histoire des professions que j'ai étudiées ailleurs à ce point
de vue (1), et en particulier la déformation des lèvres de
certains instrumentistes qui donnent la preuve que les
parties les moins résistantes, et en apparence les plus sou-
ples, les plus flexibles n'échappent pas à l'effet d'une pression non pas même continue, mais fréquente, telle que
celle que subit le membre viril chez les pédérastes.

QUESTIONS MÉDICO-LÉGALES RELATIVES A LA PÉDÉRASTIE.

L'objet de cette longue et pénible étude, dans laquelle je
n'ai reculé, ni devant l'image de la dégradation morale, ni
devant les traits les plus repoussants des déformations physiques qu'entraîne la pédérastie, a été uniquement de donner au médecin légiste les moyens de reconnaître les pédérastes à des signes certains, et de résoudre ainsi, avec plus
de sûreté et d'autorité qu'il n'avait pu le faire jusqu'à présent, les questions sur lesquelles la justice invoque son
assistance pour poursuivre et extirper, s'il est possible, ce
vice honteux. Le moment est venu de tirer la conclusion
pratique des faits que nous avons rassemblés, et, après
avoir tracé la voie et rendu le but visible, de nous efforcer
d'y atteindre.

Les affaires de pédérastie ne soulèvent, le plus souvent,
qu'un petit nombre de questions médico-légales fort simples, qui, par cela même, exigent de l'expert une solution
nette et précise. Elles sont au nombre de quatre, auxquelles

(1) Ambroise Tardieu, *Mémoire sur les modifications que détermine dans
certaines parties du corps l'exercice des diverses professions.* (*Ann. d'Hyg.
et de Méd. lég.*, 1849, t. XLII, p. 388.)

on pourrait presque se contenter de répondre par oui ou par non. Existe-t-il des traces d'attentat contre nature commis avec violence ? Existe-t-il des traces d'habitude de pédérastie ? La syphilis a-t-elle pu être communiquée par le fait de la sodomie ? L'assassinat a-t-il été précédé ou favorisé par des actes contre nature ? Telles sont les questions que le magistrat posera au médecin, et qui ne demanderont pas à celui-ci de longs développements. Son rôle, cependant, ne sera pas toujours aussi restreint ; il pourra arriver, en effet, qu'il ait à s'expliquer sur les moyens de défense allégués par les individus suspects. Aussi aurai-je soin d'indiquer quelles sont et ce que valent, en général, ces justifications. Mais, avant tout, je crois utile d'entrer dans quelques détails sur la manière de procéder à la visite et à l'examen des pédérastes. L'expert trouvera ainsi réunies, je l'espère, toutes les indications propres à lui rendre plus facile l'accomplissement d'une mission toujours délicate, où il ne doit se laisser entraîner ni à trop d'assurance, ni à des scrupules exagérés.

De la manière de procéder à l'examen des pédérastes. — Je n'ai que peu de mots à dire sur la manière dont il convient de procéder à l'examen des pédérastes : ce n'est pas à des médecins qu'il est nécessaire de tracer une règle de conduite que feront nécessairement varier et la position et le caractère du sujet à examiner, et le lieu et les circonstances dans lesquels s'opérera la visite, et enfin les habitudes d'esprit et le jugement particulier de l'expert. Je me contenterai d'une simple remarque : c'est que, à part les protestations hypocrites et les tergiversations de quelques-uns, la plupart se soumettent sans difficulté, et d'eux-mêmes, en quelque sorte, à l'examen. Je n'ai rencontré qu'un seul individu qui se soit absolument refusé à toute inspection, et c'est un de ceux qui, sous le poids des charges les plus accablantes, a été frappé par la plus dure condamnation.

Lorsque je procède, comme cela a lieu le plus souvent, dans une prison, je m'abstiens, à dessein, d'indiquer au détenu l'objet de ma visite : je lui commande de se déshabiller, et très-souvent, sans autre forme, il prend spontanément la position la plus favorable à mon inspection. Je me garderais bien de rien conclure de positif d'une semblable manière d'agir ; mais elle a quelque chose de significatif, et est bien de nature à frapper. Du reste, je ne manque jamais d'explorer successivement l'anus et les parties sexuelles, et je ne crains pas de dire que désormais tout rapport concernant l'examen d'un pédéraste devra énoncer les résultats de cette double exploration.

Il est cependant quelques erreurs possibles contre lesquelles il importe particulièrement d'être mis en garde, et que je crois utile de signaler.

Un moyen bien connu des pédérastes, et par lequel ils s'efforcent de dissimuler les traces caractéristiques de leur infamie, consiste à contracter fortement les fesses. Ils peuvent ainsi faire qu'au premier abord il soit très-difficile de les écarter, et empêcher l'infundibulum et le relâchement du sphincter de devenir apparents; mais il suffit ou de les faire changer brusquement de position, ou de les faire mettre à genoux sur le bord d'une chaise dans une attitude gênante, ou simplement de prolonger l'examen de manière à fatiguer les muscles contractés, pour triompher de cette supercherie grossière. De même, dans les cas où la disposition infundibuliforme est peu marquée ou même fait défaut, si l'on veut apprécier le relâchement du sphincter, il ne faut pas se borner à examiner du regard la conformation de l'orifice anal où il peut exister encore un mince anneau contractile. L'introduction du doigt est nécessaire, et montre derrière cet obstacle, dont elle permet d'apprécier le peu de résistance, une dilatation parfois excessive de la partie in-

férieure du rectum. Enfin, dans d'autres cas, un seul coup
d'œil suffira pour faire reconnaître l'élargissement et l'incontinence, au trou béant que forme l'ouverture de l'anus
souvent souillée par des matières intestinales, et dans laquelle se trouvent souvent engagés des débris solides d'excréments que le sphincter est impuissant à retenir.

Certaines dispositions particulières, naturelles ou acquises,
peuvent modifier la conformation des parties à examiner et
rendre moins apparents ou moins faciles à saisir les signes
de pédérastie. Tels seraient les effets de l'âge, par exemple,
qui donnent aux chairs une extrême flaccidité ; celle-ci empêche d'apprécier exactement le degré de relâchement qui
pourrait être attribué à des habitudes honteuses. Tel est encore ce vice de conformation très-singulier et très-rare que
j'ai déjà signalé, dans lequel les fesses réunies en une seule
masse, ne peuvent se prêter à la déformation infundibuliforme qui résulte surtout du refoulement de l'anus au fond
de la fente médiane.

Enfin, il est certaines maladies du rectum ou de l'anus,
certaines opérations pratiquées sur ces parties, qui pourraient en changer jusqu'à un certain point la forme. La fistule opérée par excision, la fissure traitée par la dilatation
forcée, les tumeurs hémorrhoïdales détruites par le feu,
laissent, soit une perte de substance, soit un élargissement
de l'orifice anal et un relâchement du sphincter qui n'en
imposerait qu'à un observateur superficiel. D'ailleurs, les
sujets que l'on visite ne manquent pas de se prévaloir de ces
motifs d'excuses, et l'expert n'a guère qu'à contrôler la véracité de ses assertions ; ce qui, dans la plupart des cas, ne
présentera pas de grandes difficultés. Seulement, c'est un
devoir pour le médecin légiste d'apporter le plus grand soin
à constater les moindres particularités, et de rechercher si
la forme des cicatrices, si leur siége, leur étendue, peuvent
en faire reconnaître exactement la nature. La coïncidence

possible de semblables infirmités avec des habitudes de pédérastie complique encore la question ; et, le plus souvent,
on sera réduit à admettre une probabilité sans pouvoir arriver à une conclusion formelle. Il y a aussi à examiner atten-
tivement s'il existe quelque trace d'affection vénérienne,
non-seulement en vue de déterminer si elle aurait pu être
contractée par le fait d'actes contre nature, mais encore
si elle peut être considérée comme un indice de relations
sexuelles.

Existe-t-il des traces de violences sodomiques ? — Les cas
dans lesquels le médecin expert est appelé à constater des
traces de violences sodomiques sont relativement rares, et
ne se rencontrent guère que chez les femmes ou chez les
jeunes enfants, filles ou garçons, victimes d'attentats contre
nature. On les a vues exceptionnellement chez des adultes
qui avaient été en butte à des attaques de la part de plusieurs pédérastes : j'ai déjà parlé de celui que M. Foucher a
rencontré à l'hôpital Necker, et dans lequel le pénis avait
été comme arraché.

Ce sont ceux-là, du reste, qui présentent le moins de
difficulté. L'inflammation, la rougeur, la chaleur, le prurit
douloureux, l'ecchymose, l'excoriation et la déchirure de
l'anus, la contusion ou l'irritation des parties sexuelles et
notamment de l'urèthre, ainsi que la gêne de la marche,
une sensation de pesanteur douloureuse dans le bassin,
l'agitation, la fièvre même qui en dérivent, ne peuvent
laisser de doute sur la réalité des violences ; et il n'est pas
un auteur qui conteste dans ce cas le droit de conclure avec
certitude ; pour plusieurs même, il n'est permis de le faire
que dans ces conditions en quelque sorte flagrantes. L'expert ne devra pas, d'ailleurs, se borner à établir qu'il existe
des traces de violences, soit locales, soit générales : il aura à
faire le rapprochement et la comparaison des désordres

observés chez la victime avec le volume des organes de
l'inculpé, sur lequel il faudra rechercher toujours les traces
d'habitudes de pédérastie, tant actives que passives. Il conviendra, enfin, de tenir compte, dans l'appréciation des
faits, de l'âge, du sexe, de la constitution et des différentes
conditions physiques du sujet qui a subi les violences.

Du reste, il importe de faire remarquer que le plus souvent les constatations de cette nature ne pourront être réellement utiles que pour des faits assez récents ; les symptômes
de simple irritation ou d'inflammation superficielle pouvant
disparaître en deux ou trois jours. Mais déjà, s'il y a déchirure plus ou moins profonde, et rupture plus ou moins
complète du sphincter, on peut compter sur des signes de
violences plus persistants et plus caractéristiques à la fois.
A plus forte raison, si une maladie honteuse a été la conséquence de cet odieux attentat, on aura à en suivre ici le développement, la marche et les différentes phases de la même
manière que dans les cas de viol commis sur des femmes,
et ainsi que nous l'avons précédemment indiqué. Le médecin légiste pourra de la sorte éclairer la justice sur des faits
déjà anciens dont il saura préciser la nature et souvent
même la date. Il faut donc donner une attention toute spéciale aux accidents syphilitiques qui peuvent exister chez la
victime en même temps que chez les auteurs des violences
sodomiques.

Existe-t-il des traces d'habitudes de pédérastie ? — L'étude
approfondie que j'ai tentée des différents signes des habitudes actives et passives de la pédérastie aura eu pour effet,
je l'espère, de faire pressentir quelle valeur ils me paraissent
mériter. Quoique non absolument constants, la plupart sont
cependant caractéristiques ; et en contester la signification
ou reculer, dans la pratique de la médecine légale, devant
leur application rigoureuse, c'est s'exposer à conclure né-

gativement dans les cas les plus positifs. c'est décliner en quelque sorte le mandat de justice que l'on a accepté. Casper n'a pas fui ce genre d'erreur. lorsque, d'après onze faits seulement, rapportés dans son mémoire, il n'a pas craint de dire que tous les signes locaux ou généraux, indiqués par les écrivains, ne méritaient aucune considération, attendu qu'ils pouvaient tous manquer. et manquaient en réalité fort souvent. L'impuissance à laquelle se condamnent ceux qui ne savent pas s'affranchir du doute dans les circonstances où le doute est le moins permis, n'a jamais été mise à découvert d'une manière plus évidente que dans l'affaire Tessié en 1838. La correspondance, les mœurs, les relations de la victime. les aveux même du meurtrier, établissaient clairement que la pédérastie avait été en réalité la cause et l'occasion de l'assassinat. Cependant les experts. rendant compte de l'examen fait sur le cadavre de Tessié d'une part et de l'autre chez Guérin. l'assassin, s'exprimaient ainsi pour le premier : « L'anus est assez enfoncé ; il suffit d'écarter les cuisses pour que l'ouverture de l'anus soit béante. Toutefois, ce n'est pas la dilatation et la disposition infundibuliforme que fait naître l'habitude de la pédérastie. Cette ouverture nous paraît seulement plus enfoncée et plus élargie que de coutume. » Et pour le second : « L'anus est assez enfoncé et présente une tendance à former une sorte d'entonnoir : mais cette disposition n'est pas assez prononcée pour qu'elle nous paraisse le résultat de l'habitude de se livrer à l'acte de la pédérastie. » La description que j'ai donnée des signes physiques des habitudes contre nature. permet de juger si les traces constatées chez ces deux individus n'autorisaient pas une conclusion moins timide. et s'il n'est pas regrettable que la science soit restée dans cette affaire au-dessous de toutes les autres sources d'information d'où a jailli la vérité.

J'ai dit par quel procédé, par quelles investigations répé-

tées, par quel contrôle sévère, j'avais cherché à donner à
mes propres observations toutes les garanties possibles
d'exactitude, et à me mettre en garde contre toute chance
d'erreur. C'est donc avec une pleine confiance que je crois
pouvoir en faire aujourd'hui l'application à la pratique des
expertises médico-légales, et accorder la valeur de signes
positifs aux caractères physiques de la pédérastie, à la condition que ceux-ci seront analysés avec soin, comparés
entre eux isolément et dans leur ensemble, en même temps
qu'au point de vue de la conformation individuelle de chacun des sujets à examiner.

Les résultats des constatations que peut faire le médecin
dans la visite des pédérastes sont de trois ordres : soit négatifs, soit caractéristiques d'habitudes actives ou d'habitudes passives.

Dans le premier cas, lorsqu'aucune trace matérielle, lorsqu'aucune particularité quelconque, physique ou morale,
ne peut laisser subsister le moindre doute dans l'esprit et
dans la conscience de l'expert, il ne doit pas craindre de
formuler très-nettement des conclusions négatives; mais il
est des circonstances dans lesquelles l'examen direct des
organes ne lève pas tout motif de suspicion, et où, tout en
ne trouvant pas dans les organes les caractères tranchés
que nous avons indiqués, le médecin peut craindre d'être
contredit par des faits avérés, par des témoignages constants, parfois même par les preuves accablantes d'un flagrant délit. Une réserve est ici non-seulement permise, mais
nécessaire, et impérieusement commandée par l'intérêt
même de la vérité et de la justice. Il faut, après avoir signalé
l'absence de traces positives de pédérastie, dire formellement qu'il est possible que, chez certains individus, ces
habitudes vicieuses existent sans avoir laissé leur empreinte
dans la conformation physique. De la sorte, l'expert n'aura
pas à craindre de n'avoir dit qu'une partie de la vérité, et

donnera à la justice tout ce qu'elle est en droit d'attendre de la science.

Les *signes d'habitudes passives*, tels que je les ai énumérés et décrits, ne se réduisent pas seulement, ainsi qu'on paraît le croire si généralement, au caractère isolé et unique de l'anus infundibuliforme. Ils constituent un ensemble défini, et si tous n'ont pas une égale valeur, ils en acquièrent une considérable par leur réunion. Il n'est pas rare, en effet, de rencontrer à la fois l'infundibulum, le relâchement du sphincter, la dilatation extrême de l'anus et l'incontinence des matières. De tels cas ne laissent pas place à l'incertitude, et n'autorisent pas des conclusions douteuses. Ils appartiennent à la pédérastie ancienne et invétérée. Mais si l'on considère isolément chacun de ces caractères, en est-il qui méritent plus que d'autres d'être admis comme signes positifs d'habitudes honteuses? En d'autres termes, pourra-t-on, en l'absence d'un ou de plusieurs des caractères distinctifs, conclure à la réalité de la pédérastie? Je n'hésite pas à l'affirmer. Le relâchement du sphincter, lors même qu'il n'est pas porté jusqu'à l'extrème dilatation, qu'il n'est pas accompagné d'un infundibulum bien formé, suffit pour caractériser les habitudes passives, soit qu'il y ait effacement des plis radiés de l'anus, le moins incertain des signes, de l'aveu de Casper, soit que, au contraire, les replis cutanés forment au pourtour de l'orifice anal un bourrelet épaissi ou des caroncules saillantes. De même, lorsque, par suite de la conformation particulière des fesses ou par le rapprochement des deux extrémités du sphincter, l'anus forme un trou béant, à travers lequel s'échappent des matières même durcies, qui hésiterait à reconnaître un pédéraste? J'en dirai autant des monstrueux exemples d'introduction de corps étrangers volumineux dans l'anus.

Mais je suis loin d'accorder une semblable valeur aux traces de maladies du rectum ou de l'anus que peut faire naître la pédérastie, mais qui n'ont rien d'assez caractéristique pour que leur seule présence justifie des conclusions formelles Tels sont les ulcérations, les rhagades, les crêtes, les condylomes, les hémorrhoïdes, les fistules, quelles que soient d'ailleurs leur forme et leur situation sur tel ou tel point de la marge de l'anus. Il est juste de reconnaître que ces affections ne se montrent presque jamais isolément, ou qu'on ne les rencontre d'ordinaire que chez des pédérastes qui présentent d'autres signes plus tranchés, et comme une complication des déformations de l'anus que je viens de rappeler. Je ne dirai qu'un mot de ce qui a trait à la forme des lèvres et de la bouche chez certains individus livrés aux plus basses complaisances. Si j'ai signalé cette particularité, c'est parce que je l'ai notée dans des circonstances où il était impossible de ne pas être frappé de ce qu'elle offrait de significatif. Mais je me garderai bien d'exagérer la portée de cette remarque et de voir d'une manière absolue, dans une conformation plus ou moins analogue de la bouche, la marque des habitudes infâmes dont il s'agit.

Les *signes des habitudes actives*, pour être moins nombreux et plus nouvellement constatés, n'en ont pas pour cela une valeur moindre à mes yeux ; et je ne doute pas que tous ceux qui seront en mesure de répéter mes observations n'en reconnaissent la justesse. Je ne rappellerai d'ailleurs pas ici sur quels faits j'ai cru pouvoir établir ces signes, qui, pour être bien appréciés, demandent que l'expert tienne compte à la fois du volume naturel, de la conformation normale du membre viril aussi bien que des changements qui ont pu survenir, soit dans sa dimension, soit dans sa forme. Il ne faut pas oublier qu'au pénis grêle répondent l'amincissement graduel et la terminaison effilée; et au pénis volumineux, la torsion du membre sur lui-même, le changement de direction du méat urinaire et l'élongation avec l'étranglement du gland à sa base. On comprend d'ailleurs que ces signes ne peuvent avoir de véritable valeur pratique qu'autant qu'ils sont suffisamment prononcés. Mais j'ai hâte d'ajouter qu'ils le sont en général beaucoup, et que c'est là précisément ce qui m'a conduit moi-même à y donner l'attention et à y attacher l'importance qu'ils méritent. Je ne m'explique pas comment quelques personnes ont pu dire et écrire que ce signe était, à mes propres yeux, exceptionnel. Mes observations les plus récentes et celles de quelques-uns de mes confrères sont venues, au contraire, en confirmer pleinement la fréquence et la valeur.

En résumé, je crois que la question de savoir s'il existe chez un individu des traces d'habitudes de pédérastie peut être en toute assurance résolue aujourd'hui et que, quoique quelques personnes s'obstinent à le nier, il est permis, et avec plus de raison encore, de conclure comme le faisait Zacchias, il y a deux siècles, « qu'en examinant en eux-mêmes ces signes et leurs causes, avec une grande circonspection et sans négliger les conjectures et les présomptions extra-médicales, le médecin pourra prononcer facilement sur la réalité des actes de pédérastie. *Medici de hac re facile veritatem pronuntiare poterunt.* »

La syphilis a-t-elle pu être communiquée par le fait de la sodomie ? — Cette question se présente naturellement d'elle-même dans un assez grand nombre de cas, et s'il n'est pas toujours permis à l'expert d'y répondre d'une manière absolue, il peut du moins le plus souvent trouver dans l'examen de deux individus, dont l'un aurait communiqué la maladie à l'autre, les moyens de la résoudre.

Le siège et la nature de l'accident syphilitique communiqué ont, quoi qu'on ait pu faire, une importance presque décisive. J'ai dit déjà comment se présentaient, en effet, ces sortes de cas où il n'est pas rare de trouver, d'une part, au bord de l'anus ou à l'entrée du rectum, soit chez un homme, soit chez une femme, un chancre très-caractérisé, et d'une autre part, sur l'individu inculpé, l'ulcère spécifique dans un point exactement correspondant de l'extrémité de la verge. De tels faits ont d'autant plus de valeur que les circonstances dans lesquelles, chez l'adulte, un accident primitif se développe à l'anus sans qu'il y ait eu de rapprochement contre nature, sont, on en conviendra, tout exceptionnelles. L'expert pourra donc sans trop s'avancer, conclure alors, non-seulement à la possibilité, mais encore à la probabilité de la contagion par le fait d'actes de sodomie.

Il serait plus difficile de se prononcer, s'il s'agissait de reconnaître l'origine d'accidents secondaires, et je ne saurais conseiller alors trop de réserve. Mais, comme les lésions spécifiques qui se développent au pourtour de l'anus sont principalement des plaques muqueuses, il ne faudrait pas oublier la possibilité et même la fréquence de la transformation du chancre *in situ*, et dans ce cas même établir encore que la syphilis a pu être contractée dans un rapprochement contre nature. Je ne crois pas utile de revenir ici sur les détails dans lesquels je suis entré au sujet du viol et de l'attentat à la pudeur, et de redire comment on peut remonter, d'après l'évolution connue des symptômes syphilitiques, à la date des actes incriminés. Il sera facile de faire à la pédérastie l'application de ces données générales. Je me bornerai à cette simple remarque, que le développement d'un accident primitif peut suivre de très-près les violences sodomiques accompagnées de déchirures de l'anus, et que la transformation d'un chancre en plaque muqueuse dans cette région peut aussi être très-rapide. C'est une double circonstance dont il importe de tenir compte.

L'assassinat a-t-il été précédé ou favorisé par des actes contre nature? — Les assassinats commis sur des pédérastes par leurs compagnons de débauche. châtiment terrible de relations infâmes, ont été depuis quelques années assez fréquents pour appeler de la part des médecins légistes une attention particulière : car les circonstances, presque toujours identiques, dans lesquelles ces crimes se sont produits, ont exigé, non-seulement la constatation des violences homicides et les différentes recherches relatives au meurtre, mais encore la démonstration des actes contre nature qui auraient servi de prétexte et d'occasion à l'assassinat. De là, la nécessité d'examiner, au point de vue spécial qui nous occupe, le cadavre de la victime et la personne du meurtrier.

Pour le premier, on peut tenir compte de la position dans laquelle le corps a été trouvé. Presque toujours il sera couché au lit, ou, s'il y a eu lutte, précipité à terre près du lit, nu ou à peine vêtu. Le médecin, appelé au premier moment à constater l'état du cadavre de Richeux, faisait remarquer qu'il était étendu sur le côté dans la pose de l'Hermaphrodite antique, situation dans laquelle il s'offrait aux approches immondes de l'assassin qui lui avait coupé la gorge. Une récente tentative de meurtre accomplie dans les mêmes conditions m'a montré une plaie du cou très-étendue sur le côté gauche, et qui avait été faite à la victime pendant qu'elle était couchée sur le côté droit. Les signes de pédérastie étaient évidents chez le blessé et chez le meurtrier. Letellier, en chemise, avait roulé de son lit à terre et s'était meurtri les genoux et les jambes en se débattant sous l'étreinte de Pascal qui l'étranglait. Le cadavre porte souvent aussi la trace de violences dirigées spécialement sur les organes génitaux. J'ai trouvé chez Bivel et chez Letellier des ecchymoses profondes des bourses : de ses attouchements obscènes, le meurtrier pédéraste fait une blessure terrible. Le meurtre horrible et les atroces violences, qui, au mois de janvier 1866, ont été commis sur un bel enfant de trois ans, par deux assassins, dont l'un n'avait pas accompli sa seizième année, ont été pour moi l'occasion de constatations tout à fait caractéristiques : les parties sexuelles du pauvre petit mordues, l'anus déchiré jusque dans le rectum, et sur ses bourreaux tous les signes des vices les plus honteux. La visite de ceux qui succombent dans les circonstances que j'indiquais plus haut révélera le plus ordinairement des habitudes actives et passives de pédérastie. Mais il est important de faire remarquer que le relâchement du sphincter, qui est une conséquence naturelle de la mort, perdra ici sa valeur comme signe de pédérastie. Il n'en sera pas de même de l'infundibulum, de l'effacement des plis radiés et de la dilatation extrême de l'anus, qui demeurent caractéristiques, aussi bien que les changements dans la forme du pénis que j'ai précédemment signalés. Je citerai un cas où Casper lui-même a cru pouvoir conclure, d'après les signes trouvés sur un cadavre, qu'un individu aurait été adonné à la pédérastie. Enfin, il conviendra de rechercher si par hasard il y aurait du sperme dans la partie inférieure du rectum, bien que cette circonstance doive sans doute être assez rare, la victime étant le plus souvent frappée au moment où l'acte contre nature se prépare, et jouant d'ailleurs en général le rôle actif. On trouve, il est vrai, dans ce cas de la liqueur séminale dans l'urèthre. Mais il faut se garder d'attribuer toujours cette particularité à l'excitation vénérienne qui aurait précédé le meurtre. L'émission du sperme est, comme on sait, un fait commun à un grand nombre de morts violentes, et notamment à la strangulation, mode d'assassinat qui a été souvent employé sur des pédérastes.

Quant à l'assassin, il fera le plus ordinairement partie de ce monde abject où se recrute la prostitution pédéraste et que flétrit le nom de *tante*. Aussi présente-t-il presque toujours au plus haut degré les signes les plus tranchés de la pédérastie passive, et il sera facile de le reconnaître au portrait que j'en ai tracé.

Des signes d'identité propres à faire reconnaître les individus inculpés de pédérastie. — De même que chez les individus inculpés de viol ou d'attentats à la pudeur nous avons vu signaler par les victimes des particularités physiques propres à les faire reconnaître, de même chez les pédérastes j'ai pu mettre à profit des observations semblables. J'en citerai un exemple remarquable; il s'agissait d'un frère de la doctrine chrétienne, accusé d'actes contre nature commis sur des enfants confiés à ses soins. L'un d'eux avait dit dans sa déposition : « Sur sa quéquète à lui, il y avait de petits boutons. » Et, en effet, je constatais sur le dos de la verge de l'inculpé les marques d'une petite éruption locale très-superficielle, en partie effacée et sans caractères spécifiques, en même temps que je reconnaissais tous les signes d'habitudes invétérées d'onanisme.

Appréciation des moyens de défense allégués par les pédérastes. — La tenue et le langage des pédérastes qui subissent la visite du médecin, les excuses et les moyens de défense qu'ils allèguent, sont si constamment les mêmes et si faciles à prévoir par avance, qu'il suffira de quelques lignes pour les faire connaître.

La plupart commencent par nier; quelques-uns protestent, feignent de ne pas comprendre ou s'indignent d'être soupçonnés; ils font bien quelques difficultés pour se soumettre à la visite, mais je n'en ai vu qu'un seul s'y refuser obstinément, et j'ai dit quelle était sa moralité. Je ne prétends pas qu'il ne puisse arriver que, par une erreur fatale, les poursuites s'adressent à des innocents, et que l'honneur d'un homme injustement accusé dépende de la sagacité et de l'expérience du médecin. Celui-là recherchera avec empressement, et appellera hautement le témoignage de la science.

Mais il n'est pas rare aussi d'en rencontrer, parmi les plus compromis, qui affectent d'aller au-devant de l'examen de l'homme de l'art ; ils prennent soin seulement de l'avertir qu'il ne devra pas s'étonner de les trouver « faits autrement que les autres ; » et ils inventent cent motifs imaginaires pour expliquer les désordres que leurs organes doivent offrir à l'expert. L'un se dit anciennement opéré de tumeurs hémorrhoïdaires, de fistule ; l'autre a eu les cuisses démises : il est obligé pour éviter des gerçures de se faire des onctions qui ont pu élargir l'anus. Un troisième est sujet à une irritation locale qui l'oblige à de fréquents bains de siége, à l'usage de remèdes quotidiens qui auraient pu amener un relâchement. On lira peut-être avec curiosité, comme un des plus étranges spécimens en ce genre, la lettre suivante, dont je regrette d'être forcé de rétablir l'orthographe indéchiffrable, et qui m'était adressée par un individu convaincu d'attentat sur un jeune garçon, et chez lequel je constatai les signes les plus évidents d'habitudes actives et passives de pédérastie : « Monsieur le docteur, voilà comme je suis.

« D'abord j'ai pris souvent des lavements pour maladies de
« plusieurs espèces, et j'en ai pris également pour rafraichis-
« sement d'une chaude-pisse qu'il y a environ cinq ans que
« j'ai attrapée, et je ne suis pas été bien guéri, et je m'en
« sentirai tant que je vivrai ; et, depuis ce temps, il m'est
« impossible d'aller au sexe. Et il s'est formé une grosseur
« à l'anus, du côté gauche, qui me vient grosse comme un
« œuf à chaque fois que je fais ribotte, et même presque à
« toutes les lunes ; et, après, cela me démange que je suis
« obligé d'y passer mon doigt pour me gratter. Mais, pour
« toute autre chose, jamais je n'ai fait profession de rien. Je
« suis certain de ma personne pour cela. Monsieur, vous
« pouvez examiner les circonstances et me sonder. » Un autre, plus lettré, m'écrit qu'à la suite d'une maladie cruelle, non-seulement tout acte mais tous désirs lui sont formellement interdits : « Le délabrement de mon estomac et de mes

organes sont tels que la moindre velléité ou tentation de
ce genre offrirait pour moi un danger de mort. » Est-il
nécessaire de dire le cas que l'on doit faire de pareilles allégations, et d'indiquer comment le médecin légiste pourra en
faire justice, soit qu'elles n'aient absolument aucun prétexte,
soit qu'elles reposent sur quelque circonstance particulière,
telle qu'une opération ancienne ou une infirmité réelle dont
il sera facile de faire la part et d'apprécier le caractère et la
véritable origine.

Il est aussi une prétention très-ordinaire chez les pédérastes et sous laquelle ils s'efforcent de dissimuler leurs goûts
dépravés : c'est l'amour des femmes. Les uns allèguent leur
état de légitime mariage, les autres se donnent des maîtresses ; ils ne manquent pas d'énumérer avec affectation les
maladies qu'ils ont gagnées avec des femmes. Mais ces justifications vaines, engendrées par la croyance très-générale
que les rapports sexuels son incompatibles avec les habitudes
contre nature, tombent devant les faits nombreux et constants qui nous ont montré ce vice honteux chez les hommes
mariés et chez des individus associés à des femmes de mauvaise vie.

Je ne reviendrai pas sur les excuses communes aux pédérastes et aux hommes inculpés d'attentats à la pudeur ou de
viol, et qui consistent en prétendues infirmités capables d'é-
teindre toutes passions et d'empêcher tout commerce sexuel.
J'ai montré dans la seconde partie de cette étude quelle confiance méritaient ces prétentions, que le plus simple examen
permettra de réduire à leur juste valeur.

Il y aurait une attention plus sérieuse à donner à l'état
mental de certains individus convaincus de pédérastie, et
chez lesquels la perversion morale pourrait atteindre jusqu'à la folie. J'ai dit que l'affaiblissement des fonctions intellectuelles et des facultés affectives pouvait être le dernier
terme des habitudes honteuses des pédérastes. Mais il ne

faut pas confondre cet état, en quelque sorte secondaire, avec les excès de la débauche et les entraînements de la dépravation. Quelque incompréhensibles, quelque contraires à la nature et à la raison que puissent paraître les actes de pédérastie, ils ne sauraient échapper ni à la responsabilité de la conscience, ni à la juste sévérité des lois, ni surtout au mépris des honnêtes gens.

OBSERVATIONS DE PÉDÉRASTIE ET DE SODOMIE.

Je terminerai la description que je viens de tracer des signes de la pédérastie par la relation de quelques exemples choisis parmi ceux qui, dans le grand nombre de visites de ce genre dont j'ai été chargé, m'ont paru offrir le plus de caractère et de signification. Ces observations comprennent l'examen de quatre-vingts individus. On y remarquera particulièrement plusieurs exemples de sodomie conjugale, la description des signes propres aux habitudes actives de pédérastie et des formes de syphilis communiquée par des actes contre nature, ainsi que la relation de sept cas d'assassinat commis par des pédérastes.

OBSERV. I. — *Attentats contre nature commis sur une femme par son mari. — Signes caractéristiques de sodomie ; désordres très-graves.*

Le fait que l'on va lire est un des plus graves que j'aie rencontrés.

J'ai été appelé, le 15 janvier 1854, à visiter la femme L...., âgée de dix-huit ans, mariée depuis cinq mois à un homme qui lui a fait subir tous les mauvais traitements, et qui, dès les premiers jours, a abusé d'elle de toutes les manières.

Cette jeune femme qui, sans être bien vigoureuse, ne paraît pas d'une mauvaise constitution, est dans ce moment dans un état de faiblesse et de marasme qui atteste une longue et pro-

fonde souffrance, et cependant, au dire même de la femme L...,
cet état s'est amélioré depuis quelque temps. Elle est pâle, chétive, atteinte de palpitations avec bruit de souffle anémique au
cœur, de difficulté de respirer. Les fonctions digestives ont été
gravement troublées, une diarrhée très-rebelle a duré jusqu'à
ces derniers jours, mais a cessé aujourd'hui. La femme L... se
plaint toujours d'une sensation de brisement des hypochondres
qu'elle attribue aux contusions qu'elle aurait reçues. Nous devons dire qu'il n'existe aucune trace apparente de ces contusions, circonstance qui peut tenir au temps qui s'est écoulé depuis que la femme L... est à l'abri des violences dont elle se dit
victime. Les parties sexuelles ne sont le siége d'aucune lésion
particulière. Nous remarquons seulement un écoulement abondant de flueurs blanches. Quant aux attentats, ils ont laissé
des traces manifestes.

Le périnée est large et plat, d'autant plus que la maigreur est
extrême. D'où il résulte que l'anus, dont les plis sont complétement effacés, n'est pas déprimé ni infundibuliforme, mais constitue un trou régulier, arrondi et comme béant au milieu du
périnée. Les deux anneaux contractiles du sphincter qui fermait
l'orifice anal sont relâchés à tel point que les matières ne peuvent pas être complétement retenues, et que la dilatation en est
pour ainsi dire permanente. Ni déchirure, ni fissure, ni hémorrhoïdes.

1° La femme L... est dans un état de maladie et d'affaiblissement qui peut être la conséquence des mauvais traitements auxquels elle a été en butte, et dont il n'existe plus aujourd'hui de
traces apparentes ;

2° Cette maladie doit occasionner une incapacité de travail de
plus d'un mois ;

3° Il existe sur la personne de la femme L... des traces de
violences résultant d'attentats contre nature qui ont été certainement fréquents et répétés ;

4° Ces violences ont produit une déformation qui dégénère en
une véritable infirmité et qui persistera toujours à un certain
degré.

OBSERV. II. — *Violences sodomiques d'un mari sur sa femme.*

Le 28 juin 1858, j'ai visité la dame O..., âgée de seize ans et
d mi, mariée au mois de mars dernier à un Russe, qui, dès les

premiers jours de son mariage, se livra sur elle à toutes les violences les plus obscènes.

L'examen complet auquel je la soumis me permit de constater
que, s'il n'existait pas de déformation très-apparente de l'anus,
pour peu que l'on écartât les bords de cet orifice, on arrivait,
non sans déterminer de vives douleurs, à découvrir plusieurs
déchirures incomplètement cicatrisées, et qui occupent toute la
hauteur du sphincter. La défécation est extrêmement difficile et
pénible. Des besoins sans résultat se font très-fréquemment
sentir. Une sensation de pesanteur douloureuse retentit en
même temps dans l'anus. Les parties sexuelles n'offrent rien à
noter, elles sont dans l'état qu'amènent naturellement les relations conjugales.

La dame O... présente, du côté de l'anus, les traces manifestes
d'approches contre nature, répétées pendant un certain temps,
et qui, malgré l'époque éloignée à laquelle elles remontent, ne
sont pas encore complètement effacées.

Ces actes honteux ont été certainement accompagnés de violences. La disposition naturelle des parties et les désordres
dont elles sont le siége ne peuvent laisser de doute à cet égard.

La santé générale s'est ressentie de ces violences et est restée
jusqu'à présent manifestement altérée.

OBSERV. III. — *Violences sodomiques d'un mari sur sa femme.*

La jeune dame R..., mariée depuis six ans, prise d'abord par
son mari d'une manière régulière, puis persuadée par lui qu'il
pouvait agir d'autre façon, a subi ses approches contre nature
durant plusieurs années. Elle a très-bien senti qu'il ne pénétrait
pas toujours, mais que cela lui était arrivé souvent. Instruite
plus tard, elle s'y est refusée et en a eu à subir de véritables
violences. Nous constatons, outre un infundibulum profond, une
remarquable disposition de crêtes, en haut et en bas, de l'orifice
anal, qui est allongé, ellipsoïde et très-manifestement élargi.

OBSERV. IV. — *Violences sodomiques d'un mari sur sa femme.*

La dame D..., mariée depuis deux ans, a eu à subir, pendant
la première année de son mariage, plusieurs approches contre

nature de son mari, indépendamment de rapprochements réguliers. Cette jeune femme, très-maigre, et à qui le peu de développement du bassin donne une conformation en apparence
analogue à celle de l'homme, offre une déformation infundibuliforme très-marquée de l'anus, ainsi qu'une dilatation et un effacement des plis de l'orifice anal qui donnent à ces parties une
parfaite ressemblance avec ce que l'on trouve chez les pédérastes.

OBSERV. V. — *Habitudes actives et passives.* — *Signes caractérisés.*
— *Marisques.*

B..., cordonnier, âgé de quarante ans environ, a été arrêté au
mois de juillet 1850, place de la Bastille, dans un groupe où l'on
jouait à la main chaude et où ses gestes indécents l'avaient fait
remarquer.

Avant de se soumettre à mon examen, cet homme me prévient
que je ne trouverai pas « son derrière fait comme les autres, »
parce qu'il avait été anciennement opéré pour des tumeurs hémorrhoïdaires, et qu'il en était encore atteint en ce moment. Il
a protesté d'ailleurs avec des larmes que, s'il avait eu les goûts
qu'on lui reproche, il ne les aurait pas satisfaits de cette manière.

L'ayant fait déshabiller complétement, nous avons constaté
que le membre viril, très-long et volumineux, présente à son
extrémité une élongation et un amincissement caractéristiques
qui donnent au gland la forme presque pointue d'un pénis de
chien. Il n'existe aux parties génitales aucune trace de maladie
syphilitique ancienne ou récente.

La région de l'anus offre une disposition non moins significa-
tive. Après avoir écarté les masses musculaires qui forment les
fesses, on découvre une sorte de cavité large et profonde, au
fond de laquelle s'ouvre l'orifice anal, et qui constitue une sorte
d'infundibulum à large ouverture et comme cratériforme. L'ouverture de l'anus est elle-même considérablement dilatée et
agrandie dans le sens longitudinal. Un repli cutané assez étendu,
formé par d'anciennes tumeurs hémorrhoïdaires, flasques et non
turgescentes, forme à droite de l'anus comme une sorte de val-
vule. Les tumeurs qui ont pu être enlevées au pourtour de cette
partie, n'ont laissé qu'une trace peu apparente, et n'ont en au-

cune façon contribué à produire les déformations considérables
qui existent à la région anale. Il n'y a pas non plus d'altérations
de nature vénérienne dans cette partie.

OBSERV. VI. — *Habitudes actives de pédérastie.* — *Signes très-*
probables.

Le sieur F. D..., Anglais, âgé de trente-sept ans, rentier, arrêté
dans les terrains vagues du haut de la rue de Clichy, examiné
le 19 novembre 1850, n'offre rien à noter dans son extérieur.

Avant de se soumettre à la visite, il dit qu'il croit devoir nous
prévenir qu'il a eu la cuisse démise, qu'il a les fesses très développées et est obligé de les oindre avec de la pommade pour
éviter les gerçures.

Les fesses sont régulièrement développées. L'orifice anal normalement conformé, sans disposition infundibuliforme. Le doigt,
introduit dans le rectum, y pénètre sans difficulté; mais D...
contracte fortement les fesses, de manière à resserrer le plus
qu'il peut l'ouverture de l'anus; il prétend même ressentir une
douleur que dément la facilité avec laquelle le doigt indicateur
a pénétré. Il n'y a ni écorchure, ni déchirure, ni traces de syphilis. Les organes génitaux, bien conformés, offrent cependant
un amincissement considérable de l'extrémité du pénis qui se
termine en pointe.

Il est extrêmement probable que le sieur D... se livre habituellement à la pédérastie, et qu'il prend dans ces honteuses pratiques un rôle plutôt actif que passif.

Les traces de ces habitudes ne sont cependant pas chez lui
assez caractérisées pour permettre une affirmation absolue.
Mais il importe de faire remarquer que les signes appréciables
du vice dont il s'agit manquent souvent chez ceux mêmes qui y
sont le plus adonnés.

OBSERV. VII ET VIII.— *Habitudes actives et passives de pédérastie.* —
Conformation spéciale du pénis.

Le 10 novembre 1854, le sieur D..., soldat aux guides, et le
sieur L..., cuisinier, dix-huit ans, ont été arrêtés tous deux le
soir, au Champ de Mars, en partie déshabillés.

1° D... présente un enfoncement considérable de l'anus, qui

se trouve à l'extrémité d'une sorte d'entonnoir très-profond formé par la dépression des muscles qui entourent l'anus, et qui eux-mêmes dessinent, quand on exerce la moindre traction, une sorte d'ouverture évasée. L'orifice anal est lui-même très-facilement dilatable. Tout le pourtour est sillonné de petites ulcérations et d'érosions superficielles, et souillé de matières incomplétement retenues. D'un autre côté, le membre viril offre une conformation toute particulière. Il est manifestement aminci et comme tordu à l'extrémité, qui est grêle et effilée.

Il n'existe pas de signe d'affection vénérienne.

2° Le sieur L.. présente à un moins haut degré des signes semblables, tant du côté de l'anus que vers le pénis. La dilatation infundibuliforme de l'orifice anal est également très-marquée chez lui, et le membre viril, plus volumineux que chez le sieur D...., est aussi aminci et tordu sur lui-même à son extrémité.

Tous deux offrent des signes manifestes d'habitudes actives et passives de pédérastie.

OBSERV. IX ET X — *Habitudes actives et passives de pédérastie. — Conformation caractéristique du pénis.*

R..., âgé de dix-huit ans, commis, a été hébergé par M..., qui l'a pris à demeure chez lui et lui a fait partager son lit depuis dix-huit mois. Il dit avoir été en butte à des actes répétés de la part de M..., qui proteste du contraire. R. a quitté M... en le volant. Examinés tous deux par moi, le 25 mars 1854, ils m'ont offert les particularités suivantes :

R..., jeune, blond, très-simple, présente un enfoncement considérable et une disposition infundibuliforme très marquée de l'anus, qui est médiocrement dilaté dans l'état naturel, mais se laisse distendre avec une extrême facilité. Le pénis est régulièrement conformé. Le sieur R... est en ce moment atteint d'un écoulement blennorrhagique récent qui peut, ainsi qu'il le déclare, être attribué à un coït impur qui aurait eu lieu très peu de jours avant son incarcération.

M..., cinquante ans, ouvrier, chauve, l'air hypocrite, proteste contre toute supposition d'habitudes impures, dit être sujet à une irritation du pourtour de l'anus qui l'oblige à prendre fréquemment des bains de siège et qui aurait pu amener du relâchement

Nous constatons en effet qu'il a l'anus à la fois très-enfoncé et très-élargi, sans trace d'irritation dartreuse ou d'affection quelconque de la peau des parties voisines. Le pénis de cet homme est extrêmement grêle ; le gland petit et effilé, au point d'affecter exactement la forme du pénis des animaux de la race canine. Il n'est atteint d'aucune maladie vénérienne, soit ancienne, soit récente.

Observ. XI et XII. — *Visites de deux pédérastes. — Signes d'habitudes perverses. — Particularités dues à la maladie de l'inculpé.*

1° J'ai été chargé, le 5 janvier 1858, de visiter l'inculpé D... et le nommé B... Ce jeune garçon, âgé de douze ans, a le teint plombé, les traits flétris, premiers indices de mauvaises habitudes. Sa constitution est débile, peu développée. Les dimensions exagérées des organes sexuels, la verge très-volumineuse, le gland énorme, complétement découvert, comme on l'observe d'ordinaire chez les individus adonnés à la masturbation, achèvent de le caractériser. L'anus présente les traces les plus caractéristiques des violences sodomiques. Outre l'infundibulum profond que forme la région anale, le sphincter est complétement relâché, et l'orifice a subi une dilatation telle que les matières ne sont plus retenues, et que le simple écartement des bords de l'anus donne issue à des gaz abondants. Il n'y a pas de traces de violences ou de maladies particulières.

2° Le nommé G... est assez gravement malade, et son état s'oppose à ce que les constatations que nous avons mission de faire soient complètes. En effet, cet homme est atteint d'une hydropisie ascite qui, en modifiant la forme des parties, ne permet pas de reconnaître avec précision les déformations que la pédérastie aurait pu produire du côté des organes génitaux. Quant à l'anus, il ne présente rien de particulier à noter ; aucun changement appréciable.

Le nommé B... présente les signes les plus tranchés d'habitudes passives anciennes de pédérastie.

L'inculpé G... ne porte pas de traces caractéristiques d'habitudes actives ou passives ; mais outre que son état de maladie rend les constatations moins positives, les actes qui lui sont imputés ont pu avoir lieu sans laisser de traces appréciables.

OBSERV. XIII ET XIV. — *Visite de deux pédérastes. — Habitudes actives et passives de pédérastie. — Conformation caractéristique du pénis.*

J'ai eu à visiter, au mois d'octobre 1861, deux jeunes élèves architectes, qui avaient été pris dans l'atelier en flagrant délit d'outrage à la pudeur. Leur extérieur n'avait rien de remarquable. L'un, âgé de treize ans et demi, avait le pénis très-long, disproportionné avec sa taille et en même temps turgescent et tordu sur lui-même. Le gland était découvert. D'un autre côté, l'anus en infundibulum était très-élargi et manifestement refoulé.

L'autre, âgé de dix-huit ans, avait le pénis extraordinairement volumineux, tout à fait tordu, à ce point que la face dorsale regardait directement à gauche, et que le méat urinaire se trouvait dirigé en travers. L'anus était également très-dilaté et en forme d'entonnoir. Ses bords étaient lisses et unis.

OBSERV. XV, XVI, XVII ET XVIII. — *Visite de quatre pédérastes. Attentats sur de jeunes garçons. — Traces d'habitudes actives et passives. Infirmité chez l'un des inculpés.*

Au commencement de l'année 1862, quatre individus furent soumis à mon examen à l'occasion de violences commises par deux ouvriers sur de jeunes apprentis travaillant dans le même atelier.

Le plus jeune, âgé de quatorze ans, reconnaissait avoir eu à subir cinq ou six fois des approches contre nature. Il avait l'anus enfoncé, présentant une vive rougeur, et une déchirure assez étendue non encore cicatrisée. La défécation était extrêmement douloureuse et en partie soustraite à la volonté.

Le second, âgé de seize ans, avouait qu'il n'en était pas à ses premières attaques. L'anus offrait chez lui une disposition infundibuliforme très marquée et un élargissement notable du sphincter sans déchirure ni autre lésion. Le pénis était seulement un peu turgide.

Des deux accusés, l'un, dans la force de l'âge, avait le pénis très-grêle et aminci, et en même temps l'anus enfoncé au fond d'un entonnoir élargi et considérablement relâché. L'autre, déjà vieux, était atteint d'une énorme tumeur herniaire du scrotum dans laquelle disparaissait entièrement le pénis, et d'un bourrelet hémorrhoïdal des plus volumineux, de telle sorte que toute déformation était impossible à constater chez lui, soit en avant, soit en arrière.

OBSERV. XIX, XX ET XXI. — *Visite de trois pédérastes. — Habitudes actives et passives. — Particularités remarquables dans la conformation des organes sexuels.*

J'ai eu à visiter, le 2 avril 1850, trois individus dont l'examen m'a fourni des remarques très-intéressantes.

1° Le nommé L. H..., âgé de quatorze ans, dont la taille et le développement physique sont fort au-dessus de son âge, avoue qu'il est depuis longtemps livré à des habitudes de masturbation; il dit avoir eu des relations avec une femme dès l'âge de treize ans, mais n'avoir jamais été atteint d'aucune affection vénérienne. Enfin, il nie avoir jamais subi ni pratiqué des actes de pédérastie, bien qu'il se soit prêté une fois à une tentative de la part du nommé B..., qu'il a presque immédiatement repoussé. Les organes sexuels, chez le jeune L..., sont très-développés et attestent par leur dimension, par leur conformation, des habitudes précoces de débauche. Il ne porte d'ailleurs aucune trace d'affection syphilitique, soit ancienne, soit récente. Du côté de l'anus, on ne trouve, ni dans la forme de l'ouverture, ni dans l'aspect des parties qui l'entourent, ni dans l'état des muscles constricteurs, rien qui indique qu'un corps aussi volumineux que le membre viril ait pu jamais être introduit dans cette partie.

2° Le nommé J. B..., dont l'air hypocrite, le visage imberbe, les cheveux frisés et l'extrême saleté ont quelque chose de caractéristique, niait obstinément, avant notre visite, qu'il se fût jamais livré à des actes contre nature; il affectait même de ne pas comprendre en quoi ceux-ci pouvaient consister. Après l'avoir fait déshabiller, nous avons constaté que les organes génitaux, naturellement peu volumineux, présentent une sorte d'élongation du pénis et notamment du gland, qui est aminci à son extrémité et découvert dans presque toute son étendue. En arrière, nous trouvons l'anus placé au fond d'une sorte d'entonnoir formé par le refoulement des parties qui l'entourent. L'ouverture est manifestement élargie, et il suffit d'écarter les fesses pour voir à quel point le sphincter est relâché. A l'entrée de l'anus et de chaque côté, la peau et la membrane muqueuse forment des replis assez analogues aux caroncules myrtiformes qui existent aux parties génitales externes chez la femme. Il n'existe, ni en avant ni en arrière, de traces de maladies vénériennes. Notre examen étant terminé, l'inculpé B... a avoué qu'il avait subi les approches d'un homme.

3° Le nommé L..., grand, vigoureux, se prétend étranger aux actes qu'on lui reproche, présente dans sa physionomie une coquetterie affectée. Cheveux noirs bouclés, chemise très sale, dissimulée par une pièce blanche en avant de la poitrine. Organes sexuels présentant un développement extraordinaire. Membre viril long et très volumineux, toujours comme enclin à l'érection. Le gland, complétement découvert, offre une conformation singulière. Un peu en avant de sa base, il est comme étranglé, une sorte de sillon circulaire s'étend dans toute sa circonférence, et à partir de cette ligne, l'extrémité du gland va s'amincissant: cette portion du pénis est en outre proportionnellement plus longue qu'elle ne l'est d'habitude. Cette conformation résulte d'une pression et d'une constriction qui a porté seulement sur l'extrémité du membre viril, et en a exagéré la conicité. Il n'existe d'ailleurs aux organes génitaux aucune trace de vérole. A l'anus, pas de disposition infundibuliforme très-marquée, mais l'orifice anal très- élargi, les replis très-nombreux et saillants formés à l'entour par la peau et la membrane muqueuse, tout à fait analogues à ceux qui ont été notés chez le nommé B..., ne laissent pas de doute.

1° Le jeune L. H..., quoique présentant les signes d'une débauche précoce, ne porte aucune trace qui révèle chez lui des habitudes contre nature.

2° Le nommé J. B... est manifestement adonné à la pédérastie et en porte des marques irrécusables :

1. Il présente tous les signes caractéristiques de la pédérastie.

2. La conformation naturelle des organes génitaux est telle que ceux qui ont subi ses approches ont dû en souffrir, bien que l'extrémité seulement du membre viril ait pu être introduite, et devaient être dès longtemps familiarisés avec de semblables pratiques.

OBSERV. XXII. — *Habitudes passives invétérées de pédérastie. — Syphilis communiquée par les actes contre nature — Phthisie pulmonaire.*

Le 15 avril 1848, j'ai eu à visiter le nommé L. B..., âgé de dix-neuf ans, qui depuis l'âge de quinze ans et demi aurait été victime des actes de débauche du sieur T.,., dentiste.

L. B... est d'une constitution chétive, d'un tempérament lymphatique exagéré. Le système musculaire est peu développé chez lui. Il porte au col, et notamment au côté droit, un engorgement ganglionnaire de nature scrofuleuse et les traces d'abcès froids assez récemment cicatrisés.

Il n'hésite pas à nous confirmer les détails contenus dans sa plainte. Il ajoute que c'est au mois de mars 1846 qu'il a éprouvé les premiers symptômes d'une affection syphilitique. Des boutons se sont développés au pourtour de l'anus et sur tout le corps. Un traitement mercuriel a été suivi pendant deux mois et demi, mais il est toujours resté une vive irritation à l'entrée du rectum. Des abcès se sont formés dans cette région et, en novembre 1848, il s'y est établi une fistule. Nous lui demandons également s'il ne se serait pas exposé à contracter la maladie vénérienne avec une femme. Sur ces deux points, il nous répond très-formellement par la négative.

A l'examen direct des parties, nous constatons l'état suivant. Les organes génitaux sont irrégulièrement développés ; le pénis, assez volumineux, est aminci et comme effilé à l'extrémité ; les testicules sont au contraire extrêmement petits et en quelque sorte atrophiés. Il n'existe sur le prépuce, ni sur le gland, aucune trace d'ulcération, aucune cicatrice, aucune végétation ; les ganglions de l'aine ne sont nullement engorgés.

La disposition de l'anus est tout à fait caractéristique. Il est profondément situé au fond d'un infundibulum en entonnoir, formé en partie par la saillie des fesses. L'orifice anal est élargi en avant et en arrière, de manière à présenter une forme presque elliptique. On remarque à l'angle postérieur l'ouverture d'une fistule assez large et déjà ancienne, comme l'atteste le bourrelet fongueux qui l'entoure. Il existe en outre un très-grand nombre de végétations qui environnent l'anus et dont quelques-unes sont très-développées.

Il n'y a, sur les autres parties du corps, aucune éruption ni ulcération syphilitique. Mais il présente les signes les plus évidents d'une disposition scrofuleuse, de tubercules pulmonaires et d'anémie.

Le nommé L. B. est depuis longtemps livré à la pédérastie.

C'est à ces pratiques qu'il faut attribuer la disposition de l'orifice anal et l'ulcère fistuleux qui existe à l'anus.

Le nommé L. B. porte les traces d'une maladie syphilitique ancienne à laquelle on doit attribuer les nombreuses végétations qui entourent l'anus.

Il existe en outre, chez le sieur L. B., une disposition scrofuleuse et une tendance à la tuberculisation pulmonaire qui peut avoir été aggravée non-seulement par les actes de débauche auxquels il s'est livré, mais encore par l'affection vénérienne qui lui a été communiquée.

OBSERV. XXIII ET XXIV. — *Habitudes actives et passives. — Syphilis communiquée dans des rapports contre nature.*

Le 26 octobre, deux saltimbanques, dont l'un était le maître, l'autre l'élève, se sont présentés à moi dans les conditions suivantes :

1° Le jeune A..., saltimbanque, âgé de treize ans.

Il présente un anus en apparence bien conformé, un peu lâche, sans infundibulum marqué. Mais on voit au pourtour plusieurs ulcérations presque toutes cicatrisées. Une seule, plus profonde, à forme grisâtre, à base large, existe encore. Léger engorgement des ganglions de l'aine. Ulcération croûteuse à l'aile du nez à gauche. Engorgement léger des ganglions cervicaux. Traitement antisyphilitique très-bien suivi à l'hôpital, cause de l'atténuation des symptômes.

2° Le nommé B..., saltimbanque, maître du précédent, âgé de trente-quatre ans, nie obstinément être malade. A la face interne du prépuce, du côté droit, large chancre induré, presque complétement cicatrisé, autour duquel on voit la trace de nombreuses excoriations dont la surface rouge et saillante prend la forme de plaques muqueuses. Dans l'aine droite, tumeur volumineuse très-dure et non douloureuse. Pas d'éruption. Pénis grêle à extrémité très-amincie.

Le jeune A... est atteint d'une affection syphilitique parfaitement caractérisée par des chancres développés au pourtour de l'anus.

Cette maladie, qui peut remonter à trois semaines environ, n'a pu lui être communiquée que par un contact impur.

Le nommé B... est, de son côté, également affecté de syphilis, et la période à laquelle le mal est arrivé chez lui indique manifestement que les chancres qu'il porte à la verge étaient encore contagieux à une époque qui coïncide avec l'apparition du mal chez le jeune A..., à qui il peut en conséquence l'avoir communiqué par un acte de pédérastie.

OBSERV. XXV ET XXVI. — *Habitudes actives et passives de pédérastie.* — *Conformation spéciale.* — *Syphilis.*

Le 11 octobre 1856, j'ai été appelé à examiner deux malades, chez lesquels j'ai fait les constatations suivantes :

1º Le nommé A..., architecte, né à Naples, âgé de trente à trente-cinq ans, est grand et bien constitué. Sa physionomie et son extérieur n'offrent rien de particulier ; mais il n'en est pas de même de la conformation des organes génitaux et de l'anus. De ce dernier côté, il existe une disposition infundibuliforme des plus prononcées, et une dilatation manifeste de l'orifice anal, très-visible lorsqu'on exerce une traction transversale sur ces parties ; d'un autre côté, le pénis, qui est grêle, est, en quelque sorte, tordu sur lui-même, et son extrémité amincie et effilée, jointe à l'étranglement de la base du gland, représente la conformation qui est liée le plus ordinairement aux habitudes de pédérastie. Il n'existe d'ailleurs pas de traces de syphilis, soit ancienne, soit récente.

2º Le nommé M..., âgé de seize à dix-sept ans, tourneur en cuivre, dont la jeunesse, la physionomie, les formes très-accusées ont quelque chose de caractéristique, présente, du côté de l'anus, des désordres non moins significatifs. L'orifice est très-élargi et placé au fond d'une dépression en forme d'entonnoir ; de plus, on voit, sur un seul côté de cet orifice, un groupe circonscrit de plaques muqueuses qui paraissent tout à fait s'être développées sur des chancres transformés, et qui sont bornées à cette partie. On ne voit pas de traces d'ulcération sur le pénis qui est très-volumineux, renflé et comme globuleux, tel qu'on le rencontre chez les enfants adonnés à l'onanisme.

Du double examen qui précède, nous concluons que :

1° Le nommé A... porte sur sa personne des traces non équivoques d'habitudes actives et passives de pédérastie.

2° Le nommé M... présente les signes caractéristiques d'habitudes passives de pédérastie.

3° Il est de plus atteint d'une syphilis constitutionnelle, caractérisée par une éruption dont le siége est une preuve de plus du vice contre nature auquel est adonné le nommé M ..

OBSERV. XXVII. — *Habitudes actives et passives.* — *Syphilis communiquée par des actes contre nature.*

J'ai eu à examiner, le 2 avril 1857, un domestique, âgé de vingt ans, qui avait porté plainte contre un individu par qui il s'était dit volé, lequel se défendait en prétendant qu'il n'avait fait que se payer d'infâmes complaisances. Ce jeune garçon était atteint d'un engorgement considérable des ganglions de l'aine gauche, que le médecin de la maison où il servait, après avoir constaté qu'il n'existait rien aux organes génitaux, avait cru pouvoir attribuer à une très-légère écorchure de la jambe. L'examen auquel je le soumis me fit reconnaître, outre un infundibulum énorme, un chancre induré situé au côté gauche du pourtour de l'anus.

En même temps, je constatai chez le prétendu voleur, jeune marin appartenant à une excellente famille, qui avait été contrainte de l'embarquer, un pénis à extrémité allongée et amincie, affecté d'un chancre énorme occupant également le côté gauche de la racine du gland, ainsi qu'un élargissement très-marqué de l'anus dont la surface offrait de nombreuses érosions.

OBSERV. XXVIII. — *Actes de pédérastie commis avec violence sur un jeune garçon de six ans.* — *Syphilis communiquée.*

Le 2 juillet 1863, j'ai visité à Mazas l'inculpé D..., et à l'hôpital Sainte-Eugénie le jeune L.... Ce jeune garçon, âgé de six ans, est très-petit, mais d'une bonne constitution, d'une physionomie très-heureuse. Quoique un peu mieux, depuis son entrée à l'hôpital, il était encore dans un état très-grave. L'orifice de l'anus était élargi et feuilleté, entouré d'une masse de plaques muqueuses ulcérées, que l'on retrouvait à l'extrémité du prépuce.

A la commissure labiale droite existait une cicatrice profonde provenant d'un chancre (une autre large cicatrice à la joue gauche était le résultat d'une chute sur un tesson de verre).

L'inculpé D..., flétri et cachectique, a le pénis, le gland, le prépuce, le scrotum couverts de tubercules ulcérés. Les ganglions inguinaux et cervicaux très-engorgés.

Tous deux sont donc atteints de syphilis. Le jeune L... porte à la bouche et à l'anus les traces manifestes des violences dont il a été l'objet. La maladie de cet enfant n'a pu être contractée par le seul fait d'avoir occupé le lit de l'inculpé et sans contact des parties sexuelles infectées.

OBSERV. XXIX. — *Syphilis communiquée par un rapprochement contre nature.*

Le jeune B..., visité par moi le 29 juin 1862, est âgé de treize ans ; il est petit, mais avec un membre viril très-développé. A l'anus il a des plaques muqueuses, un chancre incomplètement cicatrisé et une fissure profonde. L'orifice est notablement élargi.

L'inculpé porte au prépuce un chancre énorme qui donne lieu à un écoulement purulent abondant et qui a produit un volumineux engorgement dans l'aine. La conformation du pénis est masquée par le gonflement. Mais l'anus offre au plus haut degré la déformation infundibuliforme.

J'ai conclu à la presque certitude d'une syphilis communiquée par le rapprochement contre nature de ces deux individus.

OBSERV. XXX. — *Violences sodomiques.* — *Arrachement du pénis.*
(Recueillie dans le service de M. Foucher.)

Le nommé L..., marié et père de trois enfants, âgé de quarante-cinq ans, et exerçant la profession de couvreur, se présente à l'hôpital Necker le 26 mars 1860, avec une vaste plaie, par arrachement, occupant presque toute la surface du pénis.

Cet individu est doué d'une bonne constitution, n'a pas d'antécédents syphilitiques, et n'a été affecté d'aucune maladie depuis vingt ans au moins. Il explique l'origine de sa blessure par des tractions opérées sur la verge dans une lutte qu'il eut à soutenir contre deux pédérastes. Ces tractions lui causèrent une telle douleur qu'il s'évanouit ; son évanouissement dura quatre ou cinq heures. En outre. ses adversaires, dit-il, lui introduisirent violemment les doigts dans le rectum.

A la visite du 26 mars, le malade était dans l'état suivant :

La verge était exactement dépouillée de ses téguments depuis la base jusqu'à un centimètre en deçà du gland. Le gland était recouvert par une masse irrégulièrement cylindrique, contournée sur elle-même, qui pendait à son extrémité, et qui n'était autre chose que les téguments retournés comme un doigt de gant et ramenés en avant.

La face externe de cette masse, rouge et saignante, était constituée par la face interne de la peau doublée d'une mince couche de tissu cellulaire. La face interne était formée par la face externe de la peau dans ses trois quarts supérieurs, et, dans son quart inférieur, par le tissu cellulaire qui avait été amené à tapisser cette partie, par la rétraction de la peau.

L'extrémité libre de cette masse était régulièrement coupée, comme si la section en avait été opérée à l'aide d'un instrument tranchant.

Une section semblable se remarquait à l'endroit où les téguments quittent la verge pour se continuer avec ceux de l'abdomen et du scrotum, section régulièrement circulaire.

La veine dorsale était à découvert dans toute la longueur de la verge, et une préparation anatomique faite dans ce but ne l'eût pas mieux montrée.

Des plaies peu profondes se remarquaient à la face interne des cuisses ; la cuisse droite en présentait une de la largeur d'une pièce de deux francs environ, et la cuisse gauche en présentait deux, chacune de la largeur d'une pièce de cinquante centimes. La partie inférieure et médiane de l'abdomen était recouverte d'écorchures légères, qui, toutes plus longues que larges, se confondaient par leurs extrémités. Le pénis présentait une faible élongation du gland.

L'anus, légèrement infundibuliforme, présentait, à côté du repli médian, une déchirure longue d'un centimètre et une tumeur hémorrhoïdale. Le sphincter paraissait relâché. En résumé, chez ce malade, la peau qui constitue le fourreau de la verge avait été retournée comme un doigt de gant et pendait ainsi à l'extrémité du gland, la section nettement circulaire ayant eu lieu à la racine de la verge.

OBSERV. XXXI. — *Tentative de meurtre par section du cou dans un cas de prostitution pédéraste.*

L'inculpé A..., âgé de vingt-six ans, sans asile, avait été rencontré sur la voie publique par B... qui l'avait emmené coucher chez lui, et il prétendait n'avoir point eu l'intention de le tuer, mais s'être seulement défendu contre ses tentatives obscènes. Je les visitai tous deux au mois de mai 1864.

B... présente une large plaie sur le côté gauche du cou qui s'étend de l'oreille à la base du crâne, et qui, très-nette sur les bords, est anguleuse à l'extrémité inférieure. Deux plaies profondes au bras gauche ont donné lieu à un phlegmon diffus. Le pénis est grêle sans déformation particulière. Il n'en est pas de même de l'anus, qui offre l'infundibulum, l'élargissement et le relâchement du sphincter les plus caractéristiques.

L'inculpé A..., soumis à un examen complet, porte une cicatrice au pouce résultant d'une morsure peu profonde. Le pénis est volumineux sans autre particularité. L'anus infundibuliforme, très-dilaté, très-relâché.

B... a été manifestement blessé pendant qu'il était couché sur le côté droit. Aucun organe important n'a été lésé, malgré le siége de la blessure près des vaisseaux du cou et le phlegmon du bras.

Les habitudes de pédérastie des deux individus ne sont pas douteuses.

OBSERV. XXXII. — *Assassinat par strangulation commis sur un pédéraste.*

Le sieur B..., âgé d'une soixantaine d'années, usurier, a été trouvé assassiné, le 14 avril 1857, dans un hôtel du passage du Havre. Le corps était vêtu d'une chemise, étendu sur le lit, tourné sur l'un des côtés, les mains liées, le cou serré par une corde.

Chargé de procéder à l'autopsie, j'ai trouvé le cadavre d'un homme grand et fort, très-vigoureusement constitué. Le côté gauche de la face et du crâne sont tuméfiés et présentent un énorme épanchement de sang coagulé infiltré dans le tissu cellulaire et dans les muscles sous-jacents qui sont complétement désorganisés. Sur le haut du front une petite plaie contuse, longue de deux centimètres, qui ne pénètre pas toute l'épaisseur du cuir chevelu.

Os du crâne très-résistants, intacts, pas d'épanchement. Cerveau congestionné.

Autour du cou on voit un sillon étroit dirigé transversalement, inégalement profond, avec ecchymose en avant et peau parcheminée sur les côtés. Poumons congestionnés. Veinules rompues.

L'estomac renferme une assez grande quantité de liquide, et quelques débris de matières alimentaires incomplétement digérées.

Un double sillon existe autour des poignets.

Les bourses sont tuméfiées. Un épanchement de sang existe sous le scrotum gauche. Le pénis est peu volumineux. L'anus offre un évasement considérable, et de nombreux replis qui entourent l'orifice du sphincter, dont le rétrécissement ne peut être exactement apprécié sur le cadavre.

1º Le cadavre du sieur B... présente des traces non douteuses de violences ;

2º Un coup extrêmement fort a été porté sur le côté gauche de la tête par un instrument contondant à large surface ;

3º Ce coup a dû produire une perte de connaissance ;

4º La mort est le résultat de la strangulation opérée à l'aide d'un lien autour du cou ;

5º Une forte pression a été exercée sur les bourses ;

6º L'examen des organes génitaux et de l'anus donne lieu de penser que le sieur B... était livré à des habitudes de pédérastie ;

7º La mort a eu lieu peu de temps après un repas peu abondant.

OBSERV. XXXIII ET XXXIV. — *Assassinat par strangulation commis sur un pédéraste.*

Le sieur Letellier, âgé de quarante-quatre ans, ouvrier dans une fabrique d'eaux minérales, a été assassiné, le 12 novembre 1857, par Pascal, soldat aux lanciers de la garde, qu'il avait ramené coucher avec lui, à la suite d'une soirée passée avec quatre autres pédérastes avoués : un domestique, un marchand de vins, un ébéniste et un second militaire, qui, de leur côté, s'étaient également retirés deux par deux. Les perquisitions faites au domicile de ces derniers individus amenèrent la saisie d'une correspondance qui ne pouvait laisser de doutes sur leurs mœurs, de tableaux obscènes, de leurs portraits réciproques, de fleurs artificielles, d'ouvrages à l'aiguille commencés, de tapisseries, etc. Letellier avait été frappé lorsqu'il était déjà au lit avec son assassin. J'ai été appelé à examiner le cadavre de la victime et la personne du meurtrier.

Examen du cadavre. — Le cadavre du nommé Letellier est celui d'un homme peu vigoureux. Lors de notre première visite, le 13 à deux heures de relevée, la rigidité était déjà prononcée. Les traces de violences qui existent sur les diverses parties du corps sont doublement caractéristiques par leur nature et par leur siège.

Aux deux genoux, au-dessous de la rotule, et aux coudes, à la face postérieure de l'avant-bras dans des points exactement correspondants, la peau présente une surface assez large et régulière fortement parcheminée, sans plaie ni excoriation, et avec une très-légère infiltration de sang dans le tissu cellulaire sous-cutané. Deux plaques, également parcheminées, existent au niveau de l'aine droite. On remarque encore sur la cuisse gauche une très-longue écorchure, et au-devant de la jambe droite deux autres excoriations plus petites. Les mains et les bras ne présentent aucune blessure. Sur le côté droit du front et sur le dos du nez, on remarque deux plaies contuses peu étendues et peu profondes résultant de la chute du corps.

Le cou est le siége des plus graves désordres. De chaque côté du larynx on voit de profondes excoriations symétriquement placées, et reproduisant exactement la forme d'ongles enfoncés dans les chairs, et qui ont en deux points enlevé des portions de peau. Tous les muscles de cette région sont infiltrés d'une énorme quantité de sang coagulé. Le larynx lui-même est enveloppé d'une couche de sang épanché. A l'intérieur du larynx et de la trachée, on trouve également du sang coagulé à la surface de la membrane muqueuse.

Les parois de la poitrine sont marbrés d'une foule de petites taches noires formées par un sang coagulé dans l'épaisseur de la peau et des muscles pectoraux. Des taches ponctuées semblables existent aussi à la surface.

Les poumons sont fortement congestionnés, sans ecchymoses sous-pleurales. Le cœur est distendu par du sang à demi coagulé.

L'estomac renferme des matières alimentaires incomplétement digérées, et parmi lesquelles on reconnait encore de la viande.

L'orifice de l'urèthre laisse écouler une assez grande quantité de liqueur séminale. La conformation du pénis n'a rien de particulier ; mais l'anus offre une déformation caractéristique consistant en un infundibulum très-évasé du sphincter. A l'intérieur, la muqueuse du rectum est le siège d'érosions multiples. Nous avons recueilli à la surface quelques mucosités, qui, examinées au microscope, ne nous ont pas présenté de spermatozoïdes.

De l'examen qui précède nous concluons que :

1° Le nommé Letellier a été étranglé à l'aide d'une forte pression exercée avec la main autour du cou ;

2° L'étendue et la profondeur des désordres qui existent au cou attestent la force du meurtrier et la violence avec laquelle la victime fut surprise et le cou serré ;

3° L'action de la main a suffi pour opérer une strangulation complète et déterminer la mort, et le pantalon qui a été trouvé autour du cou n'a dû agir que très secondairement ;

4° L'état de la peau aux genoux et aux coudes, ainsi que les excoriations qui existent sur les membres inférieurs résultent non de coups directement portés sur ces parties, mais d'un frottement rude tel qu'aurait pu le produire la traction du corps sur le sol ;

5° Les contusions de la face ont été produites par la chute du corps ;

6° Le nommé Letellier portait des traces caractéristiques d'habitudes passives et invétérées de pédérastie ;

7° **La mort a eu lieu** moins de trois heures après le dernier repas.

Examen du nommé Pascal. — Cet homme, lancier de la garde, âgé de vingt-cinq ans, est d'une constitution athlétique ; il n'a que quelques blessures insignifiantes. Rien au visage. Des ecchymoses **aux** deux avant-bras, aux bras et dans les reins. Rien aux mains qu'une très-petite écorchure.

En dehors du genou droit, au niveau de la tête du péroné, excoriation profonde, large comme une pièce de deux francs, recouverte d'une croûte à peine formée, et entourée d'un cercle rouge peu étendu, sans apparence d'ecchymose.

Rien de caractéristique au pénis, mais infundibulum énorme et relâchement du sphincter, malgré les efforts visibles que fait l'inculpé pour contracter ces parties.

En résumé, le nommé Pascal ne présente sur les diverses parties du **corps** aucune blessure grave.

On remarque seulement sur les bras trois petites ecchymoses

remontant à l'époque du crime qui lui est imputé, et pouvant avoir été faites par la pression peu énergique de la main qui aurait saisi les bras du meurtrier.

L'excoriation profonde qui existe à la jambe droite date du même moment que les ecchymoses. Elle résulte d'un frottement rude de la peau contre une surface dure, et ne peut, dans aucun cas, être rapportée à une chute de cheval qui remonterait à six jours, ainsi que le prétend l'inculpé.

L'examen du nommé Pascal démontre que la victime n'a opposé qu'une très-faible résistance, ce qu'expliquent d'ailleurs la force herculéenne de l'un et la constitution peu vigoureuse de l'autre.

Le nommé Pascal présente tous les signes caractéristiques des habitudes de pédérastie.

Obserobserv. XXXV. — *Assassinat commis par deux pédérastes sur un jeune garçon de trois ans et demi. Violences monstrueuses.*

Le jeune S..., âgé de trois ans, fils d'un marchand de vin, n° 85 de l'Avenue, à Paris, à 606 mètres environ de la barrière de la Chapelle, a été tué vers quatre heures, dans la plaine Saint-Denis, le 2 janvier 1866.

D'après le rapport du commissaire de police de Saint-Denis, l'enfant aurait d'abord été victime des passions brutales de deux hommes qui lui auraient ensuite brisé la tête à coups de pieds et de pierres.

Un marchand colporteur, nommé Castex, âgé de 55 ans, l'un des auteurs du crime, avait rencontré sur la route un jeune apprenti mouleur en cuivre qui, après l'avoir provoqué à des pollutions mutuelles, avait attiré l'enfant derrière la maison de ses parents. Là, pendant que l'un tenait le pauvre petit la tête entre ses jambes, le forçant au plus dégoûtant office, l'autre le violait par derrière et le déchirait presque dans les profondeurs de son corps. Puis, après lui avoir mordu par un dernier excès de brutalité lubrique les parties sexuelles, ils lui écrasaient la tête à coups de pierres et de pieds et le laissaient dans le champ inanimé, mutilé, méconnaissable même aux yeux de son père.

1° Le jeune Jean Saurel a été tué par des coups portés sur la tête avec la dernière fureur à l'aide d'instruments contondants à large surface tels qu'une pierre ou la semelle d'une lourde chaussure.

2° Les cris de l'enfant avaient été étouffés par une tentative de strangulation opérée à l'aide des mains appuyées sur la poitrine et serrées autour du cou.

3° La mort a été précédée de violences d'une brutalité sans exemple exercées sur les parties sexuelles à l'aide des dents et sur l'anus par l'intromission forcée d'un corps volumineux et dur comme le membre viril.

4° La nature, le siége, la multiplicité des violences ne peuvent laisser de doute sur la coopération de deux criminels au moins au meurtre de l'enfant Saurel.

J'ai procédé le lendemain à l'autopsie du jeune Saurel.

C'est un enfant de trois ans et demi, grand et fort. Sa tête est noire et comme parcheminée. La face est trouée en plus de vingt endroits. Les os sont à nu. Le front, la tempe gauche et la pommette droite sont fracassés, l'orbite est ouvert. Le menton déchiré, les joues perforées. A l'occiput est une large plaie couverte de sang coagulé. Autour du cou on voit de profondes empreintes d'ongles. La région susternale est meurtrie par la pression de la main qui y a laissé de profondes ecchymoses. Les parties sexuelles sont souillées de boue et de sang. La base de la verge sur le pubis et à la naissance des bourses est entourée d'une excoriation circulaire, large et profonde, offrant par places les marques de dents et d'ongles imprimées dans les chairs. L'anus est largement ouvert, déchiré et sanglant jusqu'à une grande hauteur dans le rectum. On n'y trouve pas de sperme. Le thymus et le tissu cellulaire qui environne le larynx sont infiltrés de sang. Les poumons sont emphysémateux, pâles, le cœur est vide. L'estomac est plein d'aliments dont la digestion est à peine commencée. Il n'y a pas aux mains ni ailleurs la moindre trace de résistance.

L'inculpé Castex, visité par moi immédiatement après l'opération qui précède, est un homme de 55 ans, à l'expression bestiale, bégayant presque convulsivement et qui sous une apparence d'infirmité intellectuelle ne parvient pas à cacher l'intelligence des faits dont on lui arrache bientôt l'aveu. Il porte à l'œil gauche, au nez et à l'oreille une petite déchirure.

Le pénis n'a chez lui rien de particulier. Mais l'anus offre une largeur et une dilatation insolite. Il a au gros orteil du pied droit l'ongle brisé et saignant.

Plus tard, le 17 janvier, au dépôt de la préfecture, j'ai visité le complice de ce crime abominable.

C'est un jeune garçon de moins de seize ans, qui, malgré sa grande jeunesse, est déjà flétri et présente l'apparence de la plus profonde dégradation. Il porte des stigmates de scrofule. On ne trouve à l'extérieur aucune trace de blessure, ou de coups récents, mais on remarque sur le dos de la main droite une large brûlure à bords irréguliers et saillants, à peine cicatrisée, faite par une substance corrosive qui ne semble pas avoir coulé sur la main mais offre bien plutôt l'apparence d'une application caustique faite directement. Quoi qu'il en soit des circonstances dans lesquelles cette brûlure aurait été opérée, il est certain qu'elle aurait eu pour résultat de détruire toute trace de blessures, plaies, excoriations, morsures qui eût existé sur cette partie. Nous devons ajouter que la brûlure ne remonte qu'à une époque peu éloignée, une quinzaine de jours environ. La main gauche porte à l'extrémité des doigts quelques marques de brûlures beaucoup plus superficielles et anciennes. L'examen complet auquel nous soumettons cet inculpé nous permet de constater que le membre viril dont le développement exagéré contraste avec l'âge et la taille du jeune T..., présente cette conformation en massue et cette turgescence habituelle qui appartiennent aux masturbateurs. L'anus a été élargi et relâché, il est un peu enfoncé quoique non tout à fait infundibuliforme.

En résumé : 1° Le nommé Ledain porte des traces manifestes d'habitudes passives de pédérastie. Il n'offre d'ailleurs aucun indice particulier de lutte ou de rixe.

2° Le nommé Ternon présente tous les signes les plus accusés d'habitudes vicieuses et contre nature.

3° Il existe en outre chez cet inculpé une brûlure produite sur le dos de la main par le contact d'une substance corrosive sur l'origine de laquelle il serait difficile de se prononcer avec certitude, mais qui aurait pu faire disparaître et détruire toute trace de blessure. Cette brûlure remonte d'ailleurs à quinze jours environ.

J'emprunte les observations suivantes au traité de Casper.

Observ. XXXVI à XLII. — *Société de sept pédérastes.*

Cette affaire très-remarquable, aussi bien pour la psychologie que pour la justice, m'offrit l'exploration de sept confrères pédérastes. Il s'agissait d'une société d'individus dont le comte

Cayus était le chef et dont les membres avaient été recrutés jusque dans les plus basses classes de la société. Je dis remarquable, car il n'arrive pas souvent que l'on ait sous les yeux un journal comme celui que l'on a saisi chez Cayus en l'arrêtant, où sont notées les impressions journalières d'un pédéraste, ses aventures, ses amours, ses sensations. L'accusé reconnut, avec la plus grande franchise, avoir rédigé les confessions nombreuses renfermées dans ce volume écrit et relié avec soin ; il avoua avec la sincérité la plus naturelle que, pendant vingt-six ans, comme on le voyait dans son journal, il s'était livré à des hommes deux ou trois fois par semaine.

Ses manières féminines et enfantines, son peu d'embarras donnent lieu de croire à son excuse ; il dit qu'il ignorait complétement que sa conduite fût défendue par la loi. Du reste, il n'avait aucune lésion des fonctions mentales. J'explorai cet homme plusieurs fois, la sincérité de ses aveux et de son journal me révéla tout le commerce de cette société; il avait cinquante-huit ans, grêle, blond, avec des cheveux frisés, une amaurose naissante; il avait l'habitude singulière de se lécher toujours les doigts en parlant, et de parler à voix basse. Jusqu'à sa trente-deuxième année, il avait eu des rapports avec des femmes et avait dû contracter deux mariages qui avaient manqué ; il devenait aussi mystérieux, incompréhensible qu'abject et répugnant lorsqu'il faisait (comme dans son journal) la peinture de ses sensations... Il avait les parties génitales saines et médiocrement développées, une double hernie inguinale, son corps était flasque et décrépit. Les fesses flasques et maigres étaient béantes en forme de cornet, et les plis au pourtour de l'anus manquaient complétement. L'orifice de l'anus lui-même était visiblement élargi, sans avoir la forme d'un entonnoir. Il n'y avait ni chute, ni déchirure, ni cicatrice au sphincter, ni autre lésion, excepté deux nœuds hémorrhoïdaux vides et de la grosseur d'une noix. L'exploration de l'anus lui faisait éprouver beaucoup de douleur, et il dit les avoir éprouvées toutes les fois qu'il se livrait à la pédérastie! Et *voilà tout* ce que l'on put voir sur le corps d'un homme qui, selon ses aveux, a exercé la pédérastie passive pendant presque tout un âge d'homme ! c'est certainement un des cas les plus intéressants.

Un autre noble, souvent cité dans le journal de Cayus, avait été autrefois le sujet d'une instruction judiciaire à cause de rapports sexuels contre nature. Il avait cinquante et quelques années, mais il était encore vigoureux. Il avait les organes génitaux complétement normaux, pas de hernie, ses fesses n'étaient pas flasques, aucun nœud hémorrhoïdal, pas de déchirure au sphincter, pas d'élargissement de l'orifice de l'anus, mais les fesses formaient un cornet vers l'anus, et ici aussi les plis de l'orifice étaient absents.

N..., âgé de cinquante-trois ans, dont Cayus parle dans son journal avec beaucoup de jalousie, présentait à un degré plus prononcé la forme béante en cornet des fesses, et l'absence de plis à l'anus ! Chez N..., il n'y avait non plus ni hernie, ni contusion, ni déchirure au sphincter, ni chute, ni hémorrhoïdes, ni aucune autre lésion.

Le quatrième était un homme de cinquante-deux ans qui, dans sa jeunesse, avait été acteur, et qui, à Berlin et ailleurs, avait été beaucoup applaudi dans les *rôles de femme*. On avait remarqué déjà sa manière d'être féminine, ses cheveux bouclés, ses bagues, ses flacons, etc. Ses cheveux et sa barbe étaient devenus gris, son corps était gras, ses fesses fortes et charnues béantes, en forme de cornet, un petit nœud hémorrhoïdal à l'anus, le sphincter intact, le rectum non élargi, le pénis et les testicules très-petits. Les plis au pourtour de l'anus manquaient.

Notons que ces quatre observations sont très-intéressantes, car il résulte des confessions de Cayus que ces quatre hommes étaient des pédérastes passifs habitués de ses « réunions, » de sorte que cet examen n'avait pas pour but de résoudre des problèmes, mais seulement de constater des faits.

Il était au contraire difficile de déterminer si P..., âgé de trente-deux ans, et qui allait aux réunions de Cayus, était un pédéraste actif ou un pédéraste passif. Il avait la barbe forte et l'extérieur mâle d'un jeune homme. Son pénis, sans trace de maladie vénérienne antérieure, était long et assez mince, le prépuce étroit couvrait un gland petit. Les testicules avaient les dimensions ordinaires, les fesses étaient grasses et ne présentaient pas la forme en cornet, l'anus complétement normal. Pas de traces de pédérastie passive.

Il n'y en avait pas non plus chez le barbier L..., âgé de vingt et un ans, qui, d'après le journal de Cayus, avait été son dernier favori. C'était un jeune homme blond, ayant peu de barbe, dont les parties génitales et les fesses ne présentaient rien d'anormal. Les plis radiés autour de l'anus étaient même très-prononcés chez ce pédéraste actif ; je trouvai la même chose chez le soldat H..., âgé de vingt-deux ans, qui dit n'avoir eu que des rapports d'onanisme, ce qui était croyable d'après ce que nous avons dit, et d'après le résultat négatif de l'expertise.

OBSERV. XLIII ET XLIV. — *Pédérastie.* — *Infection vénérienne.*

Deux hommes furent arrêtés à cause de soupçons de rapports sexuels contre nature; on me posa cette question : Leurs maladies confirment-elles ou écartent-elles le soupçon de rapports contre nature? Le 27 juin je trouvai et rapportai ce qui suit :

Le tailleur R..., âgé de cinquante-quatre ans, me dit qu'il a couché dans le même lit que le tailleur F..., âgé de vingt-cinq ans, et qu'il a été infecté par celui-ci d'une maladie vénérienne. D'après l'attestation du médecin de la prison, le 4 de ce mois (jour de son entrée dans la prison), R... présentait des ulcères à la verge et des plaques muqueuses à l'anus. Il n'y a plus maintenant ni ulcère ni écoulement à la verge, mais on trouve aux deux fesses, pas à la rainure de l'anus, des eschares qui semblent être le résultat de plaques muqueuses. Les fesses s'enfoncent un peu en forme de cornet, et les plis du pourtour de l'anus manquent, comme je l'ai souvent trouvé chez de vrais pédérastes passifs.

E..., âgé de vingt-cinq ans, avait été déclaré par le médecin atteint d'ulcères à la gorge et à la verge, et de plaques muqueuses à l'anus; il ne présente que des cicatrices à la verge et au scrotum, et aussi des plaques muqueuses en suppuration aux deux fesses, près de la rainure de l'anus. E... avoue qu'il est infecté de maladie vénérienne, qu'il a couché avec R..., mais nie des rapports contre nature. Cet ensemble de symptômes ne constitue pas une preuve certaine de rapports contre nature entre ces deux personnes. Du reste, je ne suis pas appelé à me prononcer sur cette preuve réelle. Il est certain que chacun des deux hommes peut avoir été infecté de syphilis à la manière ordinaire, et présenter ainsi les mêmes symptômes; de plus on ne peut nier la possibilité que R... ait été infecté par E.., par le fait seul de coucher dans le même lit. Il est très-singulier cependant que R... présente à la verge et à l'anus les symptômes absolument analogues à ceux de E..., et il est plus probable de croire que l'infection a eu lieu par l'attouchement mutuel des verges et les fesses. De cette manière l'ensemble des symptômes s'explique

plus facilement, et je ne crains pas de répondre à la question
que la maladie des deux accusés confirme plutôt qu'elle n'écarte
le soupçon de rapport contre nature. Les accusés furent con-
damnés.

OBSERV. XLV ET XLVI. — *Pédérastie avec violence.*

Ces deux observations sont très-curieuses, je n'en ai jamais
rencontré d'autres analogues ; il y avait viol exercé sur un homme,
et l'exploration put être faite instantanément.

Le domestique X..., âgé de vingt et un ans, depuis longtemps
obsédé par les instances et les tentatives amoureuses de son
maître, avait été un matin saisi par lui, couché sur le lit et victime d'une violence sexuelle. Aussitôt après il s'était enfui, et
avait été de suite déposer sa plainte à la police, d'où on me
l'avait amené immédiatement. Ce qu'il avait dit concernant les
circonstances du fait et *le système de violence* mis en usage fut
trouvé exact quand on fit l'enquête dans la maison. Je trouvai
une petite déchirure de deux lignes au sphincter à gauche, tout
le sphincter était irrité et douloureux au toucher. Du reste,
rien d'anormal sur le corps.

Un peintre en bâtiment a ait entraîné un garçon de seize ans
qui paraissait à peine âgé de douze ans, à coucher avec lui, et
l'avait forcé de subir la pédérastie. Ce garçon expliquait cet
attentat odieux avec beaucoup de netteté et de vraisemblance.
Il éprouvait des douleurs en *marchant* et pendant la défécation.
J'explorai le garçon cinq jours après cette nuit, il présentait
très-visiblement un écartement des fesses et un enfoncement en
forme de cornet vers l'anus ; mais ce qu'il y avait de plus important, c'est qu'une déchirure fraîche de deux lignes de longueur
se trouvait à droite à la peau tout près de l'anus, et il y avait
suppuration. On remarquait deux petits nœuds hémorrhoïdaux
pleins, de couleur bleuâtre, devant l'anus. Le sphincter était
intact et l'anus fermé normalement. L'exploration était excessivement douloureuse, et il était d'autant plus admissible qu'il
éprouvait des douleurs pendant la défécation après cinq jours
encore, comme il le disait, qu'il commença à pleurer lorsque,
sur ma recommandation, il se mit à pousser son rectum à l'extérieur. Je déclarai que l'exploration avait offert des faits appuyant
l'accusation.

OBSERV. XLVII. — *Pédérastie avec violence.* — *Spermatozoaires.*
— *Aptitude à la reproduction de l'inculpé.*

Je rapporte le cas suivant très-intéressant, car il offre une
manière nouvelle en médecine légale de constater le crime, et
sous ce rapport il est complétement neuf. Une paysanne qui
avait remarqué des lésions à l'anus de son fils âgé de huit ans.
accusait un garçon de quatorze ans et demi de l'avoir séduit par
la promesse d'*une* tartine, et de s'être livré sur lui à la pédérastie. L'enfant de la paysanne niait le fait et expliquait ses lésions
à l'anus en disant qu'il était monté à cheval sur une vache. Je
trouvai aux deux fesses, près de l'anus, deux écorchures douloureuses, tout à fait égales, de la grosseur d'une noix, mais déjà
sèches et d'un rouge brun. Tout le reste de l'anus et du corps
était complétement normal. On ne pouvait admettre que ces
écorchures pussent provenir de l'attouchement d'un pénis ,
tandis qu'il était beaucoup plus probable qu'elles venaient d'une
promenade sur une vache (au mois d'août et avec un pantalon
de toile). Le garçon accusé niait tout.

Mais plus tard je trouvai sur la chemise de l'enfant, à la partie inférieure et postérieure, des taches ayant l'apparence de
taches de sperme, et à l'examen microscopique (dix jours après),
je vis des spermatozoaires parfaitement conservés. Considérant
que cet enfant de huit ans ne pouvait être capable de produire
du sperme, on pouvait être autorisé à rechercher la source de
ces taches chez un sujet plus âgé ; de plus, l'endroit où les taches
avaient été trouvées était très-important. Un mois plus tard,
j'explorai l'accusé dans sa prison, il avait l'âge que j'ai dit plus
haut, était robuste et musculeux, et, chose remarquable dans
cette circonstance, n'avait ni barbe, ni voix mâle, ni poils sur
le pénis! Le pénis avait les dimensions ordinaires à cet âge ; les
testicules, petits, n'étaient pas dans le scrotum, mais près de
l'anneau abdominal. L'accusé avouait avoir eu de temps en
temps des érections. On me demanda si je croyais possible qu'il
eût du sperme et des envies d'éjaculer : je répondis oui, sans dire
bien entendu qu'il devait avoir accompli l'attentat. Il fut cependant déclaré coupable et condamné.

Observ. XLVIII. — *Expertise de pédérastie sur un cadavre.*

Un commis marchand s'était empoisonné avec de l'acide sulfu-
rique, et on soupçonnait qu'on avait exercé sur lui la pédérastie
Le tribunal me demanda de rechercher sur le cadavre s'il était
possible de retrouver les traces du crime. L'anus était ouvert et
laissait passer les fèces, chose très commune chez les cadavres
et qui ne pouvait rien prouver. Ce qu'il y avait de plus remarquable, c'étaient deux cicatrices de la grosseur d'un petit pois,
l'une près de l'autre, peu profondes, circulaires, aux bords nets,
sur la muqueuse du rectum à gauche et très-près de l'anus. Ces
cicatrices, qui avaient tous les caractères de cicatrices de chancres, étaient d'autant plus remarquables, que l'on ne trouvait
pas, ni sur le pénis ni dans toute la région génitale, aucun
ulcère, ou cicatrice, ou autre lésion, et que l'infection ordinaire
ne donne pas de chancre au rectum. Ajoutez que la peau, au
pourtour de l'anus, chez ce sujet encore jeune, d'une vingtaine
d'années, était sensiblement lisse et sans plis. D'après cela, je
conclus « qu'il était très-vraisemblable, d'après les signes trouvés
sur le cadavre, que F... avait été l'objet de la pédérastie. »

M. le docteur Fauvelle, de Laon, veut bien me communiquer les observations suivantes, que je cite textuellement :

Observ. XLIX et L. — *Signes aigus de pédérastie active et passive.*

Le nommé G..., entrepreneur de terrassement pour les chemins
de fer, d'une constitution athlétique, étranger à la localité, se
trouvait accidentellement, le 5 avril 1860, dans une auberge
de L... Après un repas accompagné de libations copieuses, il
fait monter dans sa chambre, sous un prétexte quelconque, le
nommé D..., jeune garçon de quinze ans, employé dans la maison ; là il le dépouille violemment de son pantalon, le couche la
face contre terre et commet sur lui l'acte de la pédérastie. Voici
dans quel état je trouvai l'inculpé et sa victime, vingt heures
après l'attentat.

Le jeune D... ne présente sur le corps aucune trace de violence. En écartant les fesses, je constate ce qui suit : L'orifice
anal est très-enfoncé, toute la marge est rouge, tuméfiée, sen-

sible, et en certains endroits dépouillée de son épiderme. Cette
dernière altération est surtout prononcée en avant et en arrière.

L'inculpé G... ne présente rien de notable du côté de l'anus.
Voici l'état du pénis. Le gland, dont la conformation est normale, disparaît sous les replis d'un prépuce très-allongé, mais
sans phimosis. Le frein, relativement très-court, présente une
petite plaie transversale, irrégulière, de deux millimètres de
longueur, produite indubitablement par déchirure.

Conclusions. 1º Dans les vingt-quatre heures qui ont précédé
ma visite, on a introduit ou tenté d'introduire violemment dans
l'anus du jeune D... un corps étranger tel que le pénis d'un
homme adulte.

2º G... ne présente sur sa personne aucun des signes qui
caractérisent la sodomie active ou passive habituelle; mais la
déchirure qu'il porte au frein prouve qu'il a introduit ou essayé
d'introduire, récemment, son pénis dans un orifice étroit tel
que celui de l'anus.

Observ. LI et LII. — *Habitudes probables de pédérastie passive.*

Le 20 mars 1859, deux individus de vingt-cinq à trente ans,
les nommés B... et L..., ce dernier ancien soldat d'Afrique,
furent surpris dans un lieu public, se livrant ou se préparant à
l'acte de la pédérastie. Voici le résultat des constatations que je
fus chargé de faire.

Examen de B... : La verge ne présente aucune des formes qui
caractérisent la pédérastie active ou passive. Le gland est d'un
volume en rapport avec celui du pénis, seulement l'un et l'autre
sont peu développés. L'anus ne présente aucune trace de violence; il a sa forme et sa position habituelles. Le doigt qui y
pénètre éprouve une résistance de moyenne intensité.

Examen de L... : L... paraît fort au courant des signes passifs
de la pédérastie. Il prétend qu'il est très-difficile d'introduire
quoi que ce soit dans son anus et qu'il a bien de la peine à aller
à la selle aussitôt que les matières ont une certaine consistance.
La verge est longue et volumineuse; le gland, surtout, a des
proportions remarquables; mais il n'est pas étranglé à sa base.
A gauche, sur la couronne du gland, on remarque une cicatrice
de chancre.

L'anus est un peu enfoncé, les plis en sont mal dessinés et
l'on remarque sur le pourtour une ou deux végétations à la

partie antérieure et latérale de la marge, et en arrière, vers la pointe du coccyx, on trouve de petites cicatrices qui proviennent, suivant l'inculpé, d'anciens abcès développés dans ces parties. Malgré les efforts de constriction, le doigt pénètre avec une certaine facilité jusqu'au rectum.

Conclusions. — 1° B... ne présente aucune trace ancienne ou récente de pédérastie ;

2° L... présente des signes probables de pédérastie passive.

OBSERV. LIII A LXVIII. — *Visite de seize pédérastes. — Signes d'habitudes actives et passives.*

Le nommé X..., âgé de cinquante-six ans, rentier, marié, sans enfants, depuis vingt ou vingt-cinq ans se livre à la pédérastie, et dans le village de P... où il habite, il a débauché un nombre considérable de jeunes gens de différents âges. Il les attirait chez lui sous prétexte de différents travaux, et a compromis à la longue sa fortune par les largesses qu'il leur faisait. Voici le résultat des seize visites auxquelles cette affaire a donné lieu le 3 septembre 1864 :

1° Inculpé X... Voici dans quel état je trouvai l'anus et la verge de cet individu.

Le pénis est court et peu volumineux. Le gland est surtout petit eu égard au reste de l'organe; à partir de sa couronne il va s'amincissant et s'allongeant en pointe.

Les fesses sont volumineuses. Le coccyx est rentrant et coudé à angle droit avec le sacrum. L'anus est enfoncé et se trouve placé au fond d'un entonnoir d'une profondeur moyenne. Au lieu d'être presque circulaire, il est aplati latéralement suivant une ligne de deux ou trois centimètres de longueur. Les plis de l'anus sont gros et pour ainsi dire hypertrophiés. Ils se terminent à l'extérieur en un repli muqueux de forme circulaire connu sous le nom de crête (*crista cristallina*), comme un des signes fréquents des habitudes passives de pédérastie. Sous l'effort le sphincter n'est le siége d'aucune contraction énergique.

Conclusions : X... présente des traces évidentes d'habitudes actives et passives de pédérastie.

2° V. Prosper-Louis-Jean-Baptiste, âgé de seize ans. Ce jeune homme, blond, maigre et d'une constitution très-grêle, présente des cicatrices de scrofules. Actuellement il a la diarrhée.

Les fesses sont peu saillantes; il n'y a pas de poils aux parties sexuelles ni à l'anus. En écartant les fesses on trouve cet orifice au fond d'un vaste entonnoir, dont les parois sont souillées par des matières fécales liquides. Les plis sont effacés. En écartant davantage, l'orifice s'entr'ouvre, on plonge jusque dans le rectum et des matières liquides s'écoulent. Le sphincter ne peut en aucune manière fermer l'intestin.

La verge est grêle mais sans déformation; le prépuce présente un phimosis très-prononcé.

Conclusions : Habitudes passives invétérées.

3º G. Alfred, âgé de dix-sept ans, domestique de ferme, n'offre rien de remarquable au point de vue de la santé et de la constitution.

L'anus présente à peine quelques poils. Cet orifice se trouve au fond d'un énorme infundibulum, dirigé légèrement en avant au-dessus du périnée. Les plis de la peau sont en partie effacés, cette peau est le siège d'un érythème avec exfoliation épidermique et sensibilité assez vive. Une parcelle de matière fécale solide reste engagée dans l'anus. Dans l'effort, le sphincter externe n'est le siège d'aucune contraction synergique appréciable, et le bourrelet qu'il doit former alors ne tend pas à venir s'affleurer avec les fesses.

La verge n'offre rien à noter.

Conclusions : Habitudes passives évidentes.

4º V. Eugène, âgé de dix-huit ans, célibataire, domestique de ferme, est d'une bonne constitution.

Le système pileux du pourtour de l'anus est très-développé. Cet orifice est un peu enfoncé; en avant et en arrière il présente deux petites excavations. Dans l'effort, le sphincter externe se contracte et le bourrelet qu'il forme s'affleure presque avec les fesses.

La verge est normale sauf un léger rétrécissement au-dessus de la couronne du gland, où se termine le prépuce, qui ne recouvre que les deux tiers de l'organe.

Conclusions : Signes passifs peu prononcés.

5º R. Nestor, dix-neuf ans, couvreur en ardoises. Constatations purement négatives.

6º H. Prosper, âgé de vingt-deux ans, marié depuis quatre mois, manouvrier à toutes mains; constitution moyennement bonne.

Le système pileux de l'anus est peu développé. Cet orifice est enfoncé, mais l'infundibulum s'exagère beaucoup par l'écartement des fesses. Alors les plis s'effacent presque complétement, et l'on aperçoit plusieurs cicatrices de fissures dans leur intervalle. Une certaine quantité de matières fécales semi-liquides est engagée dans l'anus, sans en solliciter les contractions. Le sphincter ne se contracte pour ainsi dire pas dans l'effort.

La verge est longue; le gland est moins volumineux que le corps, mais sans élongation notable.

Conclusions : Habitudes passives évidentes, habitudes actives douteuses.

7º C. Lucien, vingt-quatre ans, domestique de ferme, marié depuis trois ans, a un enfant.

Les fesses sont d'un volume normal. Des poils assez nombreux environnent l'anus situé au fond d'un entonnoir considérable, plus large que profond. Les plis sont peu nombreux, mais comme boursouflés. Entre l'anus et le coccyx existe un large enfoncement ou excavation. Dans l'effort, le sphincter externe se contracte et il est poussé presqu'à fleur des fesses. C... avoue des rapports illicites avec X..., mais ils remontent à une époque éloignée. Depuis, les fibres musculaires ont repris une certaine vigueur, mais l'infundibulum a persisté.

La verge est normale.

Conclusions : Habitudes passives évidentes, mais paraissant avoir cessé depuis longtemps.

8º V. Louis, âgé de vingt-cinq ans, manouvrier, marié depuis trois ans, a un enfant.

Le sillon qui sépare les deux fesses est très-large et peu fourni de poils. L'anus, d'une dimension exagérée, a une forme linéaire. En écartant les fesses les plis ne s'effacent pas. Dans l'effort, le bourrelet formé par les fibres externes du sphincter se prononce et vient s'affleurer avec la courbure des fesses.

La verge est longue, moins volumineuse que le gland, au-dessous duquel elle est sensiblement rétrécie. Le gland n'est pas déformé.

Conclusions : Signes probables d'habitudes passives; habitudes actives possibles, en raison de la longueur de la verge qui permet de franchir le sphincter et du rétrécissement qu'elle présente sous le gland, rétrécissement qu'on peut attribuer à la constriction du sphincter.

9º P. Stanislas, âgé de vingt-six ans, manouvrier faisant la moisson, marié depuis quatre ans et demi, a un enfant.

L'anus se trouve au fond d'un large infundibulum. Il s'élargit peu par l'écartement des fesses. Les plis sont en partie effacés. Une légère rougeur érythémateuse règne sur toute la marge de l'anus.

La verge est très-longue, le gland énorme avec un rétrécissement sous la couronne.

Cet individu avoue ses relations avec X..., mais prétend qu'il y a longtemps qu'il n'a pratiqué.

Conclusions : Habitudes passives évidentes; habitudes actives probables pour les mêmes raisons qu'au n° 7.

10° G. Prosper, âgé de vingt-neuf ans, manouvrier travaillant à l'extraction de la tourbe, est marié et a trois enfants.

Le système pileux de l'anus est très-prononcé. Cet orifice est situé au fond d'un infundibulum énorme, dirigé en avant vers la racine des bourses. Il est large, aplati latéralement. Les plis sont rares, gros et peu accentués. En arrière, vers la pointe du coccyx, se trouve une large fossette. Dans l'effort, le sphincter est presque inerte.

La verge est cylindrique, le gland normal.

Conclusions : Habitudes passives évidentes.

11° S. Narcisse, âgé de trente et un ans, ouvrier de ferme, est marié depuis neuf ans et n'a qu'un enfant.

L'anus est situé au fond et vers la porte antérieure d'une excavation pouvant loger une noix. Il est très-large, mais les plis ne sont pas fortement effacés et dans l'effort le bourrelet du sphincter externe se forme bien et vient s'affleurer avec la convexité des fesses.

La verge n'offre rien à noter.

Conclusions : Habitudes passives évidentes.

12° C. Jules, âgé de trente et un ans, domestique de ferme, non marié. Il prétend que ses relations avec X... remontent à l'âge de dix-huit ans.

L'anus est situé au fond d'un infundibulum assez prononcé. En écartant les fesses il s'entr'ouvre de manière à permettre l'introduction du doigt. En avant et en arrière, on remarque deux petites excavations. Durant l'effort, les fibres externes du sphincter se contractent à peine.

La verge est normale.

Conclusions : Signes positifs d'habitudes passives.

13° S. Séné, âgé de vingt ans, maçon, célibataire.

Les tubérosités ischiatiques sont très-écartées. L'anus est enfoncé, facilement dilatable et se trouve entre deux petites excavations, l'une antérieure, l'autre postérieure. On constate, sur la marge de l'orifice, une exfoliation de l'épiderme, trace évidente d'un érythème récent. Dans l'effort le sphincter se contracte peu.

La verge est longue et rétrécie à la base du gland qui a un volume énorme.

Conclusions : Signes d'habitudes passives ; habitudes actives probables.

14° B. Narcisse, âgé de dix-neuf ans, maçon, célibataire. Constatations complétement négatives.

15° S. Jules, âgé de vingt-cinq ans, manœuvrier, marié depuis 15 à 16 mois, n'a pas d'enfant.

L'anus occupe tout le fond d'un infundibulum considérable et se trouve dirigé en avant vers le pubis. En écartant les fesses il s'entr'ouvre presque complétement ; les plis sont à peine sensibles. Dans les efforts l'anus reste inerte au fond de son entonnoir.

La verge est longue et rétrécie au-dessous du gland qui est très-volumineux, mais non aminci.

Conclusions : Habitudes passives certaines ; habitudes actives très-probables.

16° N. Norbert, âgé de douze ans, d'un développement physique en rapport avec son âge.

L'anus est situé au fond d'un entonnoir prononcé ; cet orifice, au lieu d'être dirigé en arrière, est presque horizontal et parallèle au plan du périnée ; il semble gagner la racine des bourses. Les plis sont en partie effacés et toute la marge a une teinte rouge érythémateuse. L'écartement des fesses permet de porter la vue jusque dans le rectum, on remarque à l'intérieur une fissure saignante. L'anus ne se contracte pas dans l'effort. Le doigt de l'enfant pénètre facilement dans l'orifice, et il paraît avoir l'habitude de l'y introduire fréquemment.

La verge a un volume exagéré eu égard à celui des testicules. La masturbation ne paraît pas étrangère à cette conformation.

Conclusions : Traces très-prononcées d'habitudes passives de pédérastie.

OBSERV. LXIX A LXXIV. — *Visite de six pédérastes. — Habitudes actives et passives. — Signes bien caractérisés.*

Le nommé D., âgé de vingt-sept ans, charcutier et débitant de

boisson, à C.-sur-S , anciennement cuisinier dans une pension de
garçons, a depuis longtemps des habitudes de pédérastie, qu'il a
continuées malgré son mariage avec une jeune et jolie femme.
Celle-ci, délaissée par son mari qu'elle croit impuissant, cherche
un refuge chez ses parents et dénonce les habitudes honteuses
de son mari. Je fus chargé, le 26 novembre 1864, d'examiner
l'inculpé et cinq de ses victimes à C.-sur-S., et dans la pension
où il a été employé.

1° Examen de D. Cet individu, d'un embonpoint rare à son
âge, a les apparences d'un tempérament lymphatique très-prononcé. L'anus et la verge sont dans l'état suivant :

Sous l'influence de l'embonpoint, le sillon interfessier est peu
profond; mais néanmoins l'anus est enfoncé et élargi, si bien
qu'il est aplati, linéaire et d'une longueur de 2 à 3 centimètres.
Les plis sont en partie effacés et la contractilité du sphincter
diminuée au point que dans l'effort les fibres externes restent
inertes.

La verge est très-courte; le corps en est très-volumineux et
notablement plus que le gland, qui va tout en s'effilant, au
point que le méat urinaire est situé sur une pointe de 2 à 3 millimètres de diamètre.

Conclusions : D. porte des signes positifs d'habitudes actives
et passives de pédérastie.

2° H. Théodule, âgé de douze ans, garçon boucher, est fort et
vigoureux.

En écartant les fesses, l'anus s'entr'ouvre complétement; il
est situé au fond d'un infundibulum considérable, dirigé un peu
en avant et dont la partie étroite est formée par la muqueuse
anale. En avant et en arrière de la partie qui reste fermée se
trouvent deux fossettes. Les plis sont presque entièrement effacés, et sur les parois de l'infundibulum on remarque de petites
hémorrhoïdes et une fissure en partie cicatrisée et située à la
partie postérieure.

La verge est longue, volumineuse et bien proportionnée.

Conclusions : Signes évidents de pédérastie passive.

3° H. Julien, âgé de onze ans, frère du précédent.

L'anus est enfoncé et s'entr'ouvre complétement par l'écartement des fesses. Il est dirigé presque directement en avant, au-
dessus du périnée. Les plis sont peu effacés. Le sphincter ne se
resserre qu'incomplétement.

La verge n'offre rien à noter.

Conclusions : L'enfant H. Julien a eu des habitudes passives de pédérastie.

4° L. Edmond, âgé de seize ans, manouvrier.

L'anus, chez ce jeune homme, est situé au fond d'un infundibulum peu profond , mais néanmoins très-accentué, ce qui s'explique par le peu de développement du sillon interfessier. Cet infundibulum est constitué en partie par le canal formé par le sphincter, mais l'anneau interne reste fermé et l'œil ne peut pénétrer jusque dans le rectum. Les plis sont effacés. Dans l'effort l'anneau externe se resserre et tend à effleurer les fesses.

La verge est assez longue. Son corps est d'un volume normal, mais le gland est petit et très-effilé à partir de la couronne, qui est très-peu accentuée.

Conclusions : La pédérastie active et passive est donc manifeste chez ce sujet.

5° Herb. Gaston, âgé de dix-huit ans, sans profession, habite C.-sur-S., où il a retrouvé D., avec lequel il avait déjà eu des relations dans la pension X.

L'anus est situé au fond d'un entonnoir énorme, dirigé en avant et isolant pour ainsi dire la peau du périnée. Les plis sont complétement effacés, et la partie profonde de l'entonnoir est constituée par 3 centimètres au moins du canal formé par le sphincter. Dans l'effort toute la partie de ce muscle, dont l'élasticité est forcée, reste complétement inerte.

La verge est grosse et courte, et effilée à l'extrémité du gland, qui lui fait suite presque sans ligne de démarcation, tant la couronne est effacée.

Conclusions : La pédérastie active et passive a donc été pratiquée habituellement par le jeune Herb.

6° L. Alfred, âgé de dix-huit ans, cultivateur, ancien élève de la pension où D. a été cuisinier, l'a perdu de vue depuis sa sortie.

L'anus est très-enfoncé, et l'entonnoir qu'il forme est en partie constitué par l'anneau , dont les fibres externes sont très-relâchées et ne se contractent qu'incomplétement dans l'effort. Les plis sont en partie effacés, et au fond de l'infundibulum on trouve en arrière une petite fossette.

La verge est assez courte, mais bien proportionnée.

Conclusions : L. présente des signes positifs du rôle passif dans l'acte de la pédérastie.

OBSERV. LXXV à LXXVII. — *Visite de trois pédérastes.* — *Habitudes actives et passives.*

X, prêtre, chef d'institution à B., âgé de quarante-cinq ans, exerce, depuis six ou sept ans, sur les enfants de la pension qu'il dirige, tous les actes obscènes que l'imagination la plus dévergondée peut inspirer. Pour isoler le plus possible ces enfants, du reste peu nombreux, il avait supprimé les externes et n'avait qu'un seul maître d'étude. Ce fut par ce dernier qu'il fut dénoncé. Dans le procès criminel intenté à X, et qui s'est terminé par la condamnation aux travaux forcés à perpétuité de l'accusé, je fus chargé de l'examiner ainsi que plusieurs de ses victimes, dont deux seulement voulurent subir l'examen. Voici le résultat de mon expertise.

1° Examen de l'inculpé.

L'anus est le siége de plusieurs marisques qui en déforment l'ouverture. Il est peu enfoncé et ne présente rien de bien spécial au point de vue de la pédérastie passive.

La bourse gauche est distendue par une hernie scrotale énorme et habituellement non contenue. La saillie que cette infirmité donne aux testicules diminue beaucoup la longueur apparente du pénis. Cet organe, naturellement de petite dimension, disparaît dans les plis du prépuce.

En palpant la verge, on reconnaît qu'elle a la forme d'un cône très-allongé, à sommet libre. Au niveau habituel de la couronne du gland, on ne perçoit aucun relief notable. En effet, en le découvrant, on voit que cette partie du pénis, ordinairement la plus volumineuse, est allongée, pointue, étroite à sa base ou couronne, qui est pour ainsi dire effacée. Le méat urinaire, qui se trouve à la pointe du cône, est très-petit et n'a guère qu'un millimètre de diamètre.

Ces signes évidents de pédérastie active sont bien en rapport avec la longueur de la verge de X. En effet, dans l'acte contre nature dont il s'agit, la saillie des fesses fait perdre beaucoup de longueur au pénis, si bien que les verges courtes ne dépassent pas le sphincter et y restent comprimées à leur extrémité, tandis que, lorsqu'elles ont plus de longueur, le gland peut dépasser l'anneau musculaire et se trouver étranglé sous la couronne.

Conclusions : X présente des signes évidents d'habitudes actives de pédérastie.

2° D. Léon, âgé de douze ans et demi, élève chez X. d'une taille assez élevée pour son âge, est pâle et maigre. La physionomie est inerte, les paupières supérieures voilent à demi les yeux, qui ne s'animent jamais et sont pour ainsi dire éteints.

L'anus est situé au fond d'un infundibulum creusé dans le sillon interfessier; au lieu d'être réduit pour ainsi dire à un point d'où rayonnent les plis nombreux de la peau, il est aplati et long d'environ 15 millimètres. Les plis sont moins enfoncés que de coutume et en partie effacés vers le périnée. Lorsqu'on écarte les fesses, le sphincter cède avec une grande facilité et laisse apercevoir l'entrée du rectum. L'introduction du doigt indicateur se fait sans aucune difficulté et ne sent pour ainsi dire un peu de résistance qu'au niveau du sphincter interne. Le contraire doit avoir lieu, car les fibres de renforcement qui forment le sphincter externe sont beaucoup plus nombreuses et plus fortes que les supérieures. Du reste, dans l'effort, on ne les voit plus lutter contre les muscles expulseurs, et le bourrelet qu'elles forment ne se dessine pas comme à l'état physiologique.

Suivant l'enfant, trois semaines avant ma visite, il a eu de la diarrhée, et, pendant cette indisposition, il a eu trois selles involontaires. La muqueuse de l'anus n'est le siége d'aucune inflammation et paraît accoutumée au contact des corps étrangers.

Les testicules paraissent plus volumineux que ne le comporte l'âge de l'enfant, mais la verge est normale.

Conclusions : Le jeune D. présente tous les signes qui caractérisent la pédérastie passive habituelle.

3° C. Henri, âgé de douze ans, d'une constitution robuste, ne paraît nullement affaibli. Son intelligence est bornée.

Au moment de l'exploration de l'anus, il se livre à des efforts violents de contraction pour en masquer l'aspect naturel. Il finit cependant par rester immobile, et je constate un enfoncement notable de l'anus avec évasement de son orifice externe. Par un effort volontaire l'enfant peut faire disparaître ce relâchement des fibres du sphincter externe, mais lorsqu'il cesse de vouloir, la tonicité naturelle de l'organe ayant disparu, il redevient béant. Dans ce moment l'écartement des fesses exagère beaucoup l'infundibulum, seulement le sphincter interne ne s'ouvre pas. Le toucher confirme ces constatations, et établit que les fibres externes ont seules été forcées. Les plis de la peau ont en grande partie disparu dans la partie dilatée du sphincter, mais ils reparaissent dans la partie intacte. On remarque, en avant et en arrière, sur le repli médian, deux petites fossettes situées au niveau des plis effacés. Lors de l'introduction du doigt l'enfant paraît éprouver une excitation sensuelle plutôt que de la douleur.

La verge et les testicules ont un volume considérable pour l'âge du sujet. Il se masturbe très-fréquemment.

Conclusions : C. présente des traces de sodomie passive.

Je terminerai par les observations suivantes qu'il m'a paru intéressant d'ajouter à celles que j'ai rapportées dans les précédentes éditions.

OBSERV. LXXVIII. — *Pédérastie habituelle.*

Le nommé A., ex-répétiteur à l'institution impériale des Sourds-Muets, visité par moi à Mazas, le 17 juin 1868, présente une demi-turgescence habituelle du pénis qui est assez volumineux et plutôt renflé qu'aminci à son extrémité, disposition que l'on rencontre le plus souvent chez les individus adonnés à la masturbation. De plus, le gland et la face interne du prépuce sont le siége d'une inflammation chronique caractérisée par de petites plaques rouges légèrement saillantes et perdant une humeur mucoso-purulente. Cette éruption n'a pas le caractère syphilitique et n'est point contagieuse ; mais la sécrétion qui l'accompagne peut produire, par le simple contact ou par le frottement, une certaine irritation. La conformation du membre viril n'a d'ailleurs rien de particulier, et les allégations de l'inculpé touchant la disposition singulière qu'il offrirait durant l'érection n'ont absolument rien de fondé. La seule chose à noter, c'est qu'il porte un bandage pour une double hernie inguinale, circonstance qui n'a rien d'insolite.

L'anus, quoique profondément situé et en apparence un peu élargi, ne présente pas cependant de déformation assez caractéristique pour que l'on puisse attribuer cette disposition à des habitudes perverses de pédérastie.

1° Le nommé A. présente tous les caractères physiques que l'on constate d'ordinaire à la suite des habitudes de masturbation ;

2° Ses parties sexuelles n'offrent aucune particularité de conformation qui puisse être l'objet de remarque de la part de personnes inexpérimentées;

3° Il est atteint d'une inflammation chronique du gland qui peut rendre très-irritant le contact de cette partie.

L'individu qui fait le sujet de l'observation précédente était, au dire de M. le juge d'instruction, une nature basse et sournoise, hypocrite et fausse; et l'un des maîtres de pension chez qui il a été employé prétend avoir eu la preuve qu'il avait des vices solitaires. Il avait prétendu que ses parties sexuelles offraient une singularité de conformation que devait signaler, s'il disait la vérité, l'enfant qui l'accusait de l'avoir souillé.

Observ. LXXIX. — Pédérastie. — Meurtre.

Le cadavre que nous avons examiné le 25 juillet 1869, est celui d'un ouvrier briquetier, âgé de vingt-six ans, très-bien constitué. Les blessures nombreuses qu'il présente, leur siége, leur nature, leur caractère insolite, appellent une attention toute particulière.

Ces blessures sont multiples et d'origines diverses : à la face, au menton et à la partie droite de la lèvre inférieure, on voit deux plaies transversales très-fortement contuses; profondes et intéressant toutes les parties molles, jusqu'aux os; avec attrition des bords et extravasation de sang dans les parties voisines. Toute la joue du même côté est le siége d'une excoriation en large plaque, avec traînées se prolongeant jusqu'à l'œil.

A la partie interne du coude droit, il existe une plaie très-nette faite par un instrument tranchant, large de quatre centimètres: mais ne pénétrant pas au delà de la couche musculaire la plus superficielle.

Les autres blessures sont circonscrites dans les régions des organes génitaux et de l'anus.

Les bourses, qui sont très-tuméfiées, présentent les traces d'une violente pression, marquée par des ecchymoses larges et profondes de chaque côté du scrotum. Sur la verge, en même temps à la face inférieure et sur le prépuce, se voient des excoriations étendues et des empreintes d'ongles.

Enfin, les lésions les plus graves et les plus singulières existent de chaque côté de l'anus.

L'examen extérieur ne pouvait donner l'idée de l'étendue, de la profondeur et de l'énormité des désordres, il a fallu suivre par une dissection attentive le trajet des blessures pour reconnaître que l'instrument vulnérant n'a pas atteint seulement les parties externes et les parties molles, mais qu'il a intéressé toute l'épaisseur de la région ischio-pelvienne, c'est-à-dire celle des fesses et du bassin, et non-seulement toutes les couches musculaires, mais les parties osseuses très-résistantes qui forment les parois du bassin; qu'en dernier lieu il a ouvert tous les vaisseaux qu'il a rencontrés sur son passage, et qu'un vaste épanchement de sang remplit la cavité du petit bassin.

De chaque côté, et à une très-petite distance de la marge de l'anus, on voit deux plaies béantes à bords irréguliers. Celle du côté gauche est cachée sous le pli de la fesse; elle a six centimètres de long. Ses lèvres sont un peu contuses. Elle pénètre dans l'épaisseur des parties molles et se perd dans la masse des muscles à une profondeur de dix à douze centimètres. Celle du côté droit est beaucoup plus large et forme un trou béant dont les bords, déchiquetés par plusieurs coups portés dans le même point, sont infiltrés de sang. L'instrument vulnérant a traversé de part en part, et de bas en haut, toute la fesse et est arrivé jusqu'au pli de l'aine du même côté. Sur son passage, tous les tissus sont lacérés et par place comme broyés. Les os eux-mêmes ont été brisés, et on trouve dans la profondeur de la plaie des fragments des différentes portions de squelette du bassin, notamment de la saillie de l'ischion en arrière et en bas, et de la branche du pubis en avant et en haut.

Du sang coagulé infiltre toutes les parties que traverse cette effroyable blessure.

L'anus et le rectum sont intacts, et l'intestin est comme disséqué sur l'un des côtés de la plaie, et flottant au milieu du sang épanché.

Les viscères sont sains. L'estomac renferme une assez grande quantité de liquide exhalant une odeur alcoolique. Les organes sexuels n'offrent rien à noter dans leur conformation.

En résumé de l'examen qui précède, nous concluons que :

1° Le nommé N. a reçu des blessures nombreuses qui attestent une férocité inouïe et qui offrent un caractère d'obscénité particulière;

2° Ces blessures n'ont pas toutes la même nature et la même origine.

Les unes, à la face, ont été faites par des coups de talon de botte ; les autres, au bras, avec un couteau; d'autres, aux parties sexuelles, avec les mains : enfin, celles qui avoisinent l'anus et qui attestent la dernière violence, sont l'œuvre d'un instrument à la fois contondant et tranchant, lourd et puissant, manié avec une très-grande force, tel que seraient une pioche, une pique, un long marteau, une tige ou une lame métallique très-fortes ;

3° La diversité des blessures et des instruments vulnérants indique que les coups ont été portés par plusieurs individus, par deux au moins, s'acharnant sur la victime étendue à terre ;

4° Des manœuvres obscènes ont accompagné des actes de violences meurtrières ;

5° La mort est le résultat nécessaire des lésions du bassin et de l'hémorrhagie considérable qu'elles ont provoquée ;

6° Il y a lieu de penser que le sieur N. était en état d'ivresse quand il a été frappé ;

7° L'intégrité des mains montre qu'il n'a pu résister à ses agresseurs.

OBSERV. LXXX. — Pédérastie. — Meurtre.

Le cadavre que nous avons examiné, le 18 février 1869, est celui d'un Anglais, conducteur de chevaux, âgé de quarante-cinq ans, frappé dans la nuit aux Champs-Élysées. Il est chauve et maigre, à barbe très-noire. Il existe plusieurs blessures qui offrent tous les caractères de plaies faites avec un instrument perforant et tranchant, à lame acérée et étroite, comme celle d'un couteau de petite dimension.

Quatre de ces blessures sont situées dans le dos, entre les deux épaules.

Aucune d'elles n'est pénétrante et n'a déterminé de lésion des organes contenus dans la poitrine ni d'épanchement de sang dans cette cavité ; mais un vaste épanchement de sang coagulé s'étend dans l'épaisseur des muscles du dos, depuis la nuque jusqu'à la région lombaire.

Les plaies sont profondes et ont atteint la colonne vertébrale. L'arme s'est brisée sur la troisième vertèbre dorsale, dans l'épaisseur de laquelle la pointe du couteau est restée engagée. Trois autres plaies se rencontrent à la tête. Deux d'entre elles, très-voisines l'une de l'autre, occupent la région de la tempe gauche. L'artère temporale a été ouverte, et l'hémorrhagie a nécessité une ligature que nous retrouvons dans la plaie. Mais, de plus, l'os lui-même a été perforé par l'instrument vulnérant qui a pénétré directement dans l'intérieur du crâne et s'est arrêté à la surface du cerveau après avoir brisé ses enveloppes.

Au côté droit, en dehors de l'orbite, il existe une plaie contuse avec profonde infiltration de sang sous la peau. Les os ne sont pas brisés, mais sur le point correspondant nous constatons une inflammation aiguë des méninges, avec épanchement de sérosité purulente qui recouvre la substance cérébrale.

Les autres organes sont à l'état normal.

Du côté des parties sexuelles, nous remarquons que le membre viril, sans offrir de conformation caractéristique, présente sur l'un des côtés du gland une ecchymose ponctuée, une coloration violacée qui atteste une pression violente. On en voit également les traces sur le testicule gauche, dont la peau est froissée, excoriée, d'un rouge brun, avec ecchymose sous-jacente.

L'anus est notablement déprimé et comme enfoncé, sans toutefois qu'il soit possible d'y reconnaître une déformation en infundibulum nettement accusée. On n'y trouve pas de traces de violences ; il n'y a pas de sperme dans l'extrémité inférieure de l'intestin.

En résumé de l'examen qui précède, nous concluons que :

1º Le nommé C. a reçu sept coups de couteau dans le dos et à la tête, et un coup de poing à la tempe ;

2º La mort est le résultat de l'inflammation des enveloppes du cerveau produites par les blessures de la tête ;

3º Les traces de violences qui existaient manifestement du côté des organes génitaux, et les indices que l'on peut tirer de la conformation incomplétement accusée de l'anus, donnent lieu de penser que le meurtre du nommé C. peut être rattaché à des actes de pédérastie.

J'ai examiné un individu, également anglais, que des soupçons graves désignaient comme le meurtrier de C. Il n'existait chez cet homme, très-fort et de taille moyenne, aucune traces de rixe ou de lutte pouvant remonter à l'époque de la mort de C. ; mais il présentait un pénis très-volumineux, un anus largement dilaté et manifestement relâché sans infundibulum bien formé, indices très-probables d'habitudes de pédérastie.

FIN.

EXPLICATION DES PLANCHES

PLANCHE I. *Conformation de l'hymen à l'état normal et dans certains cas d'attentat à la pudeur.*

Fig. 1. Hymen à disposition labiale presque générale chez les petites filles.
Fig. 2. Hymen formant un diaphragme à ouverture supérieure.
Fig. 3. Hymen formant un diaphragme à ouverture centrale.
Fig. 4. Hymen semi-lunaire.
Fig. 5. Hymen annulaire à bords lâches et frangés.
Fig. 6. Déformation infundibuliforme de la vulve avec refoulement et déchirure incomplète de l'hymen, caractéristiques d'attentats à la pudeur répétés chez les petites filles.

PLANCHE II. *Caractère de la défloration.*

Fig. 1. Déchirure récente de l'hymen et de la fourchette à deux lambeaux.
Fig. 2. Défloration récente. Hymen divisé en trois lambeaux.
Fig. 3. Hymen déchiré formant quatre lambeaux, renversé en dehors.
Fig. 4. Défloration ancienne avec rétraction des lambeaux et formation des caroncules hyménales ou myrtiformes.
Fig. 5. Déchirure de l'hymen et de la fourchette par introduction brusque des doigts au-dessous du bord libre.

PLANCHE III. *Des taches soumises à l'examen de l'expert dans les cas de viol et d'attentat à la pudeur.*

Fig. 1. Caractères microscopiques des taches formées par du sang menstruel.
    a. a. a. Globules de sang plus pâles que dans le sang ordinaire.
    b. b. Corpuscules granuleux de mucus.
    c, c, c. Lamelles imbriquées d'épithélium pavimenteux provenant de la muqueuse vaginale.
Fig. 2. Caractères microscopiques des taches formées par la matière des écoulements vaginaux.
    a. Globules de muco-pus.
    b. Lamelles d'épithélium pavimenteux.
    c. Noyaux des cellules épithéliales.
Fig. 3. Caractères microscopiques des taches de sperme.
    a. Spermatozoïdes intacts.
    b. Débris de spermatozoïdes brisés.
    c. Globules de mucus sphériques finement granuleux.
    d. Cellules épithéliales de l'urèthre.
    e. Granulations graisseuses.
    f. Cristaux prismatiques à base rhomboïdale de phosphate de magnésie.
    g. Gouttelettes transparentes de la liqueur spermatique.

PLANCHE IV. *Exemple des désordres que produit la pédérastie passive ou la sodomie.*

Disposition infundibuliforme.—Dilatation excessive de l'anus.— Relâchement complet des sphincters.—Incontinence des matières. — Fissures et rhagades profondes.

Pl. I.
Fig. 3
Fig. 4
Fig. 2
Fig. 5
Fig. 5
Fig. 6

Fig. 1.
Fig. 2.
Fig. 3.
Fig. 4.

Fig. 1.
a
a
a
b
Fig. 2.
a
b
b
a
a
Fig. 3.
a
b
b
Lebrun sc.